災害看護
心得ておきたい基本的な知識
改訂3版

監修 ｜ 小原真理子　酒井明子

編集 ｜ 齋藤正子　板垣知佳子

南山堂

■ 監 修

小原真理子　清泉女学院大学看護学部看護学科 教授

酒井　明子　福井大学医学部看護学科 教授

■ 編 集

齋藤　正子　東京家政大学健康科学部看護学科 講師

板垣知佳子　日本赤十字社医療センター国内医療救護部 看護師長

■ 執 筆 (執筆順)

川原由佳里　日本赤十字看護大学 准教授

東浦　洋　日本赤十字九州国際看護大学 客員教授／日本赤十字社 参与

浦田喜久子　日本赤十字看護大学 特任教授

髙田　洋介　岡山大学大学院医歯薬学総合研究科

上田　耕蔵　神戸協同病院 院長

三橋　睦子　久留米大学医学部看護学科 教授

勝見　敦　元 武蔵野赤十字病院救命救急センター 部長

丸山　嘉一　日本赤十字社医療センター国内医療救護部・国際医療救援部 部長

大塚　有希　日本赤十字看護大学大学院

千島佳也子　国立病院機構災害医療センター厚生労働省DMAT事務局 災害医療技術員

小原真理子　清泉女学院大学看護学部看護学科 教授

小川　紀子　日本赤十字看護大学大学院

田村　由美　日本赤十字看護大学 教授

齋藤　正子　東京家政大学健康科学部看護学科 講師

菅野　太郎　東京大学大学院工学系研究科 准教授

永井　幸寿　アンサー法律事務所 所長

神原　咲子　高知県立大学大学院看護学研究科 教授

石井美恵子　国際医療福祉大学大学院災害医療分野 教授

酒井　明子　福井大学医学部看護学科 教授

板垣知佳子　日本赤十字社医療センター国内医療救護部 看護師長

中島　康　東京都立広尾病院減災対策支援室 副室長

田中　真人　元 日本赤十字社東京都支部事業部 救護課長

川嶋みどり　日本赤十字看護大学 名誉教授

北村 弥生	国立障害者リハビリテーションセンター研究所障害福祉研究部	
齋藤 麻子	東京家政大学健康科学部看護学科 講師	
立石 和子	仙台赤門短期大学看護学科 教授	
内木 美恵	日本赤十字看護大学 准教授	
根岸 京子	深谷赤十字病院看護部	
石田 千絵	日本赤十字看護大学 教授	
香月 麗	国立病院機構熊本医療センター看護部	
美舩 智代	鳥取看護大学看護学部看護学科 准教授	
石井 正	東北大学病院総合地域医療教育支援部 教授	
宮﨑 浩之	東京大学空間情報科学研究センター 特任助教	
池田 美樹	桜美林大学心理・教育学系 講師	
村上 典子	神戸赤十字病院心療内科 部長	
今野 知穂	ソフィアメディ株式会社ソフィア総合ナースステーション城南	
室﨑 益輝	兵庫県立大学大学院減災復興政策研究科 研究科長	
吉田 浩二	長崎大学医学部保健学科 准教授	
髙橋 純子	石巻赤十字病院 看護部長	
土肥 守	国立病院機構釜石病院 院長	
熊野 耕	香川大学医学部附属病院看護部	
山﨑 達枝	長岡崇徳大学看護学部看護学科	
前田久美子	日本赤十字看護大学 准教授	
武口真里花	日本赤十字社事業局救護・福祉部地域包括ケア推進室 参事	
香川 真実	ケアプロ訪問看護ステーション東京在宅ケア防災研究会 代表	
木村 拓郎	減災・復興支援機構 理事長	
酒井 彰久	福井大学医学部看護学科	
東 智子	熊本赤十字病院 看護部長	
窪田 直美	公立丹南病院 看護師長	
紫 宇代	ともだち診療所 理事	
峯村 朝子	長野赤十字病院看護部 看護係長	
伊藤 智子	東京医科大学病院看護部	
松岡 千代	佛教大学保健医療技術学部看護学科 教授	
前田ひとみ	熊本大学大学院生命科学研究部 教授	

世界・日本で多発する災害

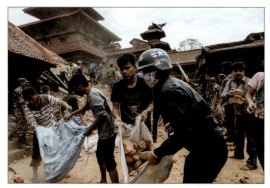
口絵1 ネパール地震での救助活動
(Photo: Carl Whetham/IFRC)

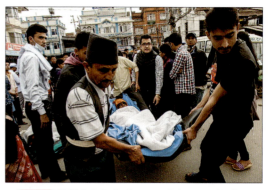
口絵2 被災されたネパール・カトマンズの人々
(Photo: Carl Whetham/IFRC)

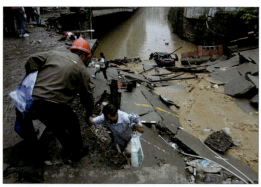
口絵3 四川大地震（発災から100日後の様子）
(Photo: Li Zheng/IFRC)

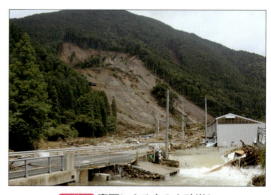
口絵4 豪雨による山の土砂崩れ
（提供：大分大学減災・復興デザイン教育研究センター）

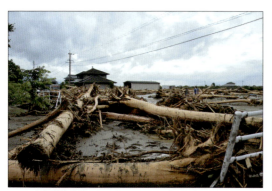
口絵5 豪雨で市街地まで到達した流木
（提供：福岡県朝倉市役所）

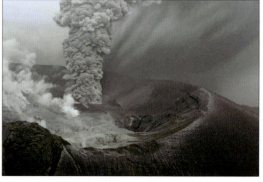
口絵6 霧島山（新燃岳）の噴火
（提供：東京大学地震研究所）

救護活動・医療活動・看護活動の実際

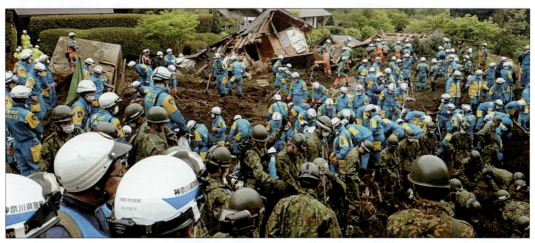

口絵7 熊本地震における捜索・救出救助活動（南阿蘇村）

（出典：警察庁ウェブサイト）

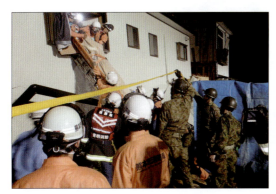

口絵8 熊本地震・益城町での人命救助の様子

（出典：陸上自衛隊ホームページ）

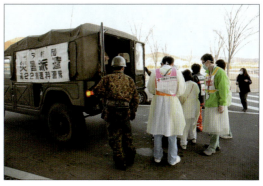

口絵9 自衛隊と協働した円滑な患者搬送

（Photograph：Toshirharu Kato, Japanese Red Cross）

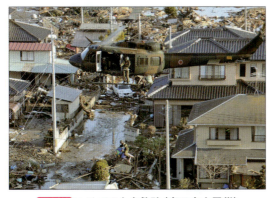

口絵10 ヘリでの人命救助（東日本大震災）

（出典：陸上自衛隊ホームページ）

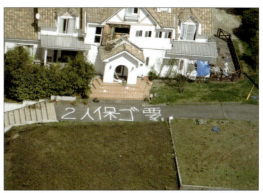

口絵11 熊本地震での救助ヘリに向けた救助要請

（提供：広島県防災航空隊）

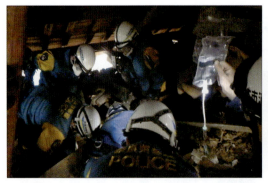

口絵12 熊本地震における瓦礫の下の医療（南阿蘇村）
（出典：警察庁ウェブサイト）

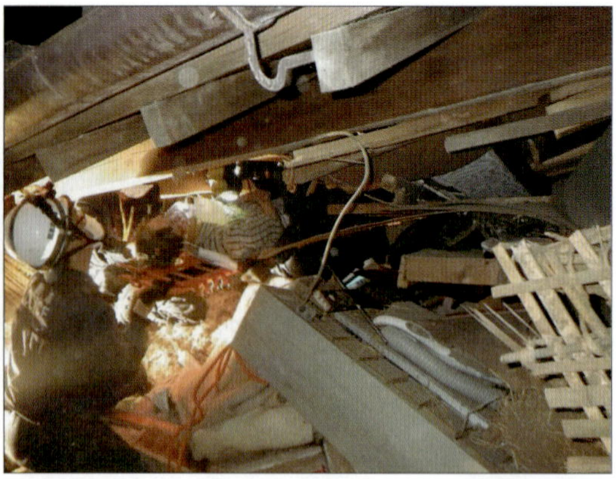

口絵13 熊本地震における倒壊建物からの搬出時の状況
（出典：警察庁「熊本地震における警察の救助活動に関する調査分析」，平成29年4月, p.38）

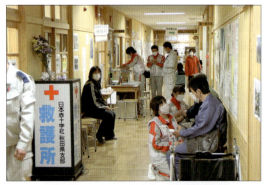

口絵14 中学校に開設された救護所
（Photo：Japanese Red Cross）

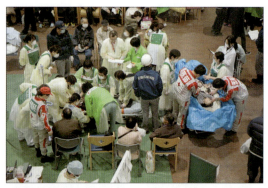

口絵15 津波に襲われた低体温症患者（毛布で保温，写真右）
（Photograph：Toshirharu Kato, Japanese Red Cross）

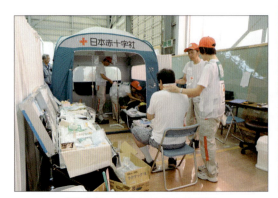

口絵16 応急処置を行う医療班
（Photo：Masaki Kamei/Japanese Red Cross）

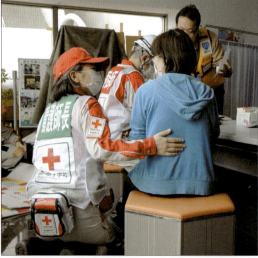

口絵17 被災者の精神的不安に寄り添う看護師
（提供：日本赤十字社熊本県支部）

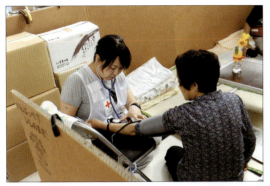

口絵18 避難所で血圧測定を行う看護師
（Photo：Nobuyuki Kobayashi/Japanese Red Cross）

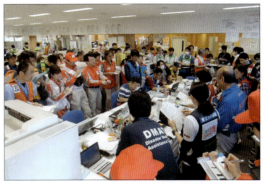

口絵19 益城町保健福祉センターでの医療本部ミーティングの様子
（提供：日本赤十字社熊本県支部）

● 国際支援活動

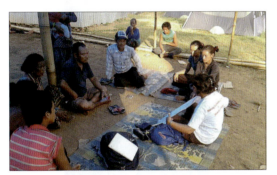

口絵20 ネパールの避難テントで保健指導をする地元の看護師
（提供：神原咲子 氏）

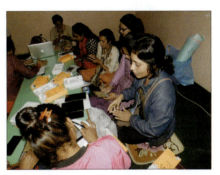

口絵21 IT機器を使用して情報収集・共有するネパールのEpiNurse
（提供：神原咲子 氏）

● 東日本大震災

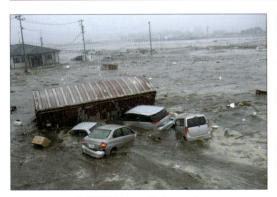

口絵22 津波で流される車
（提供：石巻赤十字病院）

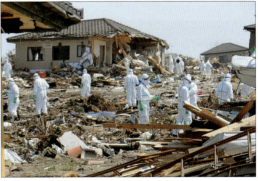

口絵23 防護服を着用しての原発周辺での捜索活動
（出典：警察庁ウェブサイト）

● 熊本地震

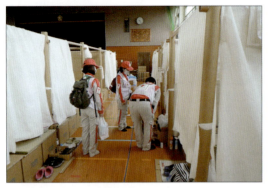

口絵24 益城町総合体育館で訪問診療を行う救護班
（提供：日本赤十字社熊本県支部）

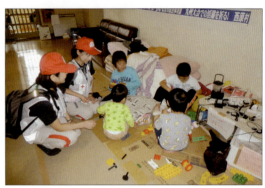

口絵25 西原村民体育館で巡回診療を行う救護班（遊びを通したかかわり）（提供：日本赤十字社熊本県支部）

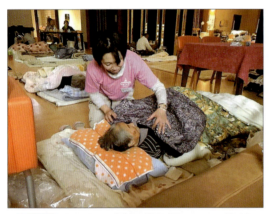

口絵26 避難所での支援の様子（キャンナス熊本）
（提供：山本智恵子 氏）

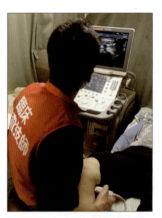

口絵27 DVT（深部静脈血栓症）検診の様子
（提供：田中信次 氏）

● 九州北部豪雨

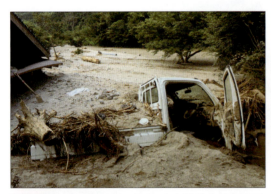

口絵28 被災現場の土砂で埋まった車（朝倉市杷木地区）
（提供：災害写真データベース）

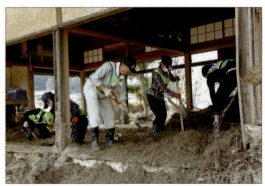

口絵29 ボランティアによる家屋内に入った泥のかき出しの様子　（提供：福岡県朝倉市役所）

はじめに（改訂3版）
― この本を読んでいただく看護学生，看護職の皆さんへ ―

　歴史的にみても人間は数多くの災害を経験しており，私たちの生活は災害に大きな影響を受けています．現在もなお，さまざまな自然災害（地震，豪雨，津波など）や人為災害（飛行機墜落事故，列車事故など）が起こり，またテロや紛争でも多数の負傷者が発生しています．このような時代に，看護職にとって災害看護は重要なテーマであり，傷ついた人々へ何ができるのかが各人に問われています．災害看護活動は，いのちが危ぶまれる急性期の災害現場から始まり，地域社会の復興を目指す中長期の支援活動，そして災害の被害を最小限に抑えるための減災活動も含まれます．時期によって求められる役割も幅広く，まさに被災者の人生に寄り添った支援活動といえます．

　国内では2011年の東日本大震災後も，2016年の熊本地震，2017年の九州北部豪雨災害，2018年の大阪府北部地震，西日本豪雨，北海道胆振東部地震などにより大きな被害が発生し，看護職は医療施設内だけでなく，災害発生時の現場，避難所，自宅避難，応急仮設住宅などにおいて，多数の傷病者や被災者に対する看護ケアに取り組んできました．また国際的には，2013年のフィリピン台風30号（ヨランダ），2015年のネパール大地震，2017年のロヒンギャ難民，2018年のインドネシアのスラウェシ島地震・津波災害などが発生しています．このように頻発する大規模災害に対し，私たち看護職は，「誰の身にも，いつでも起こり得る現象」という意識を心に深く刻むことになりました．そして静穏期の備えの時期には，病院では多数の傷病者を地域から受け入れる初動体制を整えておくこと，地域においては，住民に対して「災害に備える」重要性を喚起し，自己防災，地域防災・減災への意識を動機づけることの重要性を改めて再認識するようになりました．

　本書は2007年に第1版，2012年に第2版を刊行し，今回は第3版にあたります．いずれも執筆者は現場の災害看護活動から生み出された学びを学術的にまとめ，災害時に適切な看護ケアを提供するために必要な基本的知識を提供してくださっています．第3版は従来の目次を大きく次の8章に分け，第1章：災害看護の歴史，現状，課題，第2章：災害と災害看護に関する基礎知識，第3章：災害看護活動につながる基本的な知識，第4章：災害サイクル別の看護活動，第5章：災害サイクルに共通した実践的な知識，第6章：被災者と支援者に対する「こころのケア」，第7章：災害看護の発展に向けて（教育，理論，研究），第8章：近年の注目すべき災害，から構成しています．特に第8章は，東日本大震災，熊本地震，九州北部豪雨の各被害状況，健康被害，災害関連死，看護活動と支援の実際から構成し，各災害の特徴を捉えるのに役立ち，また具体的な活動からの学びを可能にしました．そして各章の冒頭に概要と学習のねらいを記載し，内容がイメージしやすいように工夫しています．また，これまでと同様に，巻頭に災害の発生状況，医療活動・看護ケア，実際の災害の記録を写真で示しています．

　本書が災害看護を学ぶ看護学生や看護職の皆さんにとって，基礎的知識の取得にお役に立てれば幸いです．

　2019年2月

著者を代表して　　小原真理子

はじめに（初版）

　皆さんもご存じのように，近年，国内国外問わず大災害が頻発しております．国外では2004年12月，未曾有の大災害となったスマトラ沖地震・インド洋大津波，2005年のパキスタン北部地震，アメリカのハリケーン・カトリーヌによる大洪水，2006年インドネシアのジャワ島中部地震，2007年になってからソロモン諸島に地震・津波災害が発生しました．また国内では，2004年の新潟県中越地震に続き福岡県西方沖地震や宮城県南部地震，そして2005年には福知山線の転倒脱線による大惨事が発生，2006年には台風と水害が発生しました．そしてつい最近では，2007年3月25日，能登半島地震が発生し，高齢者が避難所生活を続けています．

　このように世界各地を襲う自然災害，またイラクなど各地で繰り返される紛争やテロ，感染症の蔓延そして貧困，人々の生命の危機や健康が脅かされるところでは，災害医療や災害看護の手が求められ，私たち看護職にとって，災害にどう対応するかが重要課題となっています．

　国内で大災害が発生した場合，被災地や被災地周辺に居住する看護職は何らかの形で災害看護活動に従事することが求められます．このことは看護職であるならば，誰もが災害看護活動に参加する可能性を示すものであり，したがってすべての看護職に災害看護活動ができる能力が求められることになります．誰もが参加する可能性がある災害看護活動とは，災害によって健康を害した人々を対象に展開されるケア活動のことですが，災害という通常ではない特殊な状況を踏まえた上で，適切なケアを提供することが求められます．そのためには，災害に関する基本的知識を持つことが必須の要件となります．

　現在，私たちが生活している地域にも，いつ災害が降りかかるかわからない状況です．看護を勉強している学生の皆さん，看護活動をしている看護師の皆さん，災害への備え，心構えはできていますか．いつ起こるかわからない災害に対し，自分を守りながら，患者様の安全を守る行動がとれるように，災害看護の基本的知識を集成したこの本をつくりました．災害看護を学ぶことは，患者様の安全を守るだけでなく，災害から自分や家族を守り，地域を守るための知恵と技についても考えられるようになる自分に気づくでしょう．災害を他人事でなく，自分の身近に考えられるイメージができることが，この本のねらいです．

　災害看護を学ぶことは，人々の「健康と生活」を守ることであり，平時の看護活動の中に取り込むことが，災害への備えにつながることと考えて，ぜひこの本を読んでみてください．

2007年4月8日

著者を代表して　　小原真理子

目　次

第1章　災害看護の歴史，現状，課題

A　災害の歴史に学ぶ災害看護
・・・・・・・・・・・・・・・・・・・・・・・・・・・（川原由佳里）2

1 日本における災害対策と医療の歴史・・・・・ 2
  - a）戦前における日本の災害対策・・・・・・・・・・・・ 2
  - b）戦後における災害医療の基盤づくり・・・・・・ 3
  - c）阪神・淡路大震災以降における災害医療と
    看護の発展・・・・・・・・・・・・・・・・・・・・・・・・・ 3

2 災害で活躍した看護職・・・・・・・・・・・・・・・・・・・ 4
  - a）1888（明治21）年の磐梯山噴火と
    1890（明治23）年のトルコ軍艦遭難事件
    ・・・・・・・・・・・・・・・・・・・・・・・・・・・・・・・・・・・・・ 4
  - b）1891（明治24）年の濃尾地震と
    1896（明治29）年の明治三陸大海嘯・・・・ 5
  - c）1923（大正12）年の関東大震災・・・・・・・・・ 5
  - d）1959（昭和34）年の伊勢湾台風と
    1985（昭和60）年の御巣鷹山日航機
    墜落事故・・・・・・・・・・・・・・・・・・・・・・・・・・・・・ 6
  - e）1995（平成7）年の阪神・淡路大震災，
    地下鉄サリン事件・・・・・・・・・・・・・・・・・・・・・ 6
  - f）2011（平成23）年の東日本大震災・・・・・・・ 6
  - g）2016（平成28）年の熊本地震・・・・・・・・・・・ 7

B　日本および世界における災害と
救援活動・・・・・・・・・・・・・・・・・・・・・（東浦　洋）8

1 日本の災害・防災対策・救護活動・・・・・・・ 8
  - a）日本の災害・・・・・・・・・・・・・・・・・・・・・・・・・ 8
  - b）日本の防災対策・・・・・・・・・・・・・・・・・・・・・ 8
  - c）日本の災害救護活動の現状と課題・・・・・・ 9

2 世界の災害・防災対策・災害救援・・・・・・ 10
  - a）世界の災害・・・・・・・・・・・・・・・・・・・・・・・・ 10
  - b）国際的な視点からみた防災対策・・・・・・・・ 12
  - c）国際救援活動の現状とあり方・・・・・・・・・・ 13

C　災害看護の発展と今後の課題
・・・・・・・・・・・・・・・・・・・・・・・・・（浦田喜久子）16

1 災害救援の国際的組織と活動・・・・・・・・・・ 16
  - a）世界における救護団体の設立・・・・・・・・・・ 16
  - b）赤十字の組織・・・・・・・・・・・・・・・・・・・・・・ 16
  - c）NGO・・・・・・・・・・・・・・・・・・・・・・・・・・・・・ 17

2 看護専門職と災害看護・・・・・・・・・・・・・・・・ 18
  - a）期待される災害看護・・・・・・・・・・・・・・・・・ 18
  - b）災害時における看護専門職の組織活動の
    経緯・・・・・・・・・・・・・・・・・・・・・・・・・・・・・・・ 18

第2章　災害と災害看護に関する基礎知識

A　災害の定義，災害の種類と疾病構造，
災害医療・・・・・・・・・・・・・・・・・・・・・・・・・22

1 災害の定義・・・・・・・・・・・・・・・（髙田洋介）22
2 災害の種類と災害サイクル・・（髙田洋介）22
  - a）災害の種類・・・・・・・・・・・・・・・・・・・・・・・・ 22
  - b）都市型災害と地方型災害・・・・・・・・・・・・・ 23
  - c）災害サイクルと時期・・・・・・・・・・・・・・・・・ 23
3 災害の種類別の疾病構造・・・・・（髙田洋介）24
  - a）自然災害・・・・・・・・・・・・・・・・・・・・・・・・・ 24
  - b）人為災害・・・・・・・・・・・・・・・・・・・・・・・・・ 29
  - c）産業事故／CBRNE災害・・・・・・・・・・・・・・ 30
  - d）放射線事故・・・・・・・・・・・・・・・・・・・・・・・・ 32
4 災害時の外傷・・・・・・・・・・・・・（髙田洋介）35
  - a）災害時の外傷の種類・・・・・・・・・・・・・・・・ 35
  - b）汚染創傷への対応・・・・・・・・・・・・・・・・・・ 35
  - c）クラッシュシンドローム（圧挫症候群）
    ・・・・・・・・・・・・・・・・・・・・・・・・・・・・・・・・・・・ 36

5 災害関連死の実態とその対策
　　　　　　　　　　　　　　（上田耕蔵）38
　　a）災害関連死とは ‥‥‥‥‥‥‥‥‥ 38
　　b）災害関連死の特徴と発生場所 ‥‥‥‥ 38
　　c）災害関連死の発生機序 ‥‥‥‥‥‥ 39
　　d）防ぎ得た災害死 ‥‥‥‥‥‥‥‥‥ 40
　　e）災害関連死を減らすための取り組み
　　　（注意点）‥‥‥‥‥‥‥‥‥‥‥‥ 41

6 感染症と対策 ‥‥‥‥‥‥‥（三橋睦子）42
　　a）災害時にリスクの高い感染症とその対策
　　　‥‥‥‥‥‥‥‥‥‥‥‥‥‥‥‥‥ 43
　　b）流行の早期発見 ‥‥‥‥‥‥‥‥‥ 46
　　c）集団災害時の感染予防法の啓発 ‥‥‥ 46

7 災害医療 ‥‥‥‥‥‥（勝見　敦・丸山嘉一）48
　　a）わが国での災害医療体制の整備 ‥‥‥ 48
　　b）災害医療と救急医療の違い ‥‥‥‥ 50
　　c）災害時の速やかな医療体制の確立 ‥‥ 52
　　d）局地型災害と大規模広域災害の医療対応
　　　の違い ‥‥‥‥‥‥‥‥‥‥‥‥‥‥ 55

8 トリアージ ‥‥‥‥‥（勝見　敦・丸山嘉一）55
　　a）トリアージの目的 ‥‥‥‥‥‥‥‥ 55
　　b）トリアージの考え方 ‥‥‥‥‥‥‥ 55
　　c）トリアージの実施者 ‥‥‥‥‥‥‥ 56
　　d）トリアージの区分（カテゴリー）‥‥‥ 56
　　e）トリアージの実施場所 ‥‥‥‥‥‥ 57
　　f）トリアージの手法 ‥‥‥‥‥‥‥‥ 58
　　g）予後絶対不良傷病者に対するトリアージ
　　　の優先順位 ‥‥‥‥‥‥‥‥‥‥‥ 59
　　h）トリアージタグの構造 ‥‥‥‥‥‥ 61
　　i）トリアージタグの記載の仕方 ‥‥‥‥ 62
　　column トリアージにまつわるケアリング
　　　‥‥‥‥‥‥‥‥‥‥‥‥‥（大塚有希）64
　　column 黒タグの記載に関する課題 ― JR福知山
　　　線列車脱線事故の事例から ―
　　　‥‥‥‥‥‥‥‥‥‥‥‥（千島佳也子）66

B 災害看護とは ‥‥‥‥‥‥‥（小原真理子）**68**
1 社会現象にみる災害看護の必要性 ‥‥‥ 68
2 災害看護の定義 ‥‥‥‥‥‥‥‥‥‥ 68
3 災害看護の対象者 ‥‥‥‥‥‥‥‥‥ 69
4 災害看護の役割 ‥‥‥‥‥‥‥‥‥‥ 69
5 災害の時期と活動場所に応じた災害看護
　　の役割とその解釈 ‥‥‥‥‥‥‥‥‥ 70

　　a）「救命救急医療と療養環境の整備」の
　　　役割 ‥‥‥‥‥‥‥‥‥‥‥‥‥‥ 70
　　b）「被災者のこころのケア」の役割 ‥‥‥ 70
　　c）「避難生活の整備と各機関との連携」の
　　　役割 ‥‥‥‥‥‥‥‥‥‥‥‥‥‥ 71
　　d）「要配慮者の健康および生活の支援」の
　　　役割 ‥‥‥‥‥‥‥‥‥‥‥‥‥‥ 71
　　e）「復興に向けての支援」の役割 ‥‥‥‥ 71
　　f）「病院防災力の備え」の役割 ‥‥‥‥ 71
　　g）「地域防災・減災力の備え」の役割 ‥‥‥ 71

C 災害サイクル別にみる看護の役割
　　‥‥‥‥‥‥‥‥‥‥‥‥（小原真理子）**72**

1 災害サイクル別にみる看護の役割と
　　活動内容 ‥‥‥‥‥‥‥‥‥‥‥‥ 72
　　a）災害サイクル ‥‥‥‥‥‥‥‥‥‥ 72
　　b）急性期の看護活動（発災〜1週間）‥‥‥ 72
　　c）亜急性期（1週間〜1か月程度）の看護
　　　活動 ‥‥‥‥‥‥‥‥‥‥‥‥‥‥ 74
　　d）慢性期（1か月〜数年）・復興期（〜数年
　　　にわたる）の看護活動 ‥‥‥‥‥‥ 74
　　e）静穏期の看護活動 ‥‥‥‥‥‥‥‥ 75

2 災害サイクル別にみる医療現場と生活
　　の場の支援内容 ‥‥‥‥‥‥‥‥‥‥ 75

D 災害看護活動における倫理と心構え
　　‥‥‥‥‥‥‥‥‥‥‥‥（小川紀子）**76**

1 倫理原則 ‥‥‥‥‥‥‥‥‥‥‥‥ 76
　　a）善行と無害の原則 ‥‥‥‥‥‥‥‥ 76
　　b）正義の原則 ‥‥‥‥‥‥‥‥‥‥‥ 76
　　c）自律の原則 ‥‥‥‥‥‥‥‥‥‥‥ 76
　　d）誠実の原則 ‥‥‥‥‥‥‥‥‥‥‥ 77
　　e）忠誠の原則 ‥‥‥‥‥‥‥‥‥‥‥ 77

2 倫理原則の応用場面 ‥‥‥‥‥‥‥‥ 77
　　a）O病院とその周辺病院の状況 ‥‥‥‥ 77
　　b）ジレンマの具体的な場面 ‥‥‥‥‥ 78
　　c）倫理原則の間でのジレンマ ‥‥‥‥‥ 78
　　d）ジレンマ解決のための行動 ‥‥‥‥‥ 78
　　e）A看護師の気づき ‥‥‥‥‥‥‥‥ 78

第3章 災害看護活動につながる基本的な知識

A 専門職者間の連携と協働
(インタープロフェッショナル・ワーク)
．．．．．．．．．．．．．．．．．．．．．．．．．．．．（田村由美）84

1 インタープロフェッショナル・ワーク
とは．．．．．．．．．．．．．．．．．．．．．．．．．．．．．．．．84
2 IPWとチーム医療：類似と相違．．．．．．．84
3 災害支援活動とIPW．．．．．．．．．．．．．．．85
4 災害支援活動におけるIPWの実際．．．．86
   a) 多職種チームの構成．．．．．．．．．．．．．．86
   b) 多職種連携と協働の実際．．．．．．．．．．87
5 IPWを展開するための能力．．．．．．．．．．88

B ボランティア活動と協働．．．（齋藤正子）89
   a) ボランティアの概念．．．．．．．．．．．．．．．89
   b) 災害時のボランティア活動．．．．．．．．．．89
   c) ボランティアの種類（一般ボランティア，
     専門職ボランティア）．．．．．．．．．．．．．．89
   d) 災害ボランティアセンター．．．．．．．．．89
   e) 被災地における看護職のボランティア
     活動．．．．．．．．．．．．．．．．．．．．．．．．．．．90
   f) ボランティア活動で留意すること．．．．91
   g) ボランティアの受け入れ（受援）と協働．．．91

C 災害情報と人々の避難行動．．．．．．．．92
1 災害情報とは．．．．．．．．．．．．．．．．．（菅野太郎）92
2 避難に関する情報と避難行動
．．．．．．．．．．．．．．．．．．．．．．．．．．．．（菅野太郎）93
   a) 避難行動への影響要素．．．．．．．．．．．．93
3 避難行動要支援者に対する避難支援
．．．．．．．．．．．．．．．．．．．．．．．．．．．．（小原真理子）95
   a) 避難行動要支援者とは．．．．．．．．．．．．95
   b) 地区防災計画の一環としての避難行動支援
     に関する平時の取り組み．．．．．．．．．．95
   c) 災害発生時における避難行動要支援者へ
     の対応．．．．．．．．．．．．．．．．．．．．．．．．．96

D 知っておくべき災害関連法規
．．．．．．．．．．．．．．．．．．．．．．．．．．．．（永井幸寿）97

1 災害関連法規．．．．．．．．．．．．．．．．．．97
   a) 災害対策基本法．．．．．．．．．．．．．．．．．97
   b) 災害救助法．．．．．．．．．．．．．．．．．．．．98
   c) 被災者生活再建支援法．．．．．．．．．．．100
2 法律からみるトリアージの問題．．．．．．．101
3 法律からみる災害現場での応急処置．．．103

E 災害と介護保険．．．．．．．．．（上田耕蔵）104
   a) 介護保険の弾力的運用．．．．．．．．．．．104
   b) 新潟県中越地震における高齢者の緊急
     入所．．．．．．．．．．．．．．．．．．．．．．．．．104
   c) 東日本大震災における高齢者の緊急入所
     ．．．．．．．．．．．．．．．．．．．．．．．．．．．．106
   d) 災害における要介護高齢者保護の課題．．．106

F 災害とパブリックヘルス
．．．．．．．．．．．．．．．．．．．．．．．．．．．．（神原咲子）107

1 パブリックヘルスとは．．．．．．．．．．．．．107
2 減災としてのパブリックヘルス．．．．．．．107
3 パブリックヘルスにおける減災ケアの
視点．．．．．．．．．．．．．．．．．．．．．．．．．．．．109
   a) 減災ケアに必要な「減災リテラシー」．．．109
   b) プライマリ・ヘルスケア．．．．．．．．．．109
   c) 安心・安全なコミュニティのための
     「ソーシャルキャピタル」．．．．．．．．．．110

G 健康・生活調査の意義と目的
．．．．．．．．．．．．．．．．．．．．．．．．．．．．（齋藤正子）111

1 健康・生活調査の意義．．．．．．．．．．．．111
2 健康・生活調査の実際．．．．．．．．．．．．111
3 健康・生活調査の活用方法．．．．．．．．．112
4 長期フォローアップの視点．．．．．．．．．112

第4章 災害サイクル別の看護活動

A 急性期の看護 ……………… 116

1 被災地病院の災害発生時における看護の役割 ………………（石井美恵子）116
- a) 患者および職員の安全確保，情報収集 ‥ 116
- b) 避難・誘導 ………………………… 118
- c) 救急外来など，多数傷病者の受け入れの初期対応 ……………………… 119
- d) トリアージ・各エリアの対応 ……… 120
- e) 災害対策本部 …………………… 122
- f) 職員参集 ………………………… 124
- g) 院外機関，マスメディアなど ……… 124
- h) 災害対策本部の解散の判断 ……… 124

2 避難所における看護の役割 ………… 125
- a) 避難所 ………（酒井明子・板垣知佳子）125
- b) 福祉避難所 ……（酒井明子・板垣知佳子）128
- c) 要配慮者トリアージを活用した居住場所の配置 …………………（小原真理子）130
- **column** 災害時のトイレにかかわる法律 …………………………（永井幸寿）133

3 巡回診療における看護の役割 …………………………（板垣知佳子）134

4 現場救護所における看護の役割 …………………………（板垣知佳子）135
- a) 情報収集 ………………………… 135
- b) 救護班の編成 …………………… 135
- c) 救護所の開設 …………………… 136
- d) 応急処置 ………………………… 137
- **column** 日本赤十字社の災害派遣医療チーム（DMAT）…………（丸山嘉一）140

B 中長期の看護 ……………… 141

1 災害復興と看護 ………（小原真理子）141
- a) 復興とは ………………………… 141

- b) 被災者の考える生活再建 ………… 141
- c) 復興期における看護の役割 ……… 142

2 応急仮設住宅・在宅における生活者への支援 …………（酒井明子・齋藤正子）143
- a) 在宅避難 ………………………… 143
- b) 応急仮設住宅 …………………… 143
- c) 災害公営住宅 …………………… 145

C 静穏期における災害看護の取り組み …………………………… 146

1 防災・減災の考え方と災害看護からみる活動現場 …………………（小原真理子）146
- a) 防災計画の位置づけと階層 ……… 146
- b) 防災の基本3体制のめざすもの …… 147

2 災害に備えた病院防災 ……（中島 康）148
- a) 病院防災の考え方 ……………… 149
- b) 業務継続計画（BCP）の考え方に基づいた災害対策とマニュアル整備 …… 151
- c) マニュアルの活かし方 ………… 152

3 地域防災 ……………（小原真理子）156
- a) 地域防災のために災害看護が取り組む視点 ……………………………… 156
- b) 学校防災における3つの視点 ……… 157

4 自分および家族を災害から守るための備え …………………（田中真人）158
- a) 自宅の備え ……………………… 159
- b) 安否の確認 ……………………… 161
- c) 安全な避難行動 ………………… 161
- d) 近隣との協力 …………………… 162
- **column** 看護と連携する地域防災活動 …………………………（小原真理子）163

第5章 災害サイクルに共通した実践的な知識

A 要配慮者への看護 ‥（齋藤正子，ほか）**168**

1 高齢者，障害者，乳幼児，妊産婦，外国人
‥‥‥‥‥‥‥‥‥‥‥‥‥‥‥‥‥‥‥ **169**
　a) 高齢者 ‥‥‥‥‥‥‥‥‥（川嶋みどり）**169**
　b) 障害者 ‥‥‥‥‥‥‥‥‥‥‥‥‥‥ **170**
　　① 身体障害者 ‥‥‥‥‥‥（北村弥生）**171**
　　② 知的障害者・発達障害者‥（北村弥生）**172**
　　③ 精神障害者（在宅療養中）‥（齋藤麻子）**173**
　c) 乳幼児（子ども）‥‥‥‥‥（立石和子）**174**
　d) 妊産婦 ‥‥‥‥‥‥‥‥‥（内木美恵）**176**
　e) 外国人 ‥‥‥‥‥‥‥‥‥（根岸京子）**177**

2 その他の特に配慮を要する者 ‥‥‥‥‥ **179**
　a) 在宅酸素療法と在宅人工呼吸療法中の
　　患者 ‥‥‥‥‥‥‥‥‥‥‥（齋藤正子）**179**
　b) 糖尿病患者 ‥‥‥‥‥‥‥（齋藤正子）**180**
　c) 透析患者 ‥‥‥‥‥‥‥‥（石田千絵）**182**
　d) ストーマ保有者（消化管系ストーマ，
　　尿路系ストーマを造設している患者）
　　‥‥‥‥‥‥‥‥‥‥‥‥‥（齋藤正子）**183**
　e) 褥瘡が発生している患者 ‥‥（香月　麗）**185**
　f) 認知症患者 ‥‥‥‥‥‥‥（齋藤正子）**186**

B 災害時の保健活動（保健師の災害時
保健活動）‥‥‥‥‥‥‥‥‥（美舩智代）**189**

1 災害時の保健活動の内容 ‥‥‥‥‥‥‥ **189**
　a) 発災後の被災地における保健師の役割 ‥ **190**
　b) 時期別の支援内容 ‥‥‥‥‥‥‥‥‥ **190**
　c) 鳥取県中部地震における保健師活動 ‥ **190**

2 多職種連携・協働について ‥‥‥‥‥‥ **192**

C 避難所のアセスメント ‥‥（石井　正）**193**
　a) 避難所ラピッドアセスメントシート ‥‥ **193**
　b) 避難所アセスメント体制 ‥‥‥‥‥‥ **195**
　c) 誰が避難所に赴きアセスメントを実施する
　　べきか ‥‥‥‥‥‥‥‥‥‥‥‥‥‥ **195**

D 連携について
‥‥‥‥（酒井明子・板垣知佳子・齋藤正子）**196**

1 連携とは ‥‥‥‥‥‥‥‥‥‥‥‥‥‥ **196**
2 他職種連携による活動の促進 ‥‥‥‥‥ **196**
3 外部支援者による連携のあり方 ‥‥‥‥ **197**
4 地域の災害医療コーディネーターと
看護職の連携 ‥‥‥‥‥‥‥‥‥‥‥‥ **199**

E 国際救援活動と看護 ‥‥‥‥‥‥‥‥ **200**

1 急性期の国際救援活動における看護の
役割 ‥‥‥‥‥‥‥‥‥‥‥‥（石井美恵子）**200**
　a) JDR医療チーム活動の概要と看護職の
　　役割 ‥‥‥‥‥‥‥‥‥‥‥‥‥‥‥ **201**
2 中長期の国際救援活動における看護の
役割 ‥‥‥‥‥‥‥‥‥‥‥‥（神原咲子）**203**
　a) 中長期に求められる災害看護の視点 ‥‥ **203**
　b) 今後の課題と提案 ‥‥‥‥‥‥‥‥‥ **206**
　column 災害看護における情報通信技術の
　　役割 ‥‥‥‥‥‥‥‥‥‥（宮﨑浩之）**207**

第6章 被災者と支援者に対する「こころのケア」

A 被災者の心理過程 ‥‥‥‥（池田美樹）**212**
1 ストレスとは ‥‥‥‥‥‥‥‥‥‥‥‥ **212**
2 被災ストレスと心的外傷（トラウマ）‥‥ **213**
　a) 心的外傷（トラウマ）とトラウマ反応‥‥ **213**
　b) 喪失と悲嘆反応 ‥‥‥‥‥‥‥‥‥‥ **213**
　c) 生活ストレス ‥‥‥‥‥‥‥‥‥‥‥ **213**

3 時系列からみる被災者心理の変化 ‥‥‥ **213**
4 急性ストレス反応（ASR）と心的外傷後
ストレス障害（PTSD）‥‥‥‥‥‥‥‥ **215**
　a) 急性ストレス反応（ASR）‥‥‥‥‥‥ **215**
　b) 心的外傷後ストレス障害（PTSD）‥‥ **215**

B こころのトリアージとこころのケア
活動 …………………………（池田美樹）**216**

1 こころのトリアージ分類 …………… 216
2 こころのケア活動の実際 …………… 217
　a) 活動を開始するにあたって ……… 217
　b) こころのケア活動 ………………… 218
3 こころのケア活動における全般的注意
事項 ………………………………… 219

C こころの専門家との連携 …（池田美樹）**220**

1 専門家との連携について …………… 220
　a) 支援対象・支援ニーズ・支援の担い手
　（体制）……………………………… 220
　b) 専門家との連携を行う際のポイント … 221
2 専門家へ紹介・相談する際の注意点 … 222

D 遺族ケア ………………（村上典子）**223**

1 悲嘆反応とは ………………………… 223
2 災害における遺族の心理 …………… 223

3 DMORT（ディモート）とは ………… 224
　a) 日本DMORTの概要 ……………… 224
　b) DMORTの役割と日本DMORTの活動 ‥ 224
4 災害遺族におけるグリーフケアの
ポイント …………………………… 225
　a) 受容・傾聴・共感 ………………… 225
　b) 死亡時の状況の説明 ……………… 225
　c) 抑圧された悲嘆への配慮 ………… 225
　d) 相手のニーズを尊重 ……………… 225
　column 喪失体験のある被災者へのかかわり
　………………………（今野知穂）**226**

E 支援者のストレスとストレスマネ
ジメント …………………（池田美樹）**227**

1 支援者の立場と役割 ………………… 227
2 支援者のストレスとストレス反応 … 227
　a) 支援者のストレス ………………… 227
　b) 支援者のストレス反応 …………… 228
3 支援者のストレスマネジメント ……… 229
　column 支援者支援：地域の行政職員への
　こころのケア ……………………… 231

第7章　災害看護の発展に向けて（教育，理論，研究）

A 災害看護分野の人材育成
………………………………（小原真理子）**234**

1 看護基礎教育における災害看護教育の
現状と課題 ………………………… 234
　a) 看護基礎教育における災害看護教育の
　現状 ………………………………… 234
　b) 社会や暮らしの変化と関連させて学ぶ
　災害看護の課題 …………………… 234
　c) 災害看護教育方法のあり方 ……… 235
　d) 授業プログラムの具体例 ………… 235

2 災害看護専門看護師制度の発足と
今後の課題 ………………………… 235

B 災害看護の理論と研究 …（酒井明子）**238**

1 災害看護における看護理論 ………… 238
2 時間論との出会い …………………… 239
3 災害看護学の研究 …………………… 241
4 災害看護と活動理論 ………………… 242

第8章 近年の注目すべき災害

A 東日本大震災 ·························· 248

1 概　要 ······················(室﨑益輝) 248
　　a）発生状況と特徴 ···················· 248
　　b）死者・行方不明者の状況 ············· 249
　　c）外傷・負傷者などの状況 ············· 251
　　d）避難所などの状況 ·················· 252

2 健康被害 ·························· 253
　　a）津波での疾病構造 ·········(丸山嘉一) 253
　　b）放射能汚染と被ばく·········(吉田浩二) 255
　　c）放射能汚染・被ばく時の看護(吉田浩二) 257

3 災害関連死 ···············(上田耕蔵) 259
　　a）特　徴 ··························· 259
　　b）発症時期 ························· 259
　　c）災害関連死を減らす上での留意点 ······· 260

4 被災地における看護活動/支援の実際 261
　　column 被災病院 ① ― 石巻赤十字病院の
　　　　　災害対応 ···············(髙橋純子) 261
　　column 被災病院 ② ― 国立釜石病院の災害
　　　　　対応とその後の対策 ·····(土肥　守) 262
　　column 被災地病院の集中治療室（ICU）にお
　　　　　ける初動対応の困難さ ···(熊野　耕) 263
　　column 日本看護協会の災害支援ナースの
　　　　　活動 ···················(齋藤麻子) 264
　　column 福祉施設（知的障害者支援施設）
　　　　　への支援 ···············(山﨑達枝) 265
　　column 津波被害にあった孤立地域での
　　　　　在宅支援 ···············(酒井明子) 266
　　column 支援者の支援のための避難所における
　　　　　視察調査 ··(前田久美子・小原真理子) 267
　　column 地域で生活する精神障害者の被災
　　　　　体験 ···················(齋藤麻子) 268
　　column 被ばくにおける心理とこころのケア
　　　　　― 子どもへの影響を中心に ―
　　　　　···················(酒井明子) 269
　　column 原発災害と母子へのこころのケア
　　　　　··················(内木美恵) 270
　　column 津波での喪失体験に対するこころの
　　　　　ケアについて ·········(武口真里花) 271
　　column 被災看護師の心理的葛藤 (香川真実) 272
　　column 復興期における訪問看護ステーションの
　　　　　看護師の思いを聴いて ···(齋藤正子) 273

B 熊本地震 ·························· 274

1 概　要 ······················(木村拓郎) 274
　　a）地震と被害の概要 ·················· 274
　　b）震災の特徴 ······················ 275

2 健康被害 ···············(酒井彰久) 278
　　a）車中泊によるエコノミークラス症候群··· 278
　　b）熱中症 ·························· 279

3 災害関連死 ···············(上田耕蔵) 281
　　a）特　徴 ·························· 281
　　b）発生場所 ························ 281
　　c）肺塞栓症（エコノミークラス症候群）···· 281

4 被災地における看護活動/支援の実際 283
　　column 被災地病院の災害対応（初動対応・
　　　　　支援活動）···············(東　智子) 283
　　column DMATから引き継いだ救護班での
　　　　　活動 ···················(窪田直美) 284
　　column 被災地における地元保健師との連携
　　　　　···················(内木美恵) 285
　　column 避難所における生活支援··(紫　宇代) 286
　　column 避難所での地元行政（役場職員）への
　　　　　支援 ···················(峯村朝子) 287
　　column 在宅における生活支援 ···(伊藤智子) 288
　　column 避難所での高齢者（認知症）の服薬支援
　　　　　― 救護所薬剤師との連携 ―
　　　　　···················(松岡千代) 289
　　column 被災地域の看護系大学の対応
　　　　　···················(前田ひとみ) 290

C 九州北部豪雨 ···········(室﨑益輝) 291

1 概　要 ···························· 291
　　a）豪雨災害の発生状況 ················ 291
　　b）人的被害の発生状況 ················ 291
　　c）家屋，その他の被害の状況············ 292

おわりに ·····················(酒井明子) 297

索　引 ······························ 298

第1章

災害看護の
歴史，現状，課題

　人間は古代より突然に襲ってくる地震，洪水，津波などの自然災害や，人間がつくり出す戦争やテロ，大型交通事故などの人為災害から少しでも被害を減らすために，知恵を働かせ災害に「備え」てきました．

　この章では，日本および世界の災害の歴史，赤十字などの救護組織の誕生と戦前に自然災害現場や戦争現場で活躍した赤十字従軍看護師の取り組みの歴史から，災害から人々のいのちや健康，生活を守る技や対応策の原点を学びます．また，近年，日本および世界で発生する大規模災害の発生に対応し，次々と生まれる組織化された災害医療活動チームに付随する課題も見受けられます．こういった現状を踏まえた上で，求められる多職種連携のあり方，災害看護活動や災害看護教育上の課題について考える基盤となる災害看護の歴史，現代の災害現場の状況について学びましょう．

A. 災害の歴史に学ぶ災害看護

　日本は風土の特性から，干ばつ，洪水，風害，地震，飢饉，疾病など数多くの災害に見舞われてきました．治水対策や医療技術が発達していなかった太古の時代，人々は災害から生命や財産が守られるよう，神に真摯な祈りを捧げてきました．やがて少しでも被害を減らすため，智恵をしぼって災害に強い家屋をつくり，河川に堤防を築き，備蓄をして災害に備えました．また災害から身を守るために避難をし，被害にあえば傷の手当てをし，死者を埋葬して，生活を立て直してきました．

　これらの災害への対応・対策は，はじめは個人や家族，地域の相互扶助によって行われていましたが，やがて国や地方による公的な救済や宗教による慈善活動として行われるようになり，ともに発展していきます．

1　日本における災害対策と医療の歴史[*1]

a　戦前における日本の災害対策

　近代以降，日本の災害対策はあらたな局面を迎えます．統一国家のもとに災害対策が模索され，さまざまな個人や団体，近代的な社会システムが自然発生的に災害対策に取り組み，今日の災害対策の枠組みを形づくっていきました．

　明治の初期，政府によって立法化された災害対策には，1871（明治4）年の窮民一時救助規則と1880（明治13）年の備荒儲蓄法があります．いずれも被災農民の応急的な生活保護を主眼としており，医療は含まれませんでしたが，国が災害に対応することを定めたこと，後者ではその費用を国と地方が分担して備蓄することを定めたことが画期的でした．その一方で明治維新は王政復古といわれるように，皇室の賑恤[*2]が復活しました．皇室は災害に際して率先して下賜[*3]を行い，侍従や侍医を派遣しました．

　また，消防や警察・軍隊など，この時期に設立された近代的システムが，災害時の人命救助や生活復興に対応していきました．発達しつつあった新聞メディアが全国に被害を伝え，人々の同情心を呼び起こし，義援金を募集し，被災地の人々を支援しました．

　災害時の外傷に対応できる西洋医学や，伝染病対策としての衛生学が発展・普及したことが，災害医療の発展の推進力となりました．蘭学，西洋医学はテクノロジーとともに医の倫理を輸入しました．帝国大学医科大学を頂点とする西洋医学教育に学んだ人々や，キリスト教の伝道師であり医師でもあった人々が災害で活動しました．

[*1]：この項目に出てくる名称は当時のものである．
[*2]：貧困者・罹災者などに金品をほどこすこと．
[*3]：高貴な人が身分の低い人に金品を与えること．皇室からは災害に際して恩賜金や贈り物などが下賜された．

1899（明治32）年に定められた罹災救助基金法によって，災害対策は地方が実施するものとなり，国の責任ではなくなりましたが，災害対策の1つに医療が加わりました．地方の医療資源も徐々に増加し，災害によっては地方で対応できるケースも増えました．こうして災害時の医療は，まず地方が開業医や病院などの協力を得て行い，被害の規模に応じて日本赤十字社やその他の団体がそれを支援するようになりました．この方式は明治，大正，昭和を通じて継続され，1947（昭和22）年まで続きました．

日本赤十字社は1877（明治10）年に戦時救護を目的として設立された博愛社を前身とし，1887（明治20）年に名称が変更されましたが，1892（明治25）年にはそれまでの災害での救護実績を踏まえ，戦時救護と災害救護の2つを正式な事業としました．同社は活動のために常時資金を集め，人員材料を準備していたため，災害での急な求めに応じることができました[1]．

b 戦後における災害医療の基盤づくり

戦後，日本は災害対策における国の責任を明確にします．災害対策に関する現行法である災害救助法は，1947（昭和22）年，前年に起こった南海大地震を契機に定められました．非常災害時の応急救助が主であり，復旧対策や生活保護は含まれませんでしたが，ここに至ってようやく国の対策の中に医療と助産が含まれ，自衛隊と日本赤十字社については救助に協力する義務があることが明示されました．さらに1959（昭和34）年の伊勢湾台風による大災害による反省のもと，1961（昭和36）年に災害対策基本法（法律223号）が成立しました．これによって国の災害対策は，災害予防や復旧を含めた総合的な一般法により定められました．この法律のもと日本赤十字社をはじめとする関係団体は，災害時に指定公共機関として協力することが義務づけられ，医療は国家の計画のもと，さまざまな個人や団体が協力して行うものとなりました[1]．

c 阪神・淡路大震災以降における災害医療と看護の発展

1995（平成7）年1月17日の阪神・淡路大震災では，都市機能が麻痺するほどの甚大な被害となり，災害後も長期にわたって人々の健康や生活環境の復旧・復興が大きな関心事になりました．この災害では，全国のあらゆる機関から救援の手がさしのべられ，大勢のボランティアが活躍しました．災害医療への取り組みが強化され，1996（平成8）年より災害拠点病院の設置，2005（平成17）年には避けられた死（preventable death）を回避するための災害派遣医療チーム「日本DMAT（Disaster Medical Assistance Team）」が発足しました．

日本看護協会では，1995年の阪神・淡路大震災を契機に，看護職員同士の相互支援という趣旨で災害支援ナースの仕組みを構築し，1998（平成10）年には日本災害看護学会が創設され，災害看護の教育・研究が活発になりました．2009（平成21）年のカリキュラムの改正で，看護基礎教育課程に災害看護が導入されました．

2011（平成23）年3月11日の東日本大震災では地震・津波に，原子力発電所の事故による被害が加わり，災害による被害はいっそう複雑化し，医療・看護にはより専門的な知識が求められるようになりました．阪神・淡路大震災以降，災害医療体制が充実されたことで，さまざまな医療関係団体が活躍しましたが，関係者間での情報の共有や調整が課題となりました．また2016（平成28）年4月14日の熊本地震では，最大震度7の激震が連続して発生

し，病院などの防災拠点にも大きな被害が出ました．これらの震災では大勢の被災者が避難所で生活することになり，要配慮者をはじめ1人ひとりに合ったよりきめ細かな対応が課題となりました．

　2014（平成26）年4月には，日本や世界で求められている災害看護に関する多くの課題に指導力を発揮して取り組む人材を育成するため，5つの看護系大学院による5年一貫制博士課程，共同災害看護学専攻が開講し，災害看護グローバルリーダー（Disaster Nursing Global Leader：DNGL）の育成が始まりました．また2016（平成28）年11月には日本看護協会より災害看護が専門看護分野として特定されました．地域特性，災害サイクル，活動現場，被災者特性を基盤に，活動現場のリーダーとして活動できる人材を育成するもので，2017（平成29）年12月には，日本初の災害看護の専門看護師（Certified Nurse Specialist：CNS）が認定されました．

災害で活躍した看護職

a 1888（明治21）年の磐梯山噴火と1890（明治23）年のトルコ軍艦遭難事件

　近代以降の災害で，初めて記録や写真に登場する看護職は，磐梯山噴火で活躍した県立福島病院の看護婦2人[*4]（図1-A-1）です．彼女たちは現地の猪苗代町の治療所に派遣され，災害発生10日後から約3週間，現地で雇用された1人の看護婦見習いとともに看護を行いました．患者はすでに十数人を残すのみでしたが，現地の医員たちは「熟練した看護婦による

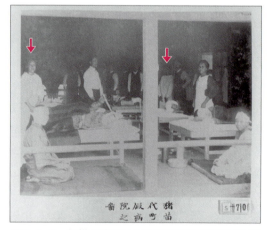

図1-A-1　磐梯山噴火における猪苗代町仮病院之図
筒袖のエプロン着用の看護婦2人（左端と右奥➡）と袖なしエプロン着用の看護婦見習い1人（右）が写っている．日本で初めて災害救護史に残る看護婦である．
（宮内庁宮内公文書館所蔵）

[*4]：県立福島病院では1880（明治13）年あたりから看護婦を雇用していたが，正規の雇用ではなかったため氏名や教育背景はわからない．

看護は，（それまでの）親戚の看護とは比べものにならない」と述べ，看護婦の働きをたたえました．

トルコ軍艦遭難事件でも，宮内省に随伴して日本赤十字社病院に勤めていた従来看護婦4人が現地に派遣され，言語や文化の違いを乗り越え，看護を行いました．引き揚げの際，遭難者は慣れ親しんだ看護婦との別れを惜しみ，涙したとあります[2]．

b 1891（明治24）年の濃尾地震と1896（明治29）年の明治三陸大海嘯

濃尾地震は愛知・岐阜両県にわたる大規模な災害となりました．発生直後から被災地の県立・私立病院の看護婦が活動を開始し，続いて県外から次々と看護職が現地を訪れ，約2か月にわたって被災地に滞在し，負傷者1万7,000人余りの看護を行いました．この地震では初めて東京慈恵医院，日本赤十字社病院，京都同志社病院などの正規の養成所を卒業した看護婦が看護を行い，被災地の人々から高い評価を受けました（図1-A-2）．また，これら看護婦たちの活動が，地方の看護婦養成のきっかけにもなりました[3,4]．

明治三陸大海嘯でも現地の看護婦・看護人とともに，日本赤十字社から派遣された看護婦が看護を行いました．被害にあった沿岸部までの道のりは険しく，看護婦たちは白衣白帽のまま徒歩で山越えをし，被災地に向かいました．当初，道が険しいことを理由に看護婦の派遣を認めなかった岩手県知事も，看護婦の活動に大いに感銘を受けました．

c 1923（大正12）年の関東大震災

地震直後から東京や横浜市内の病院・診療所では，次々と運ばれてくる負傷者に，看護婦は寝食を忘れて看護を続け，また病院に火の手が迫れば患者の避難に全力を尽くしました．犠牲者は10万5,000人を超え，全国から派遣された看護婦が皇居外苑に設置された大テントをはじめ，各地の救護所，病院，診療所で懸命の活動を行いました（図1-A-3）．外国からの支援も相次ぎ，アメリカ寄贈のテント病院ではアメリカやフィリピンの看護婦が活動しました．被災直後には済生会や日本赤十字社病院の巡回看護が行われ，聖路加病院や東京市の公衆衛生・母子保健活動が始まりました．公衆衛生看護婦教育の契機にもなりました．

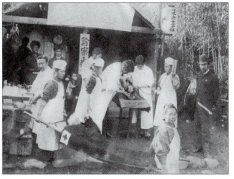

図1-A-2 濃尾地震における岐阜県大野郡古橋村 日本赤十字社仮病院診察場の実況
（中村牧陽 撮影：日本赤十字看護大学所蔵）

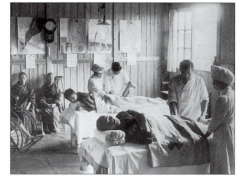

図1-A-3 関東大震災におけるバラック病舎整形治療室
（日本赤十字看護大学所蔵）

d 1959（昭和34）年の伊勢湾台風と1985（昭和60）年の御巣鷹山日航機墜落事故

　伊勢湾台風は，被災者約153万人に上る大きな災害となりました．現地の愛知・岐阜の日本赤十字社病院，県立医大付属病院，県立病院，保健所などが医療班を派遣し，救助にあたりました．日本赤十字社では隣接県の支部から多くの救護班が派遣され，看護婦が巡回診療を行い，災害による負傷，体調の不良に応じました．

　御巣鷹山日航機墜落事故は生存者4人を除く全員が死亡という悲惨な事故でした．身元確認には，群馬県警，群馬県医師会ならびに日赤関東ブロック支部救護班があたりました．すさまじい暑さと異臭の中で真摯に遺体整復にあたる看護婦に，周囲から絶賛の声があがりました．一方，数か月，数年経ってもその光景や感情がフラッシュバックし，身体的不調を訴える人がおり，救援者のこころのケアが注目されるようになりました．

e 1995（平成7）年の阪神・淡路大震災，地下鉄サリン事件

　阪神・淡路大震災は被災者が約80万人以上に上る甚大な災害となりました．現地の看護職は自ら被災しながら，殺到する多数の負傷者の治療，DOA（到着時死亡）やクラッシュシンドローム（圧挫症候群）など，災害特有の傷病や死に対応しました．兵庫県看護協会，国公立病院や大学病院が看護職を派遣して支援を行い，日本赤十字社も各府県支部の981の救護班を派遣して臨時救護所を設け，巡回診療を行いました．厳冬期に野外で避難生活を送る人々の健康管理（図1-A-4），被災者の急性期の心理的反応や外傷後ストレス障害（PTSD）など，看護職の役割が強く意識されました．被災後15日目から延べ9,732人の全国自治体保健師の派遣が実施され，保健師やボランティアによる訪問看護も行われました．

　地下鉄サリン事件では，宗教団体により地下鉄に猛毒のサリンが散布され，急性中毒により死者12人，重軽症者5,500人の被害が出ました．サリン事件はCBRNE災害（化学chemical，生物biological，放射性物質radiological，核nuclear，爆発物explosive）に分類され，紛争やテロ行為も社会不安や恐怖を引き起こす人為災害として関心を集めました．

f 2011（平成23）年の東日本大震災

　東日本大震災では地震と津波により16,000人に上る多くの命が失われたのに加え，引き続いて起こった原子力発電所の破壊・爆発により周囲の住民が強制的に避難させられ，住民が長期にわたって故郷を離れざるを得ない事態となりました．

　被災地の医療のため災害派遣医療チーム（DMAT），日本赤十字社，日本看護協会や日本災害看護学会などを通じて多くの看護職が現地を訪れました．日本DMATは12日間にわたって約340隊，約1,500人が活動，日本赤十字社は6か月にわたって894班，約6,500人が活動しました（看護職以外の要員を含む）．日本看護協会は約2か月にわたり938人（延べ3,770人）を派遣しました（図1-A-5）．

　災害発生初期において要介護高齢者や障害者などの避難がスムースにいかなかったこと，また避難所のトイレなどを含む衛生環境の保持，透析などの特別な治療を要する患者への対応，避難による地域コミュニティの崩壊，仮設住宅での生活の長期化による健康問題（こころのケアを含む）などの課題も明らかになりました．地域によって被災や復興状況に差があり，保健師による地域に密着した活動が期待されましたが，地域保健法以降の保健所再編

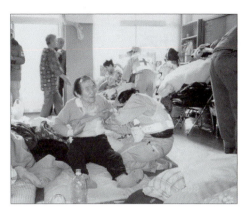

図1-A-4 阪神・淡路大震災の避難所での健康管理
(日本赤十字看護大学所蔵)

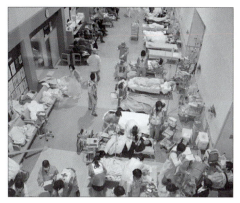

図1-A-5 東日本大震災当時の石巻赤十字病院の様子
(日本赤十字社所蔵)

統合により所管区域の広域化,人員削減などがハンデとなり,課題を残しました.

g 2016(平成28)年の熊本地震

　日本DMATは222班を派遣,2016年4月22日以降を引き継いだ日本医師会災害医療チーム(Japan Medical Association Team:JMAT)は524班が派遣されました.災害派遣精神医療チーム(Disaster Psychiatric Assistance Team:DPAT)は,2016年6月6日時点で941班が派遣されました.また,日本赤十字社も仮設診療所/国内型緊急対応ユニット(domestic emergency response unit:dERU)4班,救護班207班,看護師202人を派遣,こころのケア要員を149人派遣しました.日本看護協会も6月14日までの期間に計1,961人の災害支援ナースを約32か所(4市7町村)の避難所に派遣しました.地震による建物の被害もさることながら,度重なる余震への不安から大勢の被災者が一気に避難所に押し寄せ,生活・支援物資が行き渡らない,要配慮者のための福祉避難所がうまく機能しないなどの問題のほか,自宅に戻れず車中泊を続けるなどしたことによるエコノミー症候群の発生が問題となりました.

B. 日本および世界における災害と救援活動

日本の災害・防災対策・救護活動

a 日本の災害

　わが国の国土は地理的，地形的，気象的状況から，台風，高潮，豪雨，豪雪，地震，津波，火山噴火など自然の影響に対してきわめて脆弱です．国土面積は世界の1/400程度ですが，マグニチュード6以上の地震の約1/5がわが国で起きています．また，わが国には，世界の活火山の約7％があり，山地と丘陵の占める割合は約73％です．さらに，年間降水量は世界平均の2倍です．河川は短く急峻で，降雨の流出が速く，急流です．河川氾濫域（低地）が，国土の10％を占め，この地域に総人口の51％，資産の75％が集中しています．

　1945年から1959年の伊勢湾台風までの15年間に，たくさんの人々が災害の犠牲になりました．防災体制の整備によって，その後，死者・行方不明者数は，大幅に減少しました．しかし，1995年の阪神・淡路大震災，2004年の新潟県中越地震，2011年の東日本大震災，そして2016年の熊本地震[*1]と，最近の20年余の間に4つの大災害に見舞われました．毎年のように豪雨による洪水と土砂災害が発生しており，気候変動に伴い予想される風水害の激甚化が考えられます．また想定されている南海トラフ沿いの巨大地震，首都直下型地震などを考慮して，少子高齢社会時代におけるわが国の防災・災害救護体制の大幅な見直しが図られています[1)]．

b 日本の防災対策

　自然災害は，地震，台風などの自然事象がもたらすハザード，無計画な国土利用や防災体制の不備など社会の災害脆弱性，さらにそれに立ち向かう人々の対応能力により，その被害の大きさが決まります．わが国は，過去の災害から得た教訓から学び，災害対応能力の向上を図り，社会の災害脆弱性軽減のための努力を積み重ねてきました．

　1961年に制定された災害対策基本法において，次の2つの点で政策転換がなされました．
① 発災後の応急対策に重点が置かれていた施策を見直し，災害の予防から応急対策，復旧・復興までの一貫した災害対策を実施すること．
② 従来の防災対策に総合調整の仕組みが存在しなかった点を見直し，各分野の取り組みの調整による総合的な防災対策を推進すること．

　この災害対策基本法において，内閣総理大臣を会長とする中央防災会議が次のように設置されています．

[*1]：東日本大震災については第8章（p.248），熊本地震については第8章（p.274）を参照のこと．

B. 日本および世界における災害と救援活動　9

・内閣の重要政策に関する会議の1つとして，内閣総理大臣をはじめとする全閣僚，指定公共機関[*2]の代表および学識経験者により構成される．
・防災基本計画の作成や，防災に関する重要事項の審議などを行う．

　中央防災会議が作成する防災基本計画は，わが国の災害対策の根幹をなすものです．防災体制の確立，防災事業の促進，災害復興の迅速適切化，防災業務計画および地域防災計画において重点を置くべき事項などについて，基本的な方針が示されています．この計画に基づいて，指定行政機関および指定公共機関は防災業務計画を，地方公共団体は地域防災計画を作成しています．都道府県，市町村においては，地方公共団体，指定地方行政機関，警察・消防機関，指定公共機関の長などからなる都道府県防災会議，市町村防災会議が設けられています．

　近年，中央防災会議は，切迫性の高い東海，東南海・南海，首都直下，中部圏・近畿圏直下などの大規模地震について被害想定を発表しています．住宅・建築物の耐震性の向上，学校の耐震化，病院の耐震化，ライフライン施設・構造物の耐震化，密集市街地整備などが重要課題とされています．

　災害救護には，防災関係機関による「公助」，国民1人ひとりが自ら取り組む「自助」，身近な人々が自発的に助け合う「互助」，地域の人々や企業，団体が力を合わせて助け合う「共助」が必要です．阪神・淡路大震災時には，全国各地から延べ130万人以上のボランティアが，種々の救護活動に参加し，「ボランティア元年」ともいわれる活躍をしました．企業の社会的責任（corporate social responsibility：CSR）の意識が高まり，ボランティア休暇・休職制度を導入する企業もみられるようになりました．9月1日は「防災の日」，1月17日は「防災とボランティアの日」です．「自らの命は自ら守る」「家族の命は家族が守る」という防災・減災の原点に立ち，「自助」の意識を高めていくため，毎年3月11日を「家庭防災の日」と定め，各家庭でできる防災・減災対策を推進する市町村もあります．日頃から，事業所・ボランティアなどとも連携・協力し，防災訓練を実施し，国民1人ひとりが減災に向けて行動をとるようにしましょう．

c 日本の災害救護活動の現状と課題

　未曾有の被害をもたらした東日本大震災の教訓を踏まえ，以下 ① ～ ③ の事項を含む災害対策基本法[*3]の見直しが行われ，2013（平成25）年6月に一部改正されました[1]．
① 災害により地方公共団体の機能が著しく低下した場合，国が災害応急対策を応援し，応急措置を代行する仕組みの創設など，大規模広域な災害に対する即応力を強化する．
② 市町村長は，高齢者，障害者などの災害時の避難に特に配慮を要する人々の名簿を作成し，本人の同意を得て消防，民生委員などの関係者にあらかじめ情報提供するなど，大規模広域な災害時における被災者対応の改善を行う．
③ 教訓伝承・防災教育の強化などによる防災意識を向上させる．

[*2]：災害対策基本法において，独立行政法人，公共的機関および電気，ガス，輸送，通信，その他の公益的事業を営む法人で，内閣総理大臣が指定するものをいう．83の機関（2017年7月現在）が指定されている．中央防災会議には日本銀行総裁，日本赤十字社社長，日本放送協会会長，日本電信電話株式会社社長が指定公共機関の代表として参加している．
[*3]：災害対策基本法は，大規模災害があるたびに，毎年のように一部改正されている．

10　第1章　災害看護の歴史，現状，課題

　しかし，東日本大震災において，①各国からの支援受け入れにかかる受援体制の整備，②「スフィア・ハンドブック」に記載された国際的な救護最低基準の適応または，より高度な被災者救護の標準化・最低基準の策定，③救護マネジメントを担う人材育成など，改めて課題として提起されています[2]．すなわち，これまで国際支援については，その場しのぎにケースごとに受け入れるか否かの判断が下されてきました．今後一層，大規模災害時，国際支援の申し出が確実に予想されることから，受け入れ適否の判断基準や手順についてわが国の基本方針を明確化する必要があります．特に救援物資の寄贈については，救護現場での必需品に限定することにより，不必要な物品の寄贈や受け入れ可否の判断に時間をかけることのないようにしなければなりません．このためには，国際的に確立しているスフィア基準の適応，または日本の地域特性と社会・文化的背景の観点から，わが国としての全国統一的な災害対応の最低基準を策定し，必要な物資の品目，数量，時期などを，支援国に明確に提示できるようにすることが1つの方法です．さらに，海外からの支援の受け入れに関しては，政府の総合救護対応機関が一元的に意思決定をし，迅速・円滑な受け入れに責任をもち，必要に応じて人員・物資の被災地への輸送，物資の一次保管などに責任を負える体制を整える必要があります．

　指定公共機関である日本赤十字社は，災害時に備えて，医師，看護師などで編成される救護班を全国で約500班（約7,000人）編成しています．発災すると，直ちに救護班や国内型緊急対応ユニット（dERU）を派遣し，救護所の設置，被災現場や避難所での診療，こころのケア活動などを実施します．また，日本赤十字社は義援金の受付を行い，被災地方公共機関，有識者などで構成される義援金配分委員会によって被災者に配分されます．

　阪神・淡路大震災では初期医療体制の遅れから，「避けられた死」が300〜500人存在した可能性が報告されました．この結果，災害の急性期に活動できる，専門的な訓練を受けた災害派遣医療チーム（Disaster Medical Assistance Team：DMAT）の養成が始まりました．主に災害拠点病院の医師，看護師らで構成され，被災現場での医療活動，広域搬送，病院支援などを行います．

2　世界の災害・防災対策・災害救援

a　世界の災害

　ベルギーのルーバン・カトリック大学災害疫学研究センター（Centre for Research on the Epidemiology of Disasters：CRED）の統計データ[3]に基づく分析によると，1971〜2000年までの30年間の災害発生件数は7,899件でした．この間の年平均死者数は12万7,450人，被災者数は1億4,990万人でした．2001〜2015年までの15年間の災害発生件数は9,870件で，年平均の死者数こそ97,500人と減少していますが，被災者数では2億3,228万人を超えています[*4]．

---

*4：CRED の統計データに掲載されるデータは，次の項目の少なくとも1つが満たされたものとされている．①10人以上の死亡，②100人以上が被災，③緊急事態宣言，④国際支援要請が出された場合．

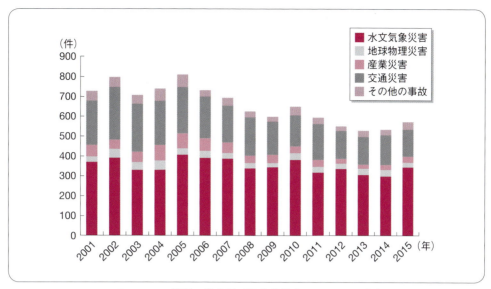

図1-B-1　世界の災害種別発生件数（2001〜2015年）
（国際赤十字・赤新月社連盟：World Disasters Report, 2001〜2016年版より作成）

　災害には自然現象に起因するものだけではなく，化学物質の流出，爆発，火災などの産業災害や，航空機，列車などの交通災害，その他の事故があります．チェルノブイリ原子力発電所事故，御巣鷹山の日航機123便墜落事故（520人死亡）などがこの種の災害です．

　2001年からの15年間の災害[4]（図1-B-1）のうち53.4％が水文気象（台風，風水害など）に起因し，28.2％は交通災害，5.2％が地球物理的な現象（地震，津波，火山噴火など）による災害でした．死者については，水文気象災害に起因するのが42.5％で，地球物理災害の死者数が48.8％を占めています．被災者数では，水文気象によるものが96.7％，地球物理災害によるものが3.2％でした．

　1996〜2005年の10年間と比較して，2006年からの10年間では災害発生件数，死者数，被災者数とも減少していますが，損害額は1.94倍になっています．世界の被害総額は1980年代に約1,850億ドルでしたが，2000年代は約8,900億ドルと1980年代の約5倍に達しています．

　この10年間の災害の発生状況はアジア40％，アフリカ24.2％，南北アメリカ20.2％です．死者と被災者，損害額ではアジアがそれぞれ50.5％，79.4％，52.7％を占めています[4]（表1-B-1）．

　地球温暖化の影響で，強い台風や洪水は今後ますます増える恐れがあります．世界の都市化[*5]と高齢化[*6]などにより，被害の甚大化が懸念されます．

　開発途上国では，都市化が進む一方で，遅れた社会基盤整備が災害への脆弱性を高めて

[*5]：1950年時点での都市生活者は7億4,600万人（世界人口の30％）．国連の発表によると，世界人口の54％，39億人の人々が都市に住んでいる．1,000万人以上の人口をかかえるメガ都市は2050年になると，都市生活者は64億人になると推定されている．2000〜2030年の間に発展途上国の都市市街地面積は3倍に拡大すると予測されている[5]．

[*6]：国連人口基金によると，世界の60歳以上の人口は，2012年では8億1,000万人（11.5％）だった．10年以内に10億人に達し，2050年には20億人（22％）になると推計されている[6]．

表1-B-1　世界の災害（地域別：1996～2015年）

	発生件数		死者数（人）		被災者数（千人）		損害額（百万ドル）	
	1996～2005	2006～2015	1996～2005	2006～2015	1996～2005	2006～2015	1996～2005	2006～2015
アフリカ	1,435	1,471	48,231	54,743	202,068	269,707	10,079	8,094
南北アメリカ	1,262	1,233	84,246	246,484	59,152	113,059	285,748	473,811
アジア	2,660	2,437	721,077	390,054	2,220,652	1,523,332	307,190	750,705
ヨーロッパ	890	793	77,773	78,322	18,285	7,113	125,541	134,217
オセアニア	170	156	3,292	2,308	2,127	4,347	5,768	57,987
計	6,417	6,090	934,619	771,911	2,502,284	1,917,558	734,326	1,424,814

（国際赤十字・赤新月社連盟：World Disasters Report, 1997～2016年版より作成）

います．しかも，一度の災害がその国の国内総生産（Gross Domestic Product：GDP）を超える経済被害をもたらすことがあるのです．たとえば，2004年のハリケーンによってカリブ海の島々は大きな打撃を受けました．カリブ海の島国であるグレナダの経済被害はGDPの約2倍にも及びました．2004年のスマトラ島沖地震・津波によるモルディブの被害額はGDPの60％を超えています．島嶼国にとっては，災害が経済活動に与える影響は深刻です．

ソマリア，アフガニスタン，ハイチのように，政治経済体制の弱体化や崩壊などにより，政府の統治機能が十分に及ばない「破綻国家」においては，慢性的な貧困，長期化する武力紛争[*7]，干ばつ・洪水など気候変動との関連で多発する災害，公衆衛生・インフラの崩壊や保健システムの不備などにより深刻化する感染症，世界的な経済危機による先進諸国の支援の減少などが，複雑に絡み合って途上国の脆弱な人々に深刻な影響を与えています．このような状態を「複合人道危機（complex humanitarian emergencies：CHE）」といいます．途上国の貧困層は，経済危機，紛争，災害，感染症などの外的ショックに脆弱で，さらなる貧困や慢性的な貧困に陥るという悪循環の状態にあるのです．

b 国際的な視点からみた防災対策

開発途上国では災害救護に追われ，災害対策，災害予防，復旧・復興にまで手が回らないうちに，さらなる災害に襲われ，人々はますます貧困に陥るという悪循環を繰り返してきました．その上，このような国々では，不適切で無計画な土地利用など，人間活動が災害リスクを増大させています．

災害対策，災害予防の重要性が世界的に強く認識され始めたのは，1970年代からでした．バングラデシュでの防災ボランティア活動の組織化とサイクロン・シェルター（避難所）建設，1980年代半ばの干ばつ・飢餓救援に引き続き，たとえばエチオピアでは，干ばつに強い農村をつくるための総合開発事業，ベトナムでは台風高潮対策としてマングローブ植林

[*7]：国連難民高等弁務官事務所（UNHCR）によると，紛争や迫害を逃れ，家を追われた人は，2015年末時点で6,530万人，そのうち2,130万人が難民で，うち半分以上が18歳未満．政府からも政府に対抗する勢力からも守られない国内避難民（internally displaced persons：IDPs）の立場はとても脆弱である[7]．

など，世界各地で災害対策，災害予防事業が少しずつ展開されるようになりました．

1990年代に国連を中心として進められた「国際防災の10年」(International Decade for Natural Disaster Reduction：IDNDR) は，国際協調行動を通じ，特に開発途上国における自然災害による被害の大幅な軽減を図ることを目的としたものでした．1994年には横浜で第1回国連防災世界会議が開催され，より安全な世界に向けて「横浜戦略」が採択されました．

2005年1月，神戸で開催された第2回国連防災世界会議は「兵庫行動枠組2005-2015」を採択しました．2015年3月に仙台で開催された第3回国連防災世界会議では，この10年の間，防災の取り組みは進んだが，災害による人的被害，経済，社会，健康，文化，環境面での被害は増大し，持続可能な開発を阻害していると報告されました．そして，災害リスクを減らすため，災害への備えの向上と国際協力に支持される「より良い復興(build back better)」が必要であり，より広範かつ人間中心の予防的アプローチを取らなければならないとして，「仙台防災枠組2015-2030」[*8] を採択しました．今後15年の期待される成果として，人命・暮らし・健康と，個人・企業・コミュニティ・国の資産に対する災害リスクおよび損失の大幅な削減を目指しています．

c 国際救援活動の現状とあり方

国際救援活動における国際機関間の調整問題の改善については，これまで種々の試みがなされてきました．国連人道問題調整事務所 (United Nations Office for the Coordination of Humanitarian Affairs：OCHA) は，国連事務総長が直接率いる国連事務局の一部として，自然災害や紛争などにより，最も弱い立場の人々の，いのちと尊厳を守るために設立されました．OCHAは各国政府や他の国連機関，国際赤十字(p.17参照)，国際NGOなどと連携し，緊急・人道支援活動の具体的調整，必要な資源の動員，情報管理，国際的な人道課題に関する政策形成などを担っています．OCHAは被災国からの要請を受けると数時間以内に国連災害評価調整チーム (United Nations Disaster Assessment and Coordination：UNDAC) を派遣します．このチームは，優先ニーズに関して迅速な評価を行ったり，被災国当局や現地の国際的人道支援活動を調整する国連機関を支援したりします．

2005年の国連人道支援改革の柱の1つとして，国連機関や国際赤十字・赤新月社連盟 (International Federation of Red Cross and Red Crescent Societies：IFRC) などから構成される機関間常設委員会 (Inter-Agency Standing Committee：IASC) は，人道支援活動に際して，国連人道機関が個別に活動するのではなく，支援分野 (クラスター) ごとにリード・エージェンシー (主導機関) を指定し，その機関を中心とする人道機関間のパートナーシップ構築により，支援活動の効果を高めるというクラスター・アプローチが導入されました．たとえば，WHOが保健・栄養，WFPが食糧，ユニセフが教育および水と衛生，そして国連難民高等弁務官事務所 (United Nations High Commissioner for Refugees：UNHCR) が難民と国内避難民保護，キャンプの設営・管理を行います．自然災害時の避難所については，IFRCが国際機関の会議の進行役となって，各機関の支援調整を図ることが求められ

[*8]：仙台防災枠組2015-2030 (仮訳) (http://www.mofa.go.jp/mofaj/files/000081166.pdf)．【2019年2月20日閲覧】

ています.

　他方，1970年代末にタイに流入したカンボジア難民救援を通じて，あまりにも大量の医療資器材や最新の医薬品などが使われた反省から，国際救援の医療資器材や医薬品の質・量の国際標準化が図られました．その後，1994年のルワンダ難民救援では，一部のNGOが国際機関との調整のないまま独自の動きをして問題視されました．マスメディアへの露出度を通じて資金や名声を得ることをねらった競争に奔走したのです．援助側の思い込みで，世界の耳目が集まっている短期間だけ活動するというような，説明責任や持続性の欠如した援助がなされました．さらに，救援の中立性と公平性が問題視されました．

　この経験から，援助の効率性や説明責任を高めるため，国際赤十字は国際NGOと協力して，「行動規範」*9を作成しました．人道，公平，中立，独立（政府の外交政策の道具として行動しない）という原則とともに，被災国の文化と慣習の尊重，被災国の災害対応能力の強化，受益者の緊急援助の運営への参加，災害に対する脆弱性軽減，援助対象者および寄付者に対する説明責任，広報活動における被災者の人権への配慮という10か条からなっています．746団体がこの規範を守ることをIFRCに登録し，うち日本のNGOは38団体が参加しています（2018年9月現在）8).

　この倫理規定に加えて，国際赤十字と国際NGOは1998年に災害援助内容に関する最低基準を記載したスフィア・ハンドブックを刊行しました．① 人権法，難民条約，国際人道法に基づき実行可能なあらゆる手段を尽くして災害や紛争の被災者の苦痛を軽減し，被災者には尊厳ある生活を営み，援助を受ける権利があるとする人道憲章，② 食糧，栄養，給水・衛生，避難所，医療・保健分野に関する最低基準などから構成されています．その策定以来，救援活動の評価を行い，2004年，2011年の改訂版に引き続き，2018年に大幅に改訂された第4版が発行されました*10．国連のパートナーとして，国連の事業に参加しようとするNGOはこの2つの文書に基づいて行動することが必要最低条件とされています．

　主として民間の救急医療関係者の熱意のもとに，1982年3月，海外の災害に対応する国際緊急援助隊医療チーム（Japan Medical Team for Disaster Relief：JMTDR）が国際協力事業団（現 国際協力機構）に設立されました．その後，1985年9月のメキシコ地震，同年11月のコロンビア火山噴火救援の経験から，医療支援だけでなく，救助隊員や災害対策の専門家の派遣を含めた総合的な国際緊急援助体制の整備が必要と考えられました．1987年9月に「国際緊急援助隊の派遣に関する法律」（JDR法）が施行され，救助チーム，医療チーム，専門家チームという今日の国際緊急援助体制の基盤がつくられました．1990年，イラクがクウェートに侵攻し，湾岸戦争が勃発したとき，日本政府は多額の資金拠出を行うにとどまりました．このため，1992年6月には，より大規模かつ自己完結型の緊急援助隊の派遣を目指して，自衛隊の国際緊急援助隊への参加を可能にさせるように，「国際緊急援助隊の派遣に関する法律」の一部改正が行われました．同時に，同年に制定された「国際連合平和

＊9：「行動規範」の日本語版については，次のサイトを参照（http://www.ifrc.org/Global/Publications/disasters/code-of-conduct/code-japanese.pdf）．【2019年2月20日閲覧】
＊10：2011年版発行以降の災害から得られた知見に基づき，2018年11月に改訂版が発行された9).

維持活動等に対する協力に関する法律」（通称，PKO法）とJDR法の対応範囲が整理され，紛争に起因する災害はPKOが，それ以外の自然に起因する災害は国際緊急援助隊が対応することで整理されました．

　コソボ難民救援を契機に，NGO，経済界，政府がパートナーシップを組み，各々の特性を活かして，迅速で効果的な緊急援助を実施するという共通の目的のために連携・協力する「ジャパン・プラットフォーム」が2000年にできました．政府の資金拠出による基金および企業・市民からの寄付を募ることによって，緊急援助のための活動資金がNGOに迅速に提供されます．

　武力紛争時の赤十字国際委員会を中心とする人道活動は，国際人道法に基づいて実施することができます．しかし，緊急救援や復旧・復興に関する国際法は残念ながら存在しません．国際赤十字は，ジュネーブ条約締約国政府が参加する赤十字国際会議において「赤十字の救護原則と規則」を採択し，救援活動の経験から必要な改正を行ってきました．さらに，国際救援のための入国査証（ビザ），救援資機材や救援物資の通関問題，被災国政府や物資が通過する政府に便宜を図ることなどを求める決議を採択してきました．しかし，被災国の緊急時の受け入れ体制の不備などのために，しばしば国際支援がスムーズに実施できないことを経験してきました．そこで，1990年代後半から国際災害対応法（IDRLs）について研究を進めました．その結果，現実的で実践的な国内法を整備するためのガイドラインなどを提供することとしました．このガイドラインは，査証発給の便宜供与，医師・看護師などの免許の暫定発給，税関手続きの簡素化・迅速化，免税措置，通信の規制緩和，銀行口座開設の便宜供与，医薬品などの品質確保にかかる規制，赤十字・NGOの行動規範，スフィア・ハンドブックの順守などを求めています．

　わが国では国際支援に医療チームなどを海外に派遣することだけが考えられてきました．しかし東日本大震災では，海外から医療チーム，物資，資金などの国際救援が寄せられました．この経験を踏まえ，わが国においても大規模災害時の国際支援受け入れ体制について考えをまとめておく必要があるという提言[11]も出されています．

＊11：「東日本大震災と国際人道支援研究会」提言書．日本赤十字国際人道研究センター：人道研究ジャーナル，vol.3 付録，2014（http://www.jrc.ac.jp/ihs/journal_03_annex/index.html）．【2019年2月20日閲覧】

C. 災害看護の発展と今後の課題

近年，地球温暖化などにより，災害の発生件数や被害規模はますます大きくなっています．災害は，どこにでも発生する可能性があり，人類すべての人々がさらされている脅威として，その対策は世界の人々すべての課題であるといえます．

災害とは，「地元の対応能力を超えており，国内あるいは国際レベルの外部援助を要請する必要がある状況や出来事」と定義されています（経済協力開発機構：OECD）．つまり，被害の規模が甚大であるので，その対応にほかの地域あるいは国外からの支援が必要となります．

人道的見地から，また，特に人の命と健康を守り，苦しみに深く寄り添うことを役割としている看護師には，専門職として災害時のケアを行うことが求められます．

1 災害救援の国際的組織と活動

a 世界における救護団体の設立

1859年，スイス人の実業家ジャン・アンリ・デュナン（Jean Henry Dunant）は，イタリア統一戦争の激戦地で，4万人もの傷ついた兵士が誰にも助けられず放置されている悲惨な有様を目撃し，「傷ついた兵士はもはや兵士ではない．人間である．その尊い命は救われなければならない」と，村人の助けを借りて，自ら敵味方の差別なく負傷兵の救護にあたりました．

デュナンは，この体験を，『ソルフェリーノの思い出』に著し，① 戦場の負傷者と病人は，敵味方の差別なく救護すること，② そのために救護団体を平時から各国に組織すること，③ この目的のために国際的な条約を締結しておくこと，を世界の人々に訴えました．

当時，戦争状態において，敵兵を助けるという考えは受け入れられがたいものでしたが，デュナンの熱心な訴えに賛同する法律家，医師，軍人など5人からなる「5人委員会」が組織され，締結の実現に向けて熱心に活動されました．

1863年，16か国の合意によって赤十字救護団体が設立され，戦時に敵味方の差別なく救護できる組織として，赤十字が誕生しました．そして，1864年，その団体が戦場で安全に活動できるように定められたジュネーブ条約に12か国が調印し締結しました．ジュネーブ条約は，国際人道法といわれるものの1つです．こうして初めて，国際的に人道的活動ができる組織と環境が整えられました．

b 赤十字の組織

1）赤十字国際委員会（International Committee of the Red Cross：ICRC）

赤十字を誕生させた「5人委員会」は，1875年，「赤十字国際委員会」と呼称を変え，ジュネーブに本部を置いています．その主な任務は，① 戦争・内戦などの際に，中立機関とし

て犠牲者の保護と救済にあたること，② 赤十字の基本原則が守られるようにすること，③ 新設された各国赤十字社の承認を行うこと，④ 国際人道法の研究と普及を維持し，人道法が守られるようにすること，となっています．ICRCは，パレスチナ・ガザ地区やシリアなどの紛争地で，緊急援助物資の配布，犠牲者の救急医療やこころのケアの実施，離ればなれになった家族の安否調査と再会の場を設けています．

2) 各国赤十字社

5人委員会は1863年に最初の国際会議を開催した際，各国に救護団体を作ることを申し合わせました．1864年からヨーロッパの国々をはじめ，世界各国に赤十字社・赤新月社が相次いで作られ，現在191か国（2018年11月現在）となっています．これらの赤十字社の承認は赤十字国際委員会が行います．

日本赤十字社は，1877年に創立された博愛社がその前身で，1886年に日本政府がジュネーブ条約に加入したことに伴って，1887年，名称を日本赤十字社と改称しました．

各国赤十字社は，① 紛争や災害時の傷病者の救護活動，② 赤十字の基本原則や人道法の普及・促進，③ 平時における災害対策，保健事業などを行っています．

3) 国際赤十字・赤新月社連盟 (International Federation of Red Cross and Red Crescent Societies：IFRC)

もともと赤十字社は，戦争の犠牲者を救うことを目的としていましたが，第一次世界大戦直後の1919年，各国赤十字社がともに平時の人道的事業に発揮できるよう，各国赤十字社の連合機関としての赤十字社連盟が創立されました．その後，1991年，国際赤十字・赤新月社連盟（IFRC）と改称しました．IFRCは，主に災害時の被災者に対する支援や災害時の国際救援活動の調整を行っています．たとえばインドネシア地震・津波，ハイチ地震などの大規模な災害に対応して，各国の赤十字社・赤新月社のチームで，救援物資の配布，医療サービス・生活支援を行っています．

c NGO

国際的に支援する国際協力は，政府が行う政府開発援助（official development assistance：ODA）と政府の干渉を受けない非政府組織（non-governmental organization：NGO）があります．NGOは非営利組織（nonprofit organization：NPO）と呼ばれることもあります．現在，多数のNGOが活動しており，緊急医療援助を主とする国境なき医師団（MSF），ケア（CARE），アジア医師連絡協議会（AMDA）などがあります．赤十字もNGOの1つです．

大災害時には，多くの団体が救援活動を行いますが，どの団体であれ「命や健康を守る」「人の苦痛を軽減する」という人道支援の理念は共通します．そのため，1994年，国際赤十字・赤新月社連盟と人道援助を行うNGO 6団体が協力して，「国際赤十字・赤新月運動および災害救援を行う非政府組織（NGO）のための行動規範」を作成しました．その主な規範は「人道」「公平」「中立」「独立」です．これらの行動規範で最も中核となる「人道」について「① すべての国，すべての市民は人道的援助を受け，あるいは与える権利を認められる，② 国際社会の一員として人道的援助が必要なところは，どこでもそれを行う義務がある，③ 災害援助活動を行う最大の動機は，災害に対して最も脆弱な人々の苦痛を軽減したいという点にある」としています．現在，この行動規範は国内外で740を超えるNGOに採用されています．

2 看護専門職と災害看護

a 期待される災害看護

　ますます災害が増加し，被害が拡大している現状の中，看護への期待は大きくなっています．災害看護は日常の看護と違って，広範囲に破壊された被災地で，医療従事者も医療機器も極端に少ない中，多数の傷病者に対応しなければなりません．しかも，多数の医療救護団体や他職種の団体と協働して活動する必要があります．

　こうした災害時の看護を効果的に実施するには，日常における看護の知識・技術を深め，災害時に必要な知識・技術・態度を学び，行動できるよう修得しておくとともに，日頃から他職種と連携し，合同で研修訓練を重ねることが重要です．

　救護活動時は，二次災害から自分の身を守り，衣食住などすべて自分自身で行う自己完結型で自立して行います．日頃から自己管理する能力を高めておくことが大事です．また，災害時は，被災の状況が物的・人的に非常に悲惨な場面もあることから，救援者自身がストレスを強く受けることも自覚し，救護活動の終了後に自らのこころのケアが必要です．

b 災害時における看護専門職の組織活動の経緯

1) 災害看護の専門職の組織化と活動

　阪神・淡路大震災（1995年）は，都市型の直下型地震で広域に被害をもたらしました．ほとんどの人が就寝している早朝に発生したため，倒壊した家屋や家具の下敷きによる死亡が多く，家屋の倒壊や火災などによる避難者は，長期間避難所や仮設住宅での生活を余儀なくされました．この様子が報道されると，全国の医療従事者やボランティアが集結し，救護活動が行われました．日本看護協会と兵庫県看護協会は，看護ボランティアの調整活動を行い，全国の有志の看護師によって災害看護を展開しました．その後，災害支援ナースとしてシステム化され，新潟県中越地震や東日本大震災，熊本地震などに派遣しています．

　日本赤十字社の災害救護の歴史は古く，磐梯山噴火（1888年）の被災者に対し，避難所や治療所を設置して医師を派遣し救護活動を行いました．その後，全国の赤十字支部・病院に医師，看護師，管理事務要員などをチームとした救護体制を整備し，救護活動を行っています．近年の大規模災害である東日本大震災や熊本地震で，救援物資の配布や長期にわたる医療救護，避難所での生活支援，こころのケアを実施しました．

　阪神・淡路大震災の後，国，自治体，医療施設，医療関係団体などは，防災体制や災害時情報システムなどの整備を進め，災害拠点病院なども設置しました．東日本大震災や熊本地震後も，この震災の評価を行い，救護体制や活動のあり方について整備しています．

2) 看護専門職としての役割発揮と課題

(i) 災害サイクルに応じたケアの提供

　災害を時間経過で捉え，急性期，亜急性期，慢性期，静穏期というように，災害サイクルとして表しています．災害サイクルを基にして被災者のニーズを捉え，それに適した救護班の編成や看護内容を提供していくことが求められます．

　発災直後の急性期は，救護活動が集中する傾向にあります．しかし被災者は，長期にわ

たり避難所や仮設住宅で過ごすことを強いられ，そのことが心身の障害をもたらすので，中長期に細やかな看護活動を行い，これからもより強化していく必要があります．

また，東日本大震災で，日頃から津波から身を守る訓練を行うなど，十分な防災教育を受けた人々は，自らの判断で高台へ避難し命が助かったケースが多かったことが明らかになりました．静穏期の減災教育や防災体制の準備がいかに必要かを示しています．

(ii) 災害時の要配慮者

災害時に自らの身を守ることが困難な高齢者，障害者，乳幼児や妊産婦などは避難や避難生活が困難になるので要配慮者（p.168参照）とされています．東日本大震災，熊本地震では，高齢者には，避難所に高齢者ルームを設置して看護・介護を提供し，また福祉避難所に搬送するなど対処しましたが，実際には，福祉避難所や高齢者福祉施設のベッドや介護する人材が不足していました．全国から介護福祉士が集まって救護活動が行われましたが，日頃から手厚く対処できるよう備えておくことが必要です．

(iii) 災害の特徴に応じたケアの提供

阪神・淡路大震災は家屋や家具の倒壊によって圧死やクラッシュシンドロームによる死者・負傷者が多く，一刻も早く救命することが重要でした．この教訓から，超急性期の72時間以内に活動できる訓練を受けた災害派遣医療チームであるDMAT（Disaster Medical Assistance Team）が整備されました．東日本大震災の発災直後，直ちに被災地に向かいましたが津波による死亡者が多く，DMATの活動より避難者の慢性疾患の管理や避難所における感染症の予防，高齢者の生活支援のニーズが高い状況でした．このように，災害の種類や特徴によって災害時の看護内容も異なってきます．どのような災害にも対応できるよう，さまざまな事例を研究し，知識や判断力を高めるとともに行動力を養うことが必要です．

(iv) 災害看護の教育と研究

阪神・淡路大震災を契機に災害看護の必要性が高く認識され，災害看護の向上のため，1998（平成10）年に，日本災害看護学会が設立されました．災害看護の実践や知識の体系化を図り，災害看護の発展に努めています．2008（平成20）年には世界災害看護学会が設立され，2010（平成22）年に第1回の学会が日本で開催されました．世界の看護職と災害看護の研究に取り組む環境が整いました．

また，近年は災害の頻度が高まり，その被害規模も大きくなり，災害看護の重要性が高まってきました．それを受けて2009（平成21）年度より看護師養成のカリキュラムにも災害看護の科目が導入されました．2016（平成28）年には，「災害看護」の専門看護師教育課程が特定され，高度看護実践看護師の教育が開始されました．しかしながら，日本において，災害看護学はまだ十分に確立しているとはいいがたい状況にあります．過去・現在の災害体験の1つひとつを研究し，災害看護の発展に努めている途上です．

グローバリゼーションが急速に進んでいる時代にあって，世界のどこかで発生している災害は多くの国に影響を及ぼしています．また，災害発生の要因を地球規模で追求し，対策を立案することが必要です．そうした中で，看護専門職には，世界的視野に立って災害看護の質を高め，看護職に求められる役割や課題を明らかにし，災害看護の実践や発展に貢献していくことが求められています．

20 第1章 災害看護の歴史，現状，課題

✎ 引用・参考文献 （番号が付いてるものは引用文献や本文対応の参考文献．その他は項目全体の参考文献）

A. 災害の歴史に学ぶ災害看護

1) 川原由佳里，ほか：日本赤十字社の災害救護関連規則の歴史. 日本看護歴史学会誌，20：10-21，2007.

2) 川原由佳里：1888（明治21）年磐梯山噴火における日本赤十字社の救護活動. 日本看護歴史学会誌，23：79-91，2010.

3) 川原由佳里：1891（明治24）濃尾地震における日本赤十字社の災害救護活動 — 岐阜県出張医員の記録史料から. 日本看護歴史学会誌，21：46-55，2008.

4) 川原由佳里：1896（明治29）年明治三陸海嘯における日本赤十字社の救護活動 — 岩手県における医療救護に焦点を当てて. 日本看護歴史学会誌，24：37-54，2011.

・ 吉川龍子，ほか：8章 災害と看護活動. 日本の看護120年 — 歴史をつくるあなたへ, 川嶋みどり，ほか 監修, 日本看護歴史学会 編, p.145-164, 日本看護協会出版会, 2008.

・ 黒田裕子，酒井明子 監修：災害看護 — 人間の生命と生活を守る. メディカ出版, 2004.

・ 浦田喜久子，小原真理子 編：系統看護学講座 災害看護学・国際看護学 第3版. 医学書院, 2015.

B. 日本および世界における災害と救援活動

1) 内閣府：各年度の防災白書. 防災情報のページ（http://www.bousai.go.jp/kaigirep/hakusho/）.【2019年2月20日閲覧】

2) 日本赤十字国際人道研究センター：「東日本大震災と国際人道支援研究会」提言書. 人道研究ジャーナル, Vol.3 付録, 2014.

3) EM-DAT. The International Disaster Database（http://www.em-dat.net/）.【2019年2月20日閲覧】

4) International Federation of Red Cross and Red Crescent Societies, World Disasters Report, 1997-2016（http://www.ifrc.org/en/publications-and-reports/world-disasters-report/）.【2019年2月20日閲覧】

5) World Urbanization Prospects（https://www.compassion.com/multimedia/world-urbanization-prospects.pdf）.【2019年2月20日閲覧】

6) 国連人口基金：（日本語版）21世紀の高齢化：祝福すべき成果と直面する課題. 国連人口基金・ヘルプエイジ・インターナショナル, 2012（https://www.unfpa.org/sites/default/files/pub-pdf/executive %20summary %20 %20Aging %20 %28JP %29.pdf）.【2019年2月20日閲覧】

7) UNHCR Figures at a Glance（http://www.unhcr.org/figures-at-a-glance.html）.【2019年2月20日閲覧】

8) International Federation of Red Cross and Red Crescent Societies：Signatories to the Code of Conduct（https://media.ifrc.org/ifrc/who-we-are/the-movement/code-of-conduct/signatories-to-the-code-of-conduct/）.【2019年2月20日閲覧】

9) The Sphere Handbook — Humanitarian Charter and Minimum Standards in Humanitarian Response, 2018 Edition（https://spherestandards.org/wp-content/uploads/Sphere-Handbook-2018-EN.pdf）. 2011年版の日本語版は, 特定非営利活動法人難民支援協会翻訳（https://www.refugee.or.jp/sphere/The_Sphere_Project_Handbook_2011_J.pdf）.【2019年2月20日閲覧】

C. 災害看護の発展と今後の課題

・ 浦田喜久子，小原真理子 編：系統看護学講座 災害看護学・国際看護学 第3版. 医学書院, 2015.

・ 国際赤十字・赤新月社連盟 著, 日本赤十字社 訳, 京都大学防災研究所巨大災害研究センター 監訳：世界災害報告 2005年版. 2008.

・ （財）アジア福祉教育財団難民事業本部 編：スフィア・プロジェクト — 人道憲章と災害援助に関する最低基準. 2004.

・ 日本赤十字社企画広報室 編：日本赤十字社創立130周年記念誌. 日本赤十字社, 2007.

第 2 章

災害と災害看護に関する基礎知識

　災害看護は，災害サイクル全般において，すべての人々，そのコミュニティ，ならびに社会を対象とする看護活動です．また，災害看護とは，災害が及ぼす生命や健康生活への被害を極力少なくし，生活する力を整えられるようにする活動です．

　この章では，災害・災害看護の基礎知識として，災害および災害看護の定義，災害の種類や疾病構造，災害サイクル別にみる看護の役割など，災害看護活動に必要な基本的な知識を学びます．特に，近年は災害の巨大化・広域化に伴って避難所・応急仮設住宅も長期化しており，孤立死・災害関連死も増えています．災害関連死や感染症対策についても学習を深めてください．

　災害時は，人的・物的資源が制限されるため，被災地全体の状況を的確に把握し，潜在的・顕在的問題を見極め，人間としての尊厳が保たれるように倫理的問題に配慮する能力が必要です．よって，被災者の人権を守る上で必要な，災害看護活動における倫理と心構えについても学びます．

A. 災害の定義，災害の種類と疾病構造，災害医療

 ## 災害の定義

「災害」という日本語は幅広い意味をもっており，さまざまな定義が存在します．英語では「災害」をdisasterで表現するほかに，「労働災害」のようなaccident（事故）を指すときもあり，飛行機事故のようなmajor incident（大事故災害）を指す場合もあります．

WHO（世界保健機関）のGunn博士は，「重大かつ急激な出来事（干ばつのように緩徐なこともある）による，人間とそれを取り巻く環境との広範囲な破壊の結果，被災地域がその対応に非常な努力を必要とし，ときには外部や国際的な援助を必要とするほどの大規模な非常事態のことを災害（disaster）という．」[1]と定義しています．つまり，私たちの生活が壊され社会生活に被害があることが「災害」であり，無人地帯で地震や土砂崩れが発生しても，それは単なる自然現象であり，災害ではありません．

 ## 災害の種類と災害サイクル

a 災害の種類（表2-A-1）

災害の古典的な分類として**自然災害**と**人為災害**があります．自然災害とは地殻の変動や気象の変化によって引き起こされるものです．自然災害はさらに短期型と長期型に分けることができます．災害という出来事が短時間であるものに地震，津波，台風，竜巻などがあります．これに対して，洪水，豪雪，干ばつ，森林火災などは長期にわたって生活に影響を及ぼします．これら自然災害に対して，何らかの人為的要素が加わって起きた災害を人為災害といい，航空機・列車・船舶の事故や車両の多重衝突事故などの大型交通事故や，工場の爆発，化学物質や放射性物質の漏洩などの産業事故があります．その他に特殊災害がありますが，この分類の仕方にはいくつかの考え方があります．原子力発電所事故のよう

表2-A-1 災害の種類

自然災害	地震，津波，火山噴火，火砕流，台風，洪水，鉄砲水，土石流，火砕流，地滑り，高潮，竜巻，豪雪，雪崩，干ばつ，森林火災，熱波，寒波など
人為災害	大型交通災害（航空機，列車，船舶），多重衝突交通事故，工場爆発，化学物質や放射性物質の漏洩，炭鉱事故など
特殊災害	・人為災害が広域化したもの（例：放射能の流出事故） ・テロリズム，内戦，戦争などの紛争 ・複合型（例：内戦下での地震発生）

な人為災害が広域化した広域波及型，放射能・生物・化学物質を使用したテロリズムや，内戦・戦争などの紛争が行われている地域で自然災害が起きる複合型などがあります[1]．

b 都市型災害と地方型災害

都市は人口が密集しており，建築物の構造は複雑で高層ビルから地下街まで及びます．そのため，ひとたび災害が起こると，多数の被災者が発生しやすいのが特徴です．しかし交通網が発達していることから，災害時に孤立することは少なく，また病院が多いことも特徴です．地方は，人口密度が低く建築物は分散しており，交通の便が悪く病院も少ないため，災害時には都市と比べて被災者の発生数は少ないのですが，被災者が孤立しやすく救援物資や患者の搬送が困難であることもあります．

c 災害サイクルと時期

災害はその発生を起点に，緊急対応，復旧・復興，災害への備えという一連の流れで説明され，特に災害救護では支援の内容を時期で大まかに分類しています（図2-A-1）．

急性期は災害発生からおよそ1週間程度を指します．一般に災害発生直後は，救援を要請しても物理的な距離のほかに道路が寸断されて被災地に入ることができなかったり，通信の途絶や情報が錯綜したりすることで，救援はすぐに来ないことが多いです．そのため，災害発生直後は公助（公的な援助）よりも，自助（自分自身で身を守る）や共助（近隣住民が助け合う）が重要です．2005年に起きたJR福知山線脱線事故では，レスキュー隊よりも先に近隣の一般市民が多くの負傷者を救出しました．統計的に発災から72時間を超えると，瓦礫の下に閉じ込められている人の生存率が急激に減少するため，レスキュー隊は72時間以内の救出を目標に不眠不休の活動を行います．また，日本のDMAT（Disaster Medical Assistance Team：災害派遣医療チーム）は急性期に起きる医療の不均衡を是正すべく活動します．医療の不均衡とは，発災によって直ちに治療が必要な多数の傷病者が，対応できる医療機関の能力を上回るときに起こります．このとき，限られた人的・物的資源の状況

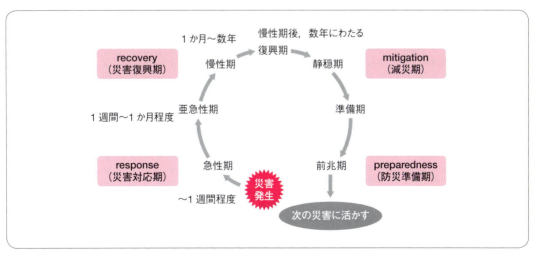

図2-A-1 災害サイクルからみた災害医療

時期の日数や期間は目安であり，災害の規模や種類によって日数や期間は変化する．また，図は環状で作図したが，矢印は元の災害に戻るのではなく，過去の災害経験を次に活かし，新たな災害に対応することを意味する．

（浦田喜久子,小原真理子 編：系統看護学講座 災害看護学・国際看護学 第3版, p.33, 医学書院, 2015を参考に作成）

下で，最大多数の傷病者に最善の医療を施すことが急性期の医療の考え方です．

　発災から1週間を過ぎると亜急性期に入ってきます．災害に関連した新たな外傷患者は減少し，被災前からある慢性疾患の問題や，不眠や食欲不振の症状を訴える人が増加します．また，衛生環境の悪化による感染症が流行りやすくなります．さらに被災者は程度の差はあるものの精神的にショックを受けており，心的外傷後ストレス障害（post traumatic stress disorder：PTSD）を発症しないよう，精神的なケアが必要となります．慢性期は，被災地の復興が本格的に始まる時期で，中長期的な支援を必要とします．さらに被災者の福祉支援も必要とします．慢性期後，数年の復興期を経て，地域社会は立ち直っていきます．その後，災害の影響を直接受けておらず，復興も終わった時期を特に静穏期（silent phase）といいます．しかし，何もしなくてよいわけではありません．災害は繰り返し起きるものであるということを念頭に置き，次に起きる災害に備えることが重要なのです．それを踏まえ準備期では，災害疫学調査をもとに防災計画やマニュアルを策定し，災害シミュレーションや防災訓練を実施します．これにより，過去の教訓を次の災害に活かし，災害による影響を減らす（減災）ことができるのです．前兆期は，地震にはあてはめにくいですが，台風や津波は気象レーダーなどで予測できるようになってきたので，災害の前兆を知ることができるようになりました．この時期は災害に対応するための態勢を整える時期といえます[2]．

3 災害の種類別の疾病構造

自然災害

1）地　震

　自然災害の中でも地震は最も広域に人命と財産に深刻な被害を与える災害の1つといえます．1995年の阪神・淡路大震災（兵庫県南部地震）は，神戸市を中心とした人口150万人の都市を直撃し，死者6,400人以上，負傷者43,000人以上，倒壊家屋88万戸以上の被害をもたらしました．この死者のうち8割が外傷で，家屋や家具の下敷きになって亡くなっています．家屋が倒壊することで頭部や重要臓器が押し潰され即死するケースがあった一方で，即死を免れたケースもありました．天井の梁や柱などに挟まれ胸腹部が圧迫され呼吸ができなくなる機械的窒息，出血が持続することによる失血，寒冷環境による低体温などにより，受傷から数時間後に亡くなる早期死でした．

> **！ 病院への搬送が必要な重症症例！**
> - 意識障害や瞳孔不同を伴う頭部損傷
> - 神経障害を伴う脊椎脊髄損傷
> - 気胸やフレイルチェストを伴う胸部損傷
> - 肝損傷などの腹腔内臓器損傷
> - 骨盤骨折
> - 広範囲熱傷
> - クラッシュシンドローム（長時間，家屋の下敷きになり大腿部など四肢の筋肉が圧迫された状態が解放された後に起こる症例）
>
> （※）最も重大な傷病者は，これらの重症外傷を複合して負っている状態．

(i) 内科疾患の増加

　過去の事例から地震災害では外傷が多く発生していますが，内科疾患もまた多くみられます．特に心血管系疾患の発症は発災後から急激に増加する傾向にあり，死亡する症例もあります．阪神・淡路大震災や2004年の新潟県中越地震では，震災のストレスや寒冷環境などが要因で急性心筋梗塞による死亡が急増しました．特に夜間に発症しやすく，9割以上が高齢者でした．

　また，深部静脈血栓症から急性肺血栓塞栓症を引き起こす症例も増えています．これにはいくつかの要因が考えられており，その1つとして，狭い自家用車での車中泊により十分に足を伸ばして寝ることができないことが原因と考えられています．その他にトイレに関連した生活様式の変化が考えられています．トイレの数が不足したり，トイレまでの距離が遠くなったりすることで，排尿行動が自由にできなくなります．これらの理由から排尿回数を減らすために水分摂取を制限してしまい，血液が濃縮され心筋梗塞や脳血管障害，深部静脈血栓症を起こしやすい状態になると考えられています．これらの問題のほかに震災後のストレスや，継続した服薬ができなくなることが原因による糖尿病や高血圧症などの慢性疾患の増悪や，うつ病などの精神科疾患の増悪，粉塵に曝されたことによる呼吸器疾患，生活環境・衛生環境の悪化による感冒なども増加します．

2) 津　波

　津波は海中の大陸プレートの境界などで発生する大きな地震に伴って発生します．波高の成長過程や速度は，規則的な潮汐や風波とは異なり，波動は波長が長く，周期が長いため通常の風波のような"山"は見えません（図2-A-2）．たとえば10分かけて30 cm上昇し下降するので，津波はほぼ平らに見えます．しかし高さ30 cmの津波との予測がされたとき，膝丈よりも低いからといって油断してはいけません．その奥行きは陸域や浅海域では，数100 m〜数km，深海域で数十kmに及びます．また，津波は陸に向かって流れた後に引き波となり再び海へと流れていきます．この引き波もまた強烈で，破壊された家屋などの漂流物は一気に海中に引き込まれます．

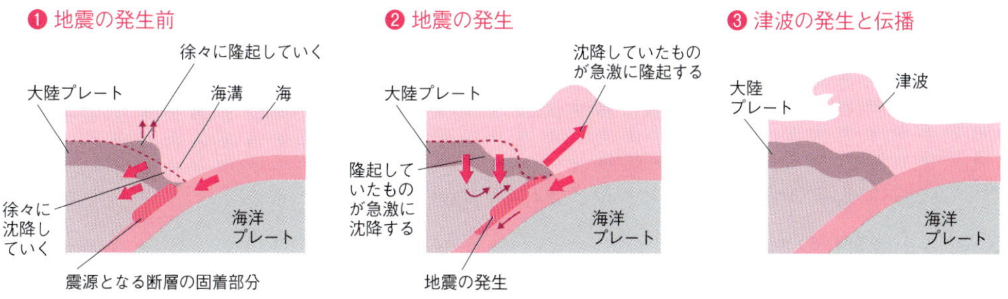

① 地震の発生前

海洋プレートが大陸プレートの下に沈み込み，大陸プレートの先端が引きずり込まれて沈降していく．

② 地震の発生

沈み込み（ひずみ）が限界に達すると固着がはがれ，大陸プレートが一気に隆起・沈降する．

③ 津波の発生と伝播

地殻変動と連動して海面が変動（隆起沈降）し，大きな「うねり」となって周囲に伝わっていく．

図2-A-2　津波発生のメカニズム

津波の波動は，何千kmもの距離にわたって伝播する点が地震とは異なる危険性をもちます．つまり地震動をまったく感じない地域にも津波が来襲します．その伝播速度は平均深度が4,000 mの太洋では伝播する際のエネルギー損失が少なく，ジェット旅客機なみの時速500〜1,000 kmに達し，2004年にインドネシアのスマトラ島沖で発生した地震による津波は，約12時間後におよそ8,900 km離れた南極の昭和基地でも観測されました．そして太平洋沿岸各国で甚大な被害が生じ，死者12万6,732人，行方不明者9万3,652人が犠牲となり，53万3,770人の避難者が発生しました．

(i) 津波災害における特徴的な傷病

津波で死亡する原因は，身体を漂流物や建物などに打ちつけたことによる頭部外傷，内臓破裂などの機械的外傷や，溺水による窒息死です．負傷症例としては，打撲，擦過傷（すり傷），切創（切り傷）などです．津波では創の汚染が高度であることが特徴的です．そのため安易に閉創すると創の中で二次感染を起こし化膿してしまいます．開放創のまま管理し，毎日洗浄して不良組織を切除します．2〜3日して創に感染徴候がなくなったら閉創します．

また，海水や砂利を気管内に吸引してしまうことによる細気管支炎，無気肺，肺炎も多く見られます．これらの肺炎などは受傷直後には見られませんが，受傷後2日目頃より急激に症状が悪化します．肺炎の原因が細菌だけではなく化学物質の場合もあり，治療が難航するケースもあります．このような肺炎を津波肺といいます．1993年の北海道南西沖地震による津波災害での治療記録によると，当初は，意識は清明で呼吸困難は軽度でしたが，次第に呼吸困難が増強し，気管挿管の下で呼吸管理が必要になっています．喀痰からは茶色で砂交じりの水溶性痰と灰色粘稠性痰が大量に吸引されました[3]．

3) 風水害（台風・洪水）

近年，気象衛星や気象レーダーが発達し，正確な情報が気象予報士により逐一伝えられるようになりました．また，河川の整備や地下排水施設の設置など，土木建築の発達と自治体の防災対策の整備が進んでいます．しかし，日本は国土の70％を森林や原野で覆われており，河川の流水域が狭く長さも短いため，山峡地の急斜面で地滑りが生じやすく，河川では洪水が生じやすい地形的特徴をもっています．

また，赤道付近で発生した台風は強い西風（偏西風）が吹いている中・高緯度に来ると北東へ進むため，日本を縦断するような進路をとり，日本において風水害は毎年起こる災害であるといっても過言ではありません．

地域別にみるとアジア地域における災害の発生件数が最も多く，災害の種類別にみると洪水が38％，台風が38％と風水害が全体の76％を占めています．人的被害でみると死者数は地震が最も多いですが，被害者数が最も多いのは洪水です[4]．

(i) 土砂崩れのメカニズム

急傾斜に多量の雨が降ると（豪雨），土は雨水を含み泥状化します．保水力の限界を超えると，固い岩盤との間を地下水が流れ，表層の土砂が岩盤の上を一気に下り土砂崩れとなります．また雨水が岩石や樹木を巻き込み，速度，質量ともに増せば土石流となります．短時間に大量の降雨があった場合はもちろんのこと，長い期間にわたる降雨があった場合も同様に土砂災害の危険性があり，山間部では特に注意が必要となります．

A. 災害の定義，災害の種類と疾病構造，災害医療　27

(ii) 都市型水害

多量の雨が降ったとき，都市部と地方では状況が異なります．地方部では田畑や森林などが多く，その土はスポンジのように保水します．そのため，ある程度の降雨では被害は発生しません．しかし都市部では市街地の舗装が進み，降った雨は土に吸収されることなく下水道へと流れます．そして降水量が1時間に50 mmを超える降雨が続くと，その排水機能を超えるため雨水はマンホールから噴出し道路が冠水しはじめます．近年，アンダーパスで乗用車が水没し死亡する事故が報じられ，また，歩行者が排水溝に吸い込まれて死亡する事故も起きています．

(iii) 風水害における特徴的な傷病

台風・竜巻

2008年にミャンマーを襲った台風ナルギスで13万8,000人[5]，2013年にフィリピンを襲った台風ハイヤンでは6,000人以上が犠牲になっていますが，その多くは高潮によって溺死しています[6]．その他には，暴風により飛来した瓦や落下したさまざまな物が体に当たったり，体が飛ばされたりするなどによる機械的な外傷が多くみられます．また大雨による土砂崩れや土石流に巻き込まれ窒息する症例もみられます．2009年にフィリピンを襲った台風ケッツァーナでは，電線を伝って逃げる人が多く，死因の3位は感電死でした[7]．

洪　水

急激な水位の上昇で溺死する例がありますが，その他には，水位が下がってからの感染症の蔓延が課題になります．下水道が溢れ，汚水で道路や家屋が汚染されると劣悪な衛生環境となり，感染症の集団発生を起こしやすい状態になるからです．

水が病原体で汚染されて発生する感染は**水系感染**（water-borne infection）といいます．水系感染の主な病原体である赤痢菌，コレラ菌，カンピロバクターなどは比較的少ない菌量で発症するため注意が必要です．清潔な飲み水の確保と，流水で石けんを用いた手洗いが発症予防には欠かせません．

その他に，病原体に汚染された食物を食べて感染する**食物感染**（food-borne infection）があります．これは病原体に汚染された食物を摂取することで発症します．食物中で菌が増殖するため，発病率は高く潜伏期間も短縮します．食物系感染の代表的な疾患は，細菌性食中毒（黄色ブドウ球菌，サルモネラ，カンピロバクター，下痢原性大腸菌，腸炎ビブリオなど），ウイルス性下痢症，A型肝炎，細菌性赤痢，アメーバ赤痢，コレラ，腸チフス，パラチフス，ポリオなどです．夏期では気温，湿度の上昇とともに細菌が増殖しやすい環境になるため，一層の注意が必要です．

水系感染症にしても食物感染にしても，清潔な水を入手することと，石けんを用いた手洗いをすることが予防の第一歩です．飲み水は煮沸処理をするか，塩素剤による塩素処理を行ったものを飲むようにすることも大切です．次にトイレやごみの適切な処理ができるようにして，衛生的な環境にすることが大切です．

熱帯地域ではマラリアやデング熱など蚊を媒介とした感染症，また，ネズミやブタなどの家畜の糞尿に含まれるレプトスピラが皮膚の傷や粘膜から入って起こすレプトスピラ症が洪水の後に増加する傾向にあります．これらの疾患への対策にはベクター（媒介動物）コント

28 第2章　災害と災害看護に関する基礎知識

ロール，予防薬の内服，蚊帳を用いた防護などがあります．

4) 火山噴火

　　日本は地震大国と同時に火山大国でもあります．気象庁は2017年現在，111の火山を活火山と認定し観測を行っています[8]．近年，日本で火山に関連した災害としては，1991年に発生した雲仙普賢岳噴火での大火砕流で，ふもとの住民ら43人が死亡・行方不明になりました．また，2014年には御嶽山が噴火し登山者ら58人が死亡，5人が行方不明となりました．海外では1985年に南米コロンビアのネバド・デル・ルイス火山で発生した高温の火山噴出物が大量の積雪を融解させ，火砕流起源の土石流（ラハール[*1]）が起こり22,000人以上の死者を出しました[9]．

　　2000年の有珠山のマグマ水蒸気爆発では，火山性地震の分析や断層の探索により近日中の噴火が予知され，気象庁から緊急火山情報が出されました．また，同年に三宅島でも噴火が起こりましたが，事前の予知が功を奏し，噴火までに全住民を避難させることができたため，いずれの噴火も死者は出ませんでした[10]．

(i) 火山災害における特徴的な傷病

　　火砕流とは，高温の火山灰・軽石・火山岩塊などが，高温のガスと一体になって火山の斜面を高速で流れ下る現象です．高温のガスと混合一体化しているため地面との摩擦が少なく，流れ下るスピードは時速100 kmを超えることもあり一気に遠くまで流れ下ります．そのため，火砕流による傷病としては，高速で飛来する火山岩塊が体に当たったりすることによる機械的外傷，高熱のガス・火山灰の吸入による気道熱傷および広範囲熱傷，火山性ガスによる窒息などです．火砕流により発生した高温ガスを吸い込むことで発生する気道傷害（inhalation injury）では，喉頭浮腫による狭窄症状が出現するまでに数時間の猶予がありますが，明らかな狭窄症状が認められてから窒息まではきわめて短時間であるため，症状が出る前に挿管し気道を確保する必要があります．きわめて重症な気道熱傷では，気管切開を行ってもまったく出血することなく細気管支まで重度の組織変化が起きます．

(ii) 火山性ガスによる傷病

　　火山性ガスは通常，水蒸気・二酸化炭素（CO_2）・二酸化硫黄（SO_2）・硫化水素（H_2S）・塩化水素（HCl）・フッ化水素（HF）などを含みます．これらの中で硫化水素（H_2S）による中毒死が最も多くみられます．硫化水素は一般に"腐った卵の臭い"と表現される特有の臭いがあります．硫化水素は低いところにたまりやすいのですが，風などで拡散されるため，通常は中毒症状を呈するほどに濃度は高くなりません．しかし，硫化水素の噴出孔が近くにあり，谷間や窪地などの低地で，無風か微風状態，天候は曇りや雨など比較的に気温は低く，小雨や降雪など下降気流がある場合などの条件が揃うと，嘔気，嘔吐，下痢，頭痛，めまい，意識消失などの中毒症状が出現します．より高濃度ガスに曝露すると呼吸麻痺，不整脈，神経麻痺，けいれんなどの重篤な症状が出現し，死に至ることもあります．

[*1]：インドネシアでは，火山噴火に起因して発生する土石流をラハール（インドネシア語：Lahar）と呼ぶ．噴火により雪が融解し，大規模な土石流となってふもとの集落に大きな被害を起こすため，火山噴火と併せて覚えておきたい自然現象の1つ．日本ではラハールという言葉は使われず，火山泥流，あるいは単に泥流と呼ばれる．

b 人為災害

大型交通事故には，主に航空機，列車，船舶によるものがあげられます．それぞれ，多数の旅客を一度に移動させる手段でもありますが，ひとたび事故が起きると，一度に多数の旅客の命を奪う凶器にもなります．

1) 鉄道事故（鉄軌道における運転事故）

鉄軌道における運転事故は，主に列車事故と人身障害事故，踏切障害事故，道路障害事故に分けられます．これら事故件数は1985年では約1,600件でしたが，この30年間で安全対策が進み，2015年には事故発生件数を半減させることができています（図2-A-3）．**列車事故**の原因には，①信号や切り替えポイント，ブレーキの故障など機械的な故障が原因で起こる事故，②土砂崩れ，濃霧，積雪，突風など自然現象が原因で起こる脱線・転覆事故，③信号無視や誤認，勘違いなど人の過失によるものが原因で起こる事故，④踏み切り内に車が進入して列車と衝突したり，線路上に障害物を置いたりするなど，軌道上の障害物による事故の4種類に大別されます．

近年に発生した重大事故としては，2005年4月25日に発生したJR福知山線での列車脱線事故があります．7両編成の快速列車の前5両が脱線し，線路脇のマンションへ激突しました．1両目は1階駐車場内へ突入し，2両目は横向きに激突して大破しました．通勤・通学の時間帯に発生したため，乗員死者1人，乗客死者106人，負傷者549人を出す大惨事となりました．

(i) 列車事故における傷病の特徴

JR福知山線での列車脱線事故で死亡した乗客106人の死因の内訳は，頭部外傷42人，頸

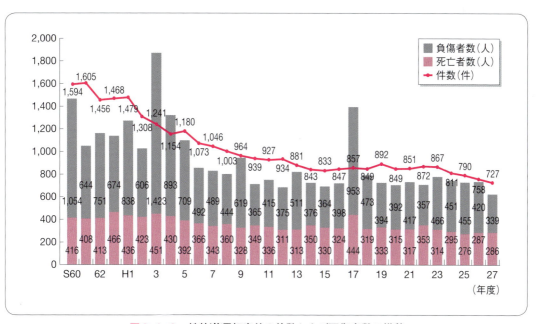

図2-A-3 鉄軌道運転事故の件数および死傷者数の推移

（国土交通省鉄道局：鉄軌道輸送の安全にかかわる情報（平成27年度），p.13, 2016）

髄損傷14人，胸腹部損傷22人，骨盤骨折6人，窒息19人，外傷性ショック・クラッシュシンドローム（圧挫症候群）3人でした．1両目では骨盤骨折が，2両目では頭蓋骨骨折が多い傾向が認められ[11]，多くの方はほぼ即死に近い状態にあったと推測されています．このように高速で激突または転覆した列車に乗っていた乗客はシートベルトをしていないため，衝突とともに前方に体が飛ばされ，高エネルギー外傷[*2]になります．しかし，ほとんど停車しかけた列車が追突した場合や，終着駅でオーバーランして車止めを突破したような事故では，エネルギー変化が少なく，損傷したとしても比較的に小さなケガですむ場合が多いです．

2) 航空機事故

　航空機事故も列車事故と同様，ひとたび事故が発生すると一度に多くの方の命が失われます．航空機事故の原因としては，① 整備不備や操縦士の過失などの人為的な過失，② 航空機自体の故障・欠陥，③ 飛行場，航空路の航行保安機構の欠陥（空中衝突など），④ 飛行場の立地条件（鳥や火山灰の吸い込みなど），⑤ 気象条件の悪化，異常気候（乱気流，翼の氷結など），⑥ 暴力行為による直接の危害（ハイジャック，軍用機による撃墜など）です．

(i) 飛行機事故における傷病の特徴

　航空機事故は，高速で移動するとともに高所から墜落するという致命的な高エネルギー外傷の要素をもっています．さらに大量の航空機燃料を搭載しており，事故の際には火災が発生しやすく熱傷を負うことが特徴です．1994年4月26日に台北国際空港発の中華航空機が名古屋空港滑走路へ進入中に失速し，滑走路東脇に墜落しました．台北に帰る燃料も積載していたため墜落後に機体が飛散・炎上しました．この事故で乗員・乗客合わせて271人のうち，乗員・乗客264人が犠牲になり，乗客7人が重傷を負いました．検案の結果，231人の死亡原因は，多発骨折ならびに熱傷によるものが過半数を占めました[12]．

c 産業事故／ CBRNE 災害

　工場の爆発や化学薬品の流出，原子力発電所の事故など人の過失により起きるものは産業事故といえますが，これが，特定の政治的目的を達成しようとする組織的暴力行為で，広く市民に恐怖をいだかせるために爆弾による破壊や，化学薬品を散布するようなものはテロリズムといいます．CBRNE（シーバーン）は，化学（chemical）・生物（biological）・放射性物質（radiological）・核（nuclear）・爆発物（explosive）の頭文字を組み合わせたもので，これらによって発生した災害をCBRNE災害[*3]といいます．ここでは事故もしくはテロリズムによって発生するCBRNE災害を中心に説明します．

1) 化学薬品の流出

　産業事故の例として，1984年に発生した世界最悪の化学工場事故といわれているボパール化学工場事故があります．インドのマディヤ・プラデーシュ州ボパールで操業していたユニオンカーバイド社の化学工場でイソシアン酸メチル貯蔵タンクに水が混入して化学反応が起こり，約4トンのイソシアン酸メチルが発生しました．タンク内の圧力が上昇したため

[*2] ：高エネルギー外傷のエネルギーとは，運動エネルギーのこと．交通事故などで強い外力が加わり，はね飛ばされたり，また高所からの墜落や重い物に体幹部が挟まれたりするケースを高エネルギー外傷という．
[*3] ：放射性物質（R）は放射性兵器や原発事故を指し，核（N）は原子爆弾や水素爆弾などの核爆発を指す．

ガスを緊急排出しましたが、ガス洗浄装置が修理のために停止していたことで、有毒ガスが工場周辺の町に流出しました。この有毒ガスにより、3,000人以上が死亡し約55万人が被害を受けました[13]。

2) 爆　発

爆発は特殊な燃料が急速に燃焼することで起こります。燃焼の過程で産生された高温の気体は猛烈な勢いで外へ押し出され、爆発周囲の空気を圧縮し、衝撃波を形成します。爆発の速度は、強い爆発で3,000〜9,000 m/秒という音速を超える初速を持ち、発生源から距離が離れるときわめて短時間に減速します。弱い爆発でも270 m/秒に達し、爆発で形成された衝撃波は同心円状（全方向）に音速で伝播・移動します。この衝撃による体の損傷を爆傷といいます。

化学工場や炭鉱での爆発は、爆発の元となる燃料が大量に存在する可能性があり、消火・救助にあたる者の安全確保を優先し二次災害が起こらないようにしなければなりません。

テロによる爆発の規模や状況はさまざまです。駐車してある車が爆発したり、走行中のバスや列車が爆発したり、または爆弾そのものを人の集まる市場などに持って入り、自爆するなどです。

(i) 爆発による傷病の特徴

爆発による傷病は次の4つに分類できます（図2-A-4）。

一次爆傷：急激な気圧の上昇に伴う損傷で気圧外傷ともいわれ、管腔臓器（肺、腸管、鼓膜など）が特異的に損傷を受けます。肺は**破裂肺**（blast lung）となり気胸・血気胸、肺挫傷、肺水腫をきたし、肋骨骨折を合併することもあります。肺損傷の治療を進める上で陽圧換気が必要となる場合、小さな気泡が陽圧換気にて肺の毛細血管に押し込まれ、空気塞栓症を引き起こすことがあります。腹部では腸管損傷がみられます。腸管からの出血や腸内容物の流出による二次的な障害が全身状態の悪化につながるため、緊急搬送および手術が必要です。鼓膜は衝撃波により外傷性鼓膜穿孔となり、さらには耳小骨の骨折もしくは脱臼

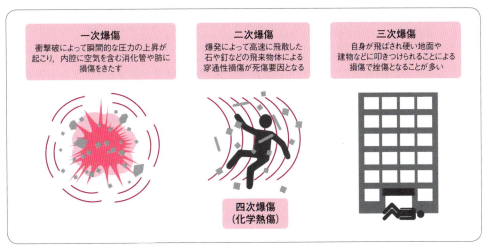

図2-A-4　爆発による傷病の4分類
（Giannou C, ほか：WAR SUGERY Volume 2. 中出雅治 監訳. 日本赤十字社, 2016を参考に作成）

を起こすこともあります．これにより，一時的もしくは永久的な難聴をきたします．また眼球も同様に衝撃波の影響を受けやすく，致命的な臓器損傷がなくても視力と聴覚を同時に失って負傷者がパニックになっている場合があります．この他に腸管骨の骨折を引き起こします．衝撃波に続く爆風は，軟部組織を剥ぎ飛ばします．そのため爆心地の近くにいる負傷者は外傷性四肢切断を被ることがあります．これは通常，脛骨の近位側1/3で起こることが多くみられます．また頭蓋骨骨折だけではなく，広範囲の軸索損傷，脳の直撃損傷や対側損傷をきたします．そのため衝撃波は距離の3乗に反比例し発生源から離れると急速に速度を落とすため，一次爆傷は爆発物にきわめて近くにいた人にしか生じないといえます．

　　二次爆傷：爆風とともに高速で飛来する石などが身体に当たることで起こる損傷で，多発性の穿通創となるのが特徴です．基本的に殺傷半径は破片のほうが爆風よりも広範囲に及び，直接の死亡原因となるのは二次爆傷のほうが多いです．殺傷力を高めるために爆発物に釘やベアリングなどの金属片が混ぜられていることもあります．

　　三次爆傷：爆風で体が飛ばされて建物や地面に叩きつけられたり，建造物の倒壊によって閉じ込められクラッシュシンドロームになったりします．体表面に穿通創などの損傷がなくショックを呈しているときは三次爆傷による腹腔内出血などを考慮する必要があります．

　　四次爆傷：爆発による火球は最高3,000℃にも達し，閃光熱傷となります．一次～三次以外の原因による外傷で，高温の熱風による熱傷や発生した化学物質による化学熱傷を指します[14]．

d 放射線事故

　　過去に発生した放射線事故で，被害の大きかった事故の1つは，1986年に起きた旧ソ連のチェルノブイリ原子力発電所での事故です．操業を休止していた4号炉で，原子炉が停止した場合を想定した実験を行っていたところ，制御不能に陥り，炉心が融解，爆発したとされています．爆発により，原子炉内の放射性物質が大気中に大量に（推定10トン前後）放出され，事故当日に緊急対応にあたった消防士などは約1,000人で，237人が急性放射線障害を受け，うち31人が死亡しました．この事故による放射能汚染地域とされたベラルーシ，ロシア，ウクライナの住民は500万人以上でした．うち40万人がチェルノブイリ原子力発電所周辺の高濃度汚染地域に住んでおり，116,000人が避難を余儀なくされました．また後に，220,000人が移住をしました．当時，放射能汚染地域に居住していた乳児を調査したところ，2002年までに4,000人以上が甲状腺がんと診断されました[15, 16]．日本国内では1999年に茨城県東海村にあるJCO核燃料工場（原子力関連施設）で起きた臨界事故があります．この臨界事故で，隣接の施設で作業をしていた7人や周辺の住民200人が中性子線などを被ばくしました．年間被ばく線量限度の1ミリシーベルト（mSv）[*4]以上の被ばく者は112人に達しました[17]．JCOの事故で死亡した作業員は6～20シーベルト（Sv）もの致死量の放射線を浴びました（東日本大震災の放射線事故については，p.255を参照）．

＊4：1シーベルト（Sv）= 1,000ミリシーベルト（mSv）．

1）放射線事故の特徴

放射線事故の特徴として，①放射線物質が飛散し，体表面や体内に入り込んだりすることで被ばく障害を起こす，②目に見えず，臭いもなく，五感で捉えることができない，③事故現場で被災した作業者に重症者が多く，周辺住民が緊急入院を要するほどの障害を受けることはほとんどない，ということがあげられます．ただし広範囲に放射性物質が拡散した場合，土壌汚染，海洋汚染が起こり，長期に健康に影響を及ぼす場合があります．被ばく量の目安として，日本では平均して自然界から年間2.1 mSvの放射線被ばくがあり，X線検査など人工放射線で許容される年間被ばく線量は1 mSvです．7 Sv以上全身に被ばくすると99％は助からないといわれています．

2）放射線の種類

一般的な放射線はエックス（X）線，ガンマ（γ）線，中性子線，ベータ（β）線，アルファ（α）線があります（図2-A-5）．

X線，γ線は透過力が強く，透過すると体細胞の傷害を引き起こします．中性子線は核分裂の連鎖反応が起きたときに生じるため，稼働中の原子炉や核爆発の近くにいた場合のみ被ばく障害が生じます．β線は低速で低エネルギーの粒子であるため，服あるいは皮膚の数mmで容易に止まります．しかし，β線汚染をした食物や空気中の汚染された粒子を吸引することで内部被ばくの危険があります．α線は非常に重く低速粒子であるため，服や皮膚の表面で止まります．しかし，非常に強い傷害を引き起こすため，β線と同様に体内に入った際は，最も内部被ばくの危険が高くなります．

3）放射線被ばくによる障害

イオン化された放射線は体の組織を通過し，細胞の構造変化を起こします．放射線の感受性が高い組織は，骨髄，血液，腸管，皮膚，神経，心血管系があります．

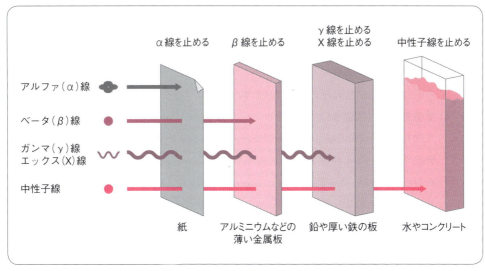

図2-A-5　放射線の種類と透過力
（環境省「放射線による健康影響等に関する統一的な基礎資料（平成29年度版）」より作成）

(i) 骨髄・血液細胞

中等度のγ線と中性子線は体を貫通し，骨髄と血液細胞を傷害します．骨髄が傷害されると，血液細胞の産生に傷害が生じ，酸素運搬に必要な赤血球や，免疫，止血機能の低下をきたします．そのため，全身倦怠感や疲労，軽度の嘔気が起きます．その後，血小板産生障害により血液凝固障害が生じ，易出血状態となります．さらに白血球の破壊により，易感染状態となっていきます．初期症状は4～36時間で出現します．

(ii) 腸 管

多量の放射線に被ばくすると，放射線が体を貫通し，腸管の再生を障害します．これにより，嘔気，嘔吐，食欲不振，下痢などの消化器症状が出現します．その後，腸管出血や穿孔が起きます．最初の症状は，被ばく後数時間で出現し，骨髄や血液細胞の傷害による症状より早く出現します．消化管の障害やそれによる症状は，一次放射線として致死量を浴びたことを意味します．

(iii) 皮 膚

皮膚は放射線に弱い組織です．消化器症状が出現するような放射線被ばくをすると，皮膚細胞の傷害が起こり，発赤し紅斑を形成します．これは相当量のβ線，γ線，中性子線を浴びていることを意味します．しかし被ばくした際に，爆発に伴う熱線を浴びると熱傷となるため，実際には皮膚障害が出ているかの判別は難しいです．

(iv) 神経・心血管系

より多量の急性放射線被ばくでは，血管や神経の細胞障害をきたします．その結果，混乱や意識消失などの精神症状，心血管系の細胞レベルでの崩壊が急激に発症します．このような症状が生じるほどの放射線量は致死量を意味し，救命困難です．また，熱傷や爆風傷を合併している場合はなおのことです[17]．

(v) 甲状腺

甲状腺は海藻などに含まれるヨウ素を取り込み，甲状腺ホルモンを合成しています．放射性ヨウ素が体内に入ることで，甲状腺がんの発症が増加することがチェルノブイリ事故によって確認されました．また，被ばく時の年齢が若いほど発がんリスクが高いことも明らかになりました．しかし，甲状腺が一度に取り込むことができるヨウ素の総量は決まっており，平時から海藻類を食べてヨウ素をとっている日本では，外界から新たなヨウ素が取り込まれる余地が少ないとも考えられています．

4) 緊急時区域（PAZ および UPZ）

IAEA（International Atomic Energy Agency：国際原子力機関）が定めた核・放射線の緊急事態における事前対策の安全基準に基づいて，わが国においても原子力発電所などからおおむね5km圏をPAZ（Precautionary Action Zone：予防的防護措置を準備する区域），おおむね5～30km圏をUPZ（Urgent Protective action planning Zone：緊急防護措置を準備する区域）とし，自治体が事前対応計画を立てています．放射性物質は広域に拡散するため，住民を集団で地域外へ広域避難させなければならないのが，ほかの自然災害対応とは異なる点です．2013年時点で，UPZ対象自治体は21道府県135市町村，区域内住民は約480万人にのぼります[18]．

実際には，原子力事故の程度によって3段階で住民にとられる措置が異なります．それを示したものがEAL（Emergency Action Level）です．EAL Alert（警戒事態）は，たとえば震度6弱以上の地震が原子力発電所の所在市町村で発生した場合，PAZ内の要配慮者の避難準備を開始します．全交流電源喪失[*5]した場合，EAL Site Area Emergency（施設敷地緊急事態）となり，PAZの住民の避難準備を開始し，UPZの住民の屋内退避準備となります．冷却機能が喪失した場合，EAL General Emergency（全面緊急事態）となり，PAZの住民避難開始や安定ヨウ素剤の服用，UPZの住民の屋内退避が行われます．

災害時の外傷

a 災害時の外傷の種類

自然災害による外傷の種類は打撲，骨折，裂創，挫創，挫滅，圧挫傷，穿通，切断，熱傷などさまざまです．1995年の阪神・淡路大震災で亡くなった人々の死因をみると，その多くが外傷で亡くなっています．また，これらの外傷が四肢や頭部など単独であった場合，その死亡率は1％程度ですが，多発外傷であった場合の死亡率は最も高いもので21％まで増加しています[19]．

b 汚染創傷への対応

災害によってできた創は土埃などに汚染された創が多い上に，傷病者が多数発生することで治療を受けるタイミングが遅れることがあり，創感染を起こしやすい状況になります．この創感染を予防する方法の1つとして**遷延一次閉鎖**（delayed primary closure：DPC）があります．受傷から6〜8時間以上経過している創は，感染が始まっている可能性が高いため，すぐに縫合してしまうと傷が膿んでしまいます．そのため3〜5日は開放創のまま創洗浄を続け，その後，感染徴候がなければ標準的な手技で創を閉鎖します．ただし，頭部・顔面の創は基本的に初回手術時に創を閉鎖します．

創洗浄自体は痛みが少ないですが，場合によっては局所麻酔を行います．なるべく多くの流水で創およびその周囲の皮膚を洗浄します．一般的に水道水は清潔であり，流水で創洗浄する方法であれば感染が増大することはありません．洗浄して汚染物質を除去し，壊死組織を丁寧に切除（デブリードマン）します．創洗浄の際，ポビドンヨードやクロルヘキシジン，過酸化水素水などの消毒液を通常は用いるべきではありません．消毒薬は細菌だけではなく正常な皮下組織も傷つけてしまうためです．洗浄が終わった創にはウエットドレッシングを行います．具体的な方法として生理食塩水で湿らせたガーゼで創を覆い，乾燥しないようにフィルム材で保護します．

創を十分に洗浄できない場合，ウェットティッシュやペットボトルの水やお茶をしみ込ませた清潔なハンカチやガーゼで付着物などを拭き取り，創周囲を清拭します．その後，柔らかなガーゼや生理用品，あるいはオムツで創を覆って浸出液を吸収させ，なるべく創を清

[*5]：非常用の発電機なども使用できなくなり，原子力発電所にすべての交流電源を供給できなくなること．

潔に保ち，十分な処置ができるまで保護します．

[c] クラッシュシンドローム（圧挫症候群）

1）発生機序

クラッシュシンドローム（圧挫症候群）は，建物の倒壊などで四肢や臀部などの筋肉量の多い部分が，長時間にわたり圧迫されることによる筋肉の虚血と，その圧迫状態が解除され血流が再開（再灌流）することによる再灌流障害の2つの機序によって発症します[20]．

2）病態と診断（図2-A-6）

圧迫部分は血流が阻害され筋細胞が壊死し，壊死した細胞からはミオグロビンやカリウム，乳酸などが大量に発生します．圧迫が解除され血流が再開すると，その溜まっていた大量のミオグロビン・カリウム・乳酸などが全身へ流れ出し，さまざまな障害を引き起こします．たとえば，血液中のカリウム値が急上昇（高カリウム血症）すると，心筋がけいれんし不整脈や心停止となります．循環血液量の減少に加え，大量のミオグロビンが腎臓の尿細管を壊死させると，急性腎不全を引き起こし，赤褐色の尿が出はじめます．その他にも，虚血の再灌流はコンパートメント症候群[*6]や播種性血管内凝固症候群（DIC），急性呼吸促迫症候群（ARDS），多臓器不全（MOF）の引き金となります．また，長時間，飲食ができないことで血管内脱水となり，また壊死した細胞からナトリウムや水分などが血管外に流出することで循環血液量減少性ショックとなる場合もあります．

診断は，①建物の一部や家具などの重量物に長時間（4〜6時間以上）挟まれるなどのエピソード，②患肢の運動知覚麻痺，③黒〜赤褐色尿で判断されます[20]．

3）治療と看護

救出現場ではバイタルサインは安定しているかのように見えますが，救出後からショック状態になるなど急激に容態が変化するため，救出前から末梢静脈ルートを確保します．また，救出後の急激なアシドーシスに対応するために炭酸水素ナトリウム（メイロン®）やグルコン酸カルシウム（カルチコール®）などを投与することも考慮します．救出後に血圧が下がった場合は大量輸液を行い，心室細動を呈した場合は除細動を行います．

実際に医療処置を行う場所は往々にして狭い場所となるため，その実施が非常に難しいことは容易に想像できます．このような瓦礫の下で実施される医療を瓦礫の下の医療（confined space medicine：CSM）と呼び，それに従事する医療従事者は特別な訓練が必要となります．救助チームと連携する医療チームは，瓦礫の下で末梢静脈路の確保および輸液を行うこともありますが，日本では救急救命士の資格を持った救助隊員が実施する傾向にあります．

救助者は単に輸液を行うだけではなく，必ず「ボイスコンタクト」をとります．声をかけ相手が反応することで意識レベルや気道・呼吸状態・精神状態・痛みや麻痺などの身体状態を把握することができます．もし手だけでも見ることができれば，皮膚の状態から末梢循

[*6]：複数の筋肉がある部位では，いくつかの筋ごとに，骨，筋膜，筋間中隔などで囲まれた区画に分かれて存在する．その区画のことをコンパートメントという．骨折や打撲などの外傷が原因で筋肉組織などの腫脹が起こり，その区画内圧が上昇すると，その中にある筋肉，血管，神経などが圧迫され，循環不全のため壊死や神経麻痺を起こすことがある．これをコンパートメント症候群という[21]（「日本救急医学会・医学用語解説集」より一部抜粋）．

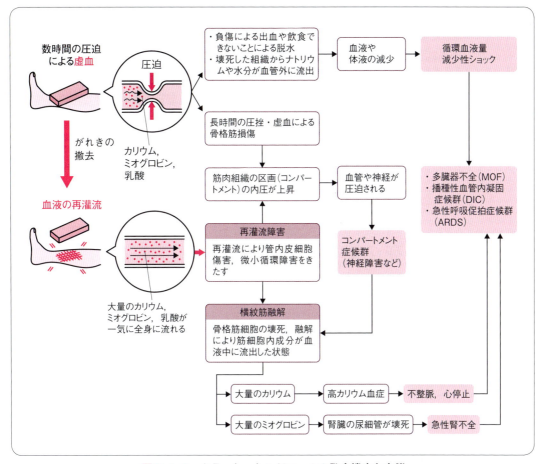

図2-A-6 クラッシュシンドロームの発生機序と病態

環や体温のアセスメントができ，輸液を投与することもできます．頭部まで手が届くようであれば，マスクやゴーグルおよび耳栓を渡し，救助作業に伴う粉塵の吸引や騒音による障害を予防します．またケミカルライトなどで暗闇を照らし，毛布などを用いて保温に努めます．

要救助者は暗闇で身体が挟まれ身動きが取れなくなり，時には死体に囲まれた中で何時間も閉じ込められ，いつ出られるかもわからず，自分も死んでいくのではないかという不安や絶望の世界にあります．救助作業は時間を要するため，彼らに対して声をかけ続けることは非常に重要です．

阪神・淡路大震災では，避難所の中で足がしびれている，動きにくい，腰を挟まれた，内出血やあざができたなどの訴えをしていた人がおり，また血尿が出るという訴えもありました．近隣住民によって救出されたこれらの人の中に，軽度・中等度のクラッシュシンドロームが疑われました．このように，瓦礫の下から救出された人だけでなく，歩ける人の中にもクラッシュシンドロームの危険性のある人がいることにも注意が必要です．圧滅された筋肉量が少なければ軽症となることもありますが，いずれにしても腎不全や患部のコンパートメント症候群になるリスクがあり，病院での治療が必要となります．

救出後は，必ず重症集中治療が提供できる医療施設への搬送を考慮します．近くで受け入れ施設がなければ，ヘリコプターで被災地外へ搬送することを考慮する必要があります．集中治療室（ICU）では状態に応じて気管挿管を行い，人工呼吸器による呼吸管理が必要となります．また急性腎不全に対して，輸液療法および血液浄化療法が必要になります．コンパートメント症候群に対しての減張切開は，大量の体液漏出，止血困難な出血，感染のリスクを増大させるとされ，近年では必ずしも施行されない傾向にあります[19]．ケアの1つとして，エアーマットやクッションを用いて患部の除圧を行い，スキントラブルに注意するとともに静脈環流を促すために患部を挙上します．また浸出液による寝衣の汚染を防止するため，患部に吸水パッドを使用するのも1つの方法です．皮膚の損傷があるとそこから感染を起こす危険性が増すため，皮膚の清潔を保持することも重要なケアの1つです[22]．

5 災害関連死の実態とその対策

a 災害関連死とは

災害発生時に直接的な負傷などはなくても，これまでとは異なる避難生活によるストレスや生活環境の悪化，災害にまつわる精神的な苦痛や，被災地の病院機能の低下（患者の受け入れができないことによる診療・入院の制限）などといった間接的な要因で亡くなることを災害関連死（disaster-related deaths：DRD）といいます．後期高齢者や入院患者，障害者など，健康リスクが高く，予備能力の低い人で多くみられます．

災害関連死は1995年の阪神・淡路大震災以降に関心が集まり[1]，遺族への災害弔慰金の支払いなどが法律で定められました．地震や津波の被害で死亡した直接死以外の災害関連死でも，遺族の申請を受け，自治体の判断で災害による死亡と認められれば遺族に災害弔慰金が支払われます．

b 災害関連死の特徴と発生場所

主な震災による災害関連死の特徴は，表2-A-2のようになります．

また，発生場所について，東日本大震災における岩手県・宮城県の両県では自宅・親類宅が46％，避難所が18％，病院が16％，施設が12％でした（復興庁による災害関連死の分析[2]より）．一方，熊本地震では自宅・親類宅が20％，車中泊が23％，避難所が23％，病院が22％，施設が10％でした[3]．東日本大震災では津波によって車が流されたことで車中避難をする人は少なく，熊本地震では新潟県中越地震のように，車中泊をする人が多くいました．

留意しておきたいことは，災害関連死の約半数は自宅や車中で発生しているということです．避難所の多くは，要援護高齢者[*7]や障害者に十分配慮した構造ではなく，要援護高齢者・障害者とその家族は自宅や車中での避難生活を選択することがあります．自宅が被害なく，健康状態がよい人々が自宅避難を続けているわけではありません．自宅の被害が深

＊7：要介護高齢者および虚弱な高齢者の総称．

A. 災害の定義，災害の種類と疾病構造，災害医療　　39

表2-A-2　主な震災による災害関連死の特徴

- **阪神・淡路大震災（1995年）**……… **災害関連死者数：919人**

  発災が冬であったため約1/2がインフルエンザ関連．トイレ問題（水分の摂取を控えることによる脱水や高血糖など）に注目が集まる．

- **新潟県中越地震（2004年）**……… **災害関連死者数：50人**

  車中泊による肺塞栓症での死亡が初めて報告された．山村部で空間に余裕があったことから，車中避難を選択する人が多かったことが原因と考えられる．

- **東日本大震災（2011年）**……… **災害関連死者数：3,676人**

  津波による低体温や津波肺が原因となった．また，長期間におよぶライフラインの停止で被害が拡大し，高齢者施設や病院でも死者が出た．原発事故による長距離転院で死亡例が出た．

- **熊本地震（2016年）**……… **災害関連死者数：215人**

  車中泊が多かったが，予防の広報活動により肺塞栓症による死亡が著しく減少した．近距離転院で死亡例が出た．

- 災害関連死者数は遺族申請，行政認定による後ろ向き調査であることに留意．
- 阪神・淡路大震災の災害関連死者数は，兵庫県：阪神・淡路大震災の死者にかかる調査，平成17年12月22日発表による．
- 新潟県中越地震の災害関連死者数は，新潟県防災局危機対策課：平成16年新潟県中越大震災による被害状況について（最終報），平成21年10月15日発表による．
- 東日本大震災の災害関連死者数は，復興庁：東日本大震災における震災関連死の死者数（平成30年3月31日現在調査結果），平成30年6月29日発表による．
- 熊本地震の災害関連死者数は，熊本県災害対策本部：平成28（2016）年熊本地震等に係る被害状況について（第283報），平成30年10月22日発表による．

刻でありながらも避難所での生活が困難であり自宅や車中避難を選ぶ人々もいるのです[4, 5]．高リスクの被災者の把握とフォローが関連死の死亡率を効果的に下げる上で重要ですので，その対策を避難所だけに限定してはいけません．避難所には周囲の目がありますが，在宅・車中は孤立している点に注意が必要です．

　病院・施設における災害関連死の割合をみると，東日本大震災で28％，熊本地震で32％でした．後期高齢者の増加を受けて病院・施設が増えていることがこの数値からわかります．さらに熊本地震では，転院がそのうちの49％という結果となりました[6]．東日本大震災では，福島県における長距離の転院による死亡が注目されました．熊本地震では近距離の転院による死亡も少なからずあったことがわかりました．

c 災害関連死の発生機序（図2-A-7）

　死因は循環器系と呼吸器系が主です．震災によって精神的なショックを受けたり，将来の生活不安を抱えながらの厳しい避難生活が長引くと，それらの震災ストレスにより交感神経が緊張しやすくなります．交感神経の緊張により血圧が上昇し，また脱水も起こり血液粘度が上昇します．このことが，脳卒中や心筋梗塞を誘発します．脱水に至る原因としては，水不足以外にも，避難所のトイレが遠かったり数が足りなかったり，使いにくいことから，特に高齢者は水分や食料の摂取を自ら制限することがあげられます．

　また，心臓への負荷は心不全の増悪を招きます．被災により服薬が中断されることも心負荷や血圧上昇につながります．災害時では，被災者全員にストレスがかかることになりますが，循環器の予備能力が低い心筋梗塞や脳卒中の既往者や透析患者などは，特に合併症を引き起こすリスクが高いです．さらに呼吸器関連では，粉塵により慢性呼吸器疾患が

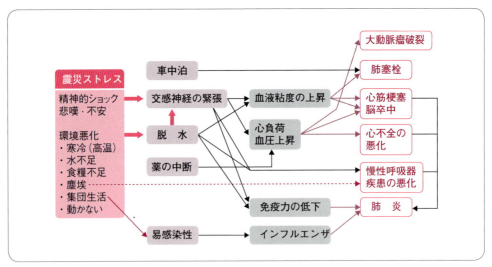

図2-A-7　災害関連死の発生機序
(上田耕蔵:東日本大震災 医療と介護に何が起こったのか — 震災関連死を減らすために. 萌文社, p.103, 2012より改変)

悪化することがあります．

　発災初日（0日）〜2日目に心筋梗塞などが原因の突然死が集中します．また，車中避難や車中泊に関連した肺塞栓症（エコノミークラス症候群）は3日目（3夜経過）から多発し，数日経過すると免疫力の低下が起因となった肺炎が増えます．

　さらに，透析治療や在宅酸素療法が必要な患者は，機器が使用できなくなった場合に命にかかわります．ライフラインが途絶すると2〜3日で自宅での生活に支障をきたすため，第1〜第3日目に新入院患者の多数を占めることとなります[7]．

肺塞栓症

　車中避難をする人が多かった新潟県中越地震で初めて肺塞栓症が報告されました．車内で脚を曲げた状態で避難生活を送ることになるため，下肢の静脈血流がうっ滞しやすくなり，徐々に血栓が形成されます．その血栓がはずれ血流により肺に運ばれ肺動脈に詰まると肺塞栓症を発症します．この疾患による死亡率は約10％となっており，発災後2週間まで増加しました．発症頻度は関連死のうち数％です．障害や持病があり健康リスクの高い人ほど，迷惑をかけたくないと車中泊を選ぶ傾向がありましたが，車中泊以外の避難所でのあまり動かない生活でも発症しやすくなることにも留意すべきです．

　災害関連死における肺塞栓症の特徴は，災害関連死の犠牲となりにくい年齢層（中年）で多発すること（女性は男性の約3倍発症しやすい）ですが，肺塞栓症は予防することができます．夜間は動かないので3時間おきに足踏みなどをし，血流を促すことで予防可能です．

d 防ぎ得た災害死

　災害関連死の大半は後期高齢者であり，病弱なこともあり，その大部分を"防ぎ得る"とはいえません．災害関連死のうち，防ぎ得ると考えられる部分が「防ぎ得た災害死」です．防ぎ得た災害死（preventable disaster death：PDD）とは「非災害時でその地域や病院が通常の環境・診療体制であれば救命できたと考えられる死亡」です．東日本大震災では，岩手

県と宮城県でPDDの調査が行われました．宮城県においては，大崎市民病院救命救急センター長の山内　聡　氏が報告[8]しました．この調査では，災害拠点病院（14か所）および2011年3月11日から4月1日までの3週間の期間において20人以上の死亡があった一般病院（11か所）の計25病院が対象となりました．調査結果を以下にあげます．

- 災害関連死は，全死亡868例中234例で27.0％であり，PDDの発生数は102例で全死亡例の11.8％となりました．
- 沿岸部のPDDは内陸部の541例中40例（7.6％）と比較して，327例中62例（19.0％）であり有意に高かったことがわかりました．
- PDDの発生場所については，病院前（入院まで）は特に災害拠点病院で認められ，全PDDの61.8％となりました．病院内（入院中）は，主に一般病院で発生し44.1％となりました．病院後（転送不可）は10.8％であり，一般病院におけるPDDは主に発災時に入院していた患者でした．
- PDDの原因については，病院前の63例中，「医療介入の遅れ」が40例（全PDDの39.2％），「避難所の環境悪化，居住環境の悪化」が19例（18.6％）となっています．病院内の45例においては，「医療資源不足」が29例（28.4％），「ライフライン途絶」が25例（24.5％）となり，沿岸部の一般病院での発生が多くみられました．また，「人的資源不足」は7例で，そのうちの6例が沿岸部に位置する災害拠点病院でした．受診遅れとなる原因の1つは病院へのアクセス途絶ですが，患者側の遅れも原因となります．高齢者は自分からは不調を訴えない傾向があります．周囲が目配り・気配りするとともに，早期の受診を勧めるなどの対策をとるべきです．
- 病院別の分析については，災害拠点病院での主要なPDDの原因として，医療介入の遅れと在宅や避難所の劣悪環境があげられました．一般病院においては，不十分な医療資源とライフラインの途絶でした．ただし，不十分な医療資源とライフラインの途絶は災害拠点病院でも発生しているため，災害時では病院に対する支援だけでなく，平時の業務継続計画（business continuity plan：BCP）策定も求められます．

e 災害関連死を減らすための取り組み（注意点）

PDDの分類にならって，ここでは病院前（入院まで）と病院内（入院中）の原因を含め対策を立てました．注意点を以下にあげます．

1）医療アクセスの改善と病院の業務継続計画（BCP）の策定

災害においては急性期が最も死亡率が高いといわれており，迅速に医療へのアクセスを確保することが最大の課題です．また，災害拠点病院が患者を受け入れたり，その他の機能を維持できるように平時からのBCP策定を進めておく必要があります．

2）疾病予防のための啓発活動

車中避難や車中泊を選択する被災者は，今後災害が起こった際にも増加すると考えられるので，肺塞栓症（エコノミークラス症候群）予防についての広報活動を活発に行うことが重要です．テレビやラジオなどといったマスコミの協力を得ながら，発災直後から啓発を行います．車中泊をした被災者の中でも特に健康状態の悪い人，悪化した人を継続的にチェッ

クすることも重要であり，これには行政やボランティアが車中泊者と接触する機会を増やす必要があります．

3) 高リスク者の早期発見と自宅避難・車中泊の人への支援

発災後の早い段階で（亜急性期への移行と同時に），肺塞栓や感染症の予防のための広報活動と並行して，高リスク者の発見・把握に努めます．高リスク者は避難所ではなく，車中や自宅避難を選択することが見込まれるため，追跡・フォローが必要です．体調にリスクを抱えた人を探し出すため，行政だけでなく，看護師や保健師を中心としたボランティアチームなどで戸別に訪問するのが有効で，福祉施設や病院などに移ってもらう必要があります．一方，避難所では，行政の見つける努力も必要ではありますが，避難者同士で声をかけあって，体調の悪い人を行政につないでもらえるとよいでしょう．

4) 在宅医療患者と自宅避難者への支援

在宅医療患者で，災害関連死の発生率が高いです．急性期における在宅医療の不足への対策としては，対象者およびその必要性が明白である透析と在宅酸素患者の入院に限定します．亜急性期においては，被災者は避難所ではなく在宅生活を継続している人において急増します．発災約1週間で在宅支援を充実させることが求められます．

5) 要配慮者への支援と対策

要介護高齢者，障害者，病弱者は，厳しい避難環境で心身に不調をきたすおそれがあるため，発病者の早期発見と要介護高齢者の施設への緊急入所をおおよそ2週間で完了させます．平時より行政・学校・地域住民との合意を得て，大規模な避難所において，福祉避難所の代わりとなるような福祉スペースを確保しておくことが必要です．

6) 支援体制と受援体制の構築

施設や民間病院での死者も少なくないため，人員の確保が必要です．しかし，施設においては，平時からスタッフが不足していることが多く，災害時はより人手が足りなくなります．そのため，発災早期から被災地内からの施設へのスタッフ支援は困難です．災害拠点施設として特別養護老人ホームなどを指定[*8]しておき，被災地外などから応援スタッフの受け入れや周辺施設へ派遣する方法を検討します．

病院・施設の立地や被災状況により，孤立すると支援が遅れてしまいます．災害拠点病院でもそのリスクはあるので，備蓄量を増やしたり，他県からの支援をスムーズに受け入れる事前の受援体制の構築が必要です．

6 感染症と対策

大地震などの大規模自然災害が発生すると，上下水道や電気・ガス供給の停止，それに伴う鉄道・道路・地下鉄の破壊による交通機関の停止，食品の安全供給の停止，住居の破

[*8]：神戸市は独自に，2017年より「災害拠点福祉施設」を開始．「要援護者支援コーディネーター」を各施設に1人配置し，発災直後に災害拠点福祉施設は自主的に開設し，いち早く対象者を受け入れる．

壊などにより，それまでのさまざまな生活機能が壊滅的に低下します．その結果，発災前に維持されていた衛生水準が大幅に低下し，感染症による二次災害のリスクが高まります．

　急性期から亜急性期にかけては，受傷や不眠，生活リズムの乱れ，そして水分摂取量の不足，運動不足など，心身両面に対するさまざまな影響により抵抗力が低下します．さらに，災害発生後の避難所生活においては，感染症の有無など被災者の健康状態を把握することができないまま集団生活が始まり，被災者は床に接した生活を強いられます．さらに，手洗い場所やトイレなどが圧倒的に不足するといった状況が推測されます．これらの影響は，特に高齢者や障害者，乳幼児，慢性疾患を持つ被災者などの感染リスクをさらに高めてしまう結果となります．このようにライフラインが停止し，狭い空間での衣食住を余儀なくされる避難所生活で，感染症を予防し二次災害の発生を防止するためには，迅速な初期対応と清潔な衛生環境を維持・管理することが重要になります．

　災害後に感染症が流行するか否かは，災害の種類，災害の発生時期，被災地域の地理的特性，被災前の社会基盤状況（上下水・住居などの整備，医療体制）などによるといえます．

a 災害時にリスクの高い感染症とその対策

　避難施設の多くは，体育館などの大きく広いフロアで，1人ひとりが狭いスペースで密集した生活となります．したがって，インフルエンザや結核などの飛沫感染・空気感染による呼吸器感染症の感染拡大が危惧されます．感染症は，その原因となる細菌やウイルスが生息していなければ発症しないため，その地域あるいは国の被災前における医療体制や潜在していた感染症についての情報を収集することは，予防策を講じる上で重要なポイントといえます．避難所での初期対応として，結核などの感染拡大を想定した被災者情報の収集と配置，あるいは感染症を発症した被災者を一時的に隔離するための隔離スペースを事前に確保することなどが必要になります．隔離スペースには，避難所施設内の小さな部屋を専用スペースにすることが望まれますが，確保できないときには，フロアの一角を仕切って専用にするなど柔軟に検討します．さらに，マスクの適切な種類や正しい着用方法についても支援する必要があります．

　また，発災直後より清潔な飲料水が供給されなければ感染性食中毒はもとより，細菌性（O-157やサルモネラ），ウイルス性（ノロウイルス）の経口感染症の流行が想定され，これらはおおむね接触感染により感染拡大します．したがって，手指衛生への対応を迅速に行う必要があり，速乾性擦式手指消毒剤を速やかに，あらゆるところに配置し，使用方法をわかりやすく提示する必要があります．手に，目に見える汚れやタンパク様物質の汚れがある場合は，非抗菌性石けん，または抗菌性石けんと流水による手洗いを行います．目に見える汚れがなければ，速乾性擦式手指消毒剤（アルコール含有）による手指消毒を行います．

　避難所に準備する消毒剤としては，速乾性擦式手指消毒剤が必需品であり，排泄物を介して感染するノロウイルス感染症などの発生および感染を防止するには，次亜塩素酸ナトリウム製剤を吐物の処理やトイレ清掃のために準備しておくことが重要です．隔離スペースの清掃にも，アルコール製剤や次亜塩素酸ナトリウム製剤の使用は有効です．避難所での日常の清掃には消毒剤は不要です．また，水の供給があれば，液体石けんやペーパータオルなどの準備を速やかに行います．

44　第2章　災害と災害看護に関する基礎知識

　その他，集合生活において，衛生管理は最も重要なポイントであり，基本的には，①居住スペース，②衛生行動，③ごみ処理，④トイレの設置と使用方法，⑤生活用水の管理，⑥お風呂と身体の清潔，⑦食器類の衛生管理，⑧ペットへの対応，などにおいて整備・管理が必要になります．災害時にリスクの高い，レジオネラ症，レプトスピラ症，ノロウイルス，インフルエンザ，麻疹・水痘，風疹・流行性耳下腺炎（ムンプス），結核などの感染症に対応して，予防策を講じた衛生管理を早期から工夫することが重要になります（**表2-A-3**）．避難施設に直接足を運び，個別のニーズを把握し，被災者などが納得できるように丁寧に説明し，張り紙やチラシ，マイクや宣伝車を利用して，効果的な周知徹底の工夫が必要です．

　災害時の水のない状況でのトイレの衛生保持は非常に困難ですが，健康への影響が大きいことから，速やかに以下に示す対策が必要です．

表2-A-3　発災時に注意すべき感染症

疾患／分類	症状（観察ポイント）	対応（看護の実際）	予防策（基本的指導）	原因・感染経路
レジオネラ症 （肺炎・津波肺） [4類感染症]	重症例では著明な低酸素血症や意識障害，肝酵素異常をきたす場合がある 治療をしない場合の死亡率は20%以上	早期診断・早期治療 場合により集中治療のため搬送を検討 マクロライド系やフルオロキノロン系抗菌薬による治療	作業時などマスク使用 マスクや手洗い方法の指導 誤飲の防止 有症者の早期発見	汚染水の誤飲 水系・土壌に広く存在し，それを含んだ水を誤飲，吸入し感染
レプトスピラ症 [4類感染症]	第1相：感染後3～4日頃から急激な発熱，悪寒に前頭部痛や結膜充血を伴い発症 第2相：無菌性髄膜炎や虹彩炎，皮疹	テトラサイクリン系抗菌薬の投与 重症化し多臓器不全に至った場合はペニシリン系抗菌薬投与を含めた集中治療が必要	汚水などでの汚染後洗浄 有症者の早期発見 大雨・洪水などでの救助活動での防護具着用	露出した皮膚が土壌や環境水に接触し感染 ネズミなどの尿から皮膚，粘膜を介して感染
ノロウイルス [5類感染症]	胃腸炎症状 突発的な嘔吐が特徴的	アルコール含有速乾式手指消毒剤の有効性は劣る．流水と石けんで手洗いを行う．吐物や排泄物の処理（手袋，マスク着用後，使い捨て紙などでふき取りビニール袋に入れて廃棄．トイレの床や便器，ドアノブ・鍵など汚染箇所は0.1%の塩素系消毒剤で清拭する）	二枚貝は85℃以上1分以上の加熱をする 調理者の健康管理	吐物や糞便中のウイルス：接触感染 あるいはそれにより汚染された環境汚染から：空気感染 最終的には経食道的に感染
急性呼吸器疾患 インフルエンザ 風邪 [5類感染症]	発熱，咳，喀痰	飛沫感染予防策の実施 発症後2日以内に抗ウイルス薬を内服する タミフル®服用による異常行動の問題で，実質10代への投与が禁止された（平成19年3月）	室内の温度と湿度（60～70%）の確保，毛布の配布，ハイリスクとなる対象へのワクチン接種，発熱と同時に見られる症状，痰のからみや，痰の色に注意	劣悪な住居，毛布や衣服の不足 飛沫感染

（次頁へつづく）

A. 災害の定義，災害の種類と疾病構造，災害医療　45

疾患/分類	症状（観察ポイント）	対応（看護の実際）	予防策（基本的指導）	原因・感染経路
麻疹・水痘 [5類感染症]	麻疹：発熱，咳嗽，鼻漏，くしゃみ，上気道症状と結膜炎症状．後に顔面，体幹部，四肢に発疹，口腔内に白色小斑点（Koplik斑） 水痘：発熱，全身倦怠感，体幹，顔，四肢に発疹，搔痒感．口腔や気道粘膜にも紅斑，丘疹，水疱	免疫があれば，N95マスクの着用は不要で，免疫のない人は着用が必要である．看護ケアは免疫のある人が優先して行うほうがよい 潜伏期間は 麻疹：10〜12日 水痘：8〜21日	事前のワクチン接種により予防が可能な疾患免疫を持たない人がウイルスに曝露後72時間以内に緊急のワクチン接種をすれば，発症の防止もしくは症状の軽減ができる	密集 空気感染
風疹や流行性耳下腺炎など子どものかかりやすい感染症 [5類感染症]	風疹：乳幼児では発熱なく発疹軽症．年長児や成人では発疹，発熱，関節痛，症状が強い傾向．頸部，耳介後部リンパ腺の腫脹 流行性耳下腺炎：左右の耳下腺と顎下腺の腫脹，耳下痛，圧痛	標準予防策を確実に実施する．本人の記憶に頼った罹患歴やワクチン接種歴を根拠に感染対策を省略してはならない．抗体価検査が必要	ワクチン接種歴や感染歴が不明確な場合には，積極的にワクチン接種を勧める	密集 飛沫感染
結核 [2類感染症]	咳・痰・発熱，食欲不振やだるさ，体重減少	空気感染予防策の実施 陰圧換気の個室隔離が可能な病院へ搬送．有症者以外の接触時はN95マスク着用．濃厚接触者の情報収集	発熱や咳・痰などの症状に合わせて有症者の罹患歴や感染歴などの情報収集．早期発見・早期治療ツベルクリン判定，必要によりBCGワクチン	劣悪な住居 食糧の質と量の低下 空気感染

（「三橋睦子：感染看護と災害. 看護学テキストシリーズNiCE 災害看護, 酒井明子, 菊池志津子 編, p.298-299, 2008, 南江堂」より許諾を得て改変し転載）

⚠ 災害時のトイレ対策のポイント

- 災害直後の対策 → ① 水は貴重な資源なので，ペーパーは別の袋に捨て流さないなど，洗浄水を節水する，② 手洗い・アルコール消毒の徹底や，トイレの清掃による感染防止が重要（専用スリッパを設置し，職員の見回り，ポスターなどにより徹底），③ 混雑緩和のため，障害のない人やボランティア，歩行が可能な人は，屋外の仮設トイレへ誘導，など．
- 断水時の対策 → 石油注油ポンプなどを使いトイレの水を抜き，災害用トイレパックを便器に被せる．ポータブルトイレがあれば，同様に使用．災害用トイレパックがない場合は，ゴミ用ビニール袋などにオムツを敷いて使う．
- 高齢者には洋式のトイレであることが大切で，簡単に衛生的な汚物処理ができる工夫が必要．衛生的に廃棄できる自動ラップ式トイレは有効．
- 常設の洋式トイレは重要で，節水便器や，清掃しやすい建材・器具を採用しておくことが備えになる．
- 外に設置されているため，廃棄物や生ごみを廃棄管理し，湿潤地の乾燥などによりハエや蚊の発生を防止する．トイレや避難所においては粘着シートやハエ取り紙，殺虫剤，防虫剤で対応する．

b) 流行の早期発見

感染症の二次感染，三次感染を食い止めるには，流行の早期発見が重要です．そのためには，次の事項に留意します．

> ### ❗ 感染流行の早期発見のポイント
>
> ① 平常時の感染症発生のベースライン値を把握しておき，それより感染症の数が増加したとき，早期に感染症の流行を探知する．
> ② 普段発生しない疾患であれば，1例であっても流行を予測し，流行の規模を確認する．通常ある程度発生する疾患であれば，流行の存在を疑い，やはり流行の規模を確認する必要がある．
> ③ 流行の規模は，避難施設を個別に訪問して，実際の発症例や疑い例がないかを確認する必要がある．
> ④ 次に疫学の三要素である，「時，場所，人」についての発症の分布状況を調査する．
> ・「時」については，発症例の時間別または日別の発生曲線を描く．これにより，単一曝露か，二次感染か，ヒト - ヒト感染かなどの発生様式を推定することができる．
> ・「場所」については，発生状況を地図上にプロット（点で描き入れる）して発生原因を推定する．時間ごとのプロットにより，感染症の伝播速度や原因を推定することも可能になる．
> ・「人」については，罹患数や死亡数を調べることにより発生源や流行の激しさ（致命率）を推定することができる．
> ⑤ 感染症の種類や発生曲線から，感染源や感染症の原因をある程度推定することで，流行の範囲を予測し，次の感染の防止に努めることができる．
> ⑥ 被災地や避難施設においては日常では想像できないような状況も推測されるため，感染症の流行を早期に認知するためには，自らが現場を訪問し，被災者や接触者，関係者に対して質問や調査を行い，情報を収集し，これをもとに原因の特定や対策を立てるなどの積極的疫学調査が重要である．

c) 集団災害時の感染予防法の啓発

1) 緊急時の感染予防

緊急事態では当面の公衆衛生に直結する問題を優先して**健康教育**を行うほうがよいとされます．つまり，水の管理とうがいや手洗いなどの個人の衛生管理，排泄物や廃棄物の処理に重点を置きます．実施の際は，現地の保健当局や自治体の代表と協力して，現地の習慣も考慮し，適切な言語やメディアを用い，被災地特有の健康問題やリスクを配慮した予防法を啓発することが推奨されます．外部の人が教えるよりも，現地の地域住民が行うほうが効果があり，状況に応じてその地域の民謡や流行している歌やコマーシャル，踊り，寸劇などを交えるなど，柔軟な教育方法の工夫が効果的でしょう．

2) 平時における感染予防

基礎疾患や治療薬の影響により，感染症が重症化しやすい被災住民も少なくありません．たとえば副腎皮質ステロイドや免疫抑制剤を使用中の人が麻疹や水痘に罹患すれば，生命にかかわることもあり得ます．流行の存在自体がその集団に感受性があったことを示しているため，開発されている**ワクチン**などの接種により，未感染者への感染を防御する必要があ

ります．特に，支援する医療従事者やスタッフが発端者となり健康弱者である被災者へ感染が伝播した場合の影響は多大なため，早急にワクチン接種が必要になります．人が密に接し，感染源と易感染性者が共存する避難施設では，ワクチン予防可能疾患に対しては，備えとしての予防接種と患者発生後の曝露後予防，の2つの手段があります（表2-A-4）．たとえばインフルエンザはワクチンを接種しておくことで，被災後避難所での感染拡大を防止できます．特に免疫力の低下している高齢者においては，肺炎球菌ワクチン接種により肺炎を予防する備えになります．

表2-A-4 各疾患の免疫とワクチンについて

感染症	麻疹	風疹	水痘	流行性耳下腺炎
推奨される抗体検査と判断基準の目安（十分な免疫あり）	EIA法 16以上	EIA法 8以上 HI法 32倍以上	EIA法 4以上	EIA法 4以上
免疫の獲得	自然感染により終生免疫が獲得できる．予防接種後の免疫獲得率は95%以上だが，ワクチン接種後に抗体が減弱して麻疹を発症することがある 生後12か月以降の2回接種を行うと抗体の減弱による発症を防ぐことができる	自然感染で終生免疫が得られる場合が多いが，再感染もみられる ワクチン接種後の風疹抗体陽転率は95%以上であり，約20年間抗体が持続する	自然感染により終生免疫を獲得できる ワクチン1回接種後の抗体陽転率は，健康小児で95%以上，白血病患児で90%以上と高いが，水痘患者と接触したワクチン既接種者の6～12%に水痘症状を認めることがある 抗体は年々減弱し，20年以上抗体陽性であるワクチン接種者の割合は26%との報告がある	まれに自然感染後の再感染もある ワクチン接種後の再感染もある ワクチン接種後の抗体陽転率は90～98%といわれている
曝露後免疫ワクチン（能動免疫）	感染源との接触後72時間以内であれば，効果が期待できる可能性あり	曝露後免疫の有効性は明らかでない	感染源との接触後72時間以内であれば，効果が期待できる可能性あり	曝露後免疫の有効性は明らかでない
曝露後免疫免疫グロブリン製剤（受動免疫）	感染源との接触後6日以内であれば，発症予防や軽症化が期待できる可能性あり	曝露後免疫の有効性は明らかでない	感染源との接触後96時間以内であれば，発症予防や軽症化が期待できる可能性あり	曝露後免疫の有効性は明らかでない
ワクチン禁忌	・妊娠 ・有熱者や重症疾患 ・ゼラチンやネオマイシンによるアナフィラキシー反応の既往歴を有する ・最近の免疫グロブリン投与歴を有する ・重度の免疫抑制	・妊娠 ・有熱者や重症疾患 ・ネオマイシンでアナフィラキシー反応の既往歴を有する ・最近の免疫グロブリン投与歴を有する ・重度の免疫抑制	・妊娠 ・有熱者や重症疾患 ・ゼラチンやネオマイシンによるアナフィラキシー反応の既往歴を有する ・最近の免疫グロブリン投与歴を有する ・重度の免疫抑制 ・水痘ワクチン接種後は6週間以上をあけてサリチル酸投与	・妊娠 ・有熱者や重症疾患 ・ゼラチンやネオマイシンによるアナフィラキシー反応の既往歴を有する ・最近の免疫グロブリン投与歴を有する ・重度の免疫抑制

（中野貴司：ワクチン予防可能疾患 vs ICT—市中から院内への感染防止. 医療環境とワクチン予防可能疾患. 感染対策ICTジャーナル, 4（1）：19, 2009 ／ 押川眞喜子, 坂本史衣：ワクチン接種で予防可能な感染症. これだけは知っておきたい！ 在宅での感染対策, p.97, 日本看護協会出版会, 2008 より作成）

7 災害医療

　災害医療の目的は，被災者が自立できるまで継続的に保健・医療・福祉（health）を補完することです．この目的はどの時期，どの組織でも共通であり，被災者に寄り添い支える活動がすべての支援組織には求められています．

a わが国での災害医療体制の整備

　わが国において災害医療が本格的に検討されはじめたのは阪神・淡路大震災1995（平成7）年以降です．それまでは災害時の具体的な医療戦略というものはありませんでした．

　阪神・淡路大震災における医療救護活動の検討で，いくつかの初動対応の不備があげられました．「阪神・淡路大震災を契機とした災害医療体制のあり方に関する研究会」研究報告書では，① 災害医療を担う病院がなかった，② 医療情報伝達の不備，③ 超急性期に医療を展開する医療救護班がなかった，④ 患者の医療搬送がなされなかった，などの課題があげられました．この報告書をもとに国は災害医療体制整備の充実を図るように各都道府県に通知[1]し，これを受けて，以下の整備が進みました．

① 全国都道府県の災害拠点病院（災害拠点病院は全国732病院　2018年7月末現在）の指定，整備．
② 災害時情報ネットワークとして広域災害救急医療情報システム（Emergency Medical Information System：EMIS）の整備．
③ 災害派遣医療チーム（Disaster Medical Assistance Team：DMAT）の育成
④ 広域医療搬送の整備：被災地から被災地外へ傷病者を搬送する広域医療搬送については搬送計画ができた2004（平成16）年以降，毎年，国をあげて訓練を実施しています（p.54参照）．

1）災害拠点病院

　災害拠点病院は，災害医療の中心となる医療機関です．災害拠点病院は指定要件（表2-A-5）に基づいて都道府県が指定します．災害時には，重症な救急患者（多発外傷，クラッシュシンドローム，広範囲熱傷など）が数多く発生します．被災地域で高度救命医療を行う

表2-A-5　災害拠点病院指定要件

- 業務継続計画の整備を行っていること．
- 24時間緊急対応し，災害発生時に被災地内の傷病者等の受け入れ及び搬出を行うことが可能な体制を有する．
- 災害発生時に被災地からの傷病者の受け入れ拠点にもなる．
- 災害派遣医療チーム（DMAT）を有し，その派遣体制がある．
- 救命救急センターもしくは第二次救急医療機関である．
- 地域の第二次救急医療機関等とともに定期的な訓練を実施し，災害時に地域の医療機関への支援を行う体制を整えていること．
- ヘリコプター搬送の際には同乗する医師を派遣できることが望ましい．

（医政発0321第2号 平成24年3月21日 厚生労働省医政局長「災害時における医療体制の充実強化について」より一部抜粋して改変）

A. 災害の定義，災害の種類と疾病構造，災害医療　　**49**

ことができる病院が必要で，災害拠点病院がその役割を果たします．

　災害拠点病院は，① 基幹災害拠点病院，② 地域災害拠点病院に分かれます．基幹災害拠点病院は各都道府県に原則1か所以上設置され，地域災害拠点病院の機能を有するほか，県下全域の災害拠点病院の機能を強化するための訓練・研修機能を有する病院です．地域災害拠点病院は基幹災害拠点病院以外の災害拠点病院で，二次医療圏ごとに原則1か所以上整備されています．

　災害拠点病院の指定は，病院の診療報酬にも影響します．機能評価係数Ⅱ（医療機関が担うべき役割や機能を評価する係数で，DPC[*9]対象病院に対するインセンティブとしての係数）の地域医療指数には，災害時における医療への体制評価項目として，災害拠点病院の指定，DMATの指定，EMISへの参加が示されています．

2) 広域災害救急医療情報システム（EMIS）

　被災地での迅速な医療・救護活動には，適切な情報伝達と共有が重要です．**広域災害救急医療情報システム**（Emergency Medical Information System：**EMIS**）は，医療機関，行政，関連機関（消防，保健所など）との情報共有システムのことで，① 被災地域の病院の被害状況（建物の倒壊，ライフラインの使用可否など）・傷病者の受け入れ状況，② 被災地外の医療機関の状況，③ DMAT活動状況など，災害医療にかかわる情報を集約・共有しています．これによって医療資源の偏在を避け，混乱のない初期医療体制をつくることを目標としています．

3) 災害派遣医療チーム（DMAT）

　2001（平成13）年6月に「災害医療体制のあり方に関する検討会」において，日本版**災害派遣医療チーム**（Disaster Medical Assistance Team：**DMAT**）構想が辺見 弘 氏（当時，国立病院東京災害医療センター副院長）により提案されました．その後，日本版DMATについて平成13年度厚生科学研究「日本における災害派遣医療チーム（DMAT）の標準化に関する研究」（主任研究者：辺見 弘）により育成のあり方などが検討され，2005（平成17）年3月より日本DMAT隊員の育成を目的とした研修会「日本DMAT隊員養成研修」が開始され，2018（平成30）年3月末までに1,630隊（12,777人）のDMATが養成されています．

　DMATは「災害の急性期（72時間以内）に活動できる機動性を持った，トレーニングを受けた，医療チームである」と定義されています．

　DMATの育成の意義は，多様化する災害や大規模かつ広域的な災害に対し，従来の救護班による支援体制だけでは十分な対応は難しいと考え，救護班が機動性を持ち，かつ災害において必要となる能力を提供できるようにすることです．さらに，日本全国あるいは地域として「標準化」した研修によりDMATを育成することで，災害医療がより効率的に，より機動的な対応が可能となります．

　日本医師会災害医療チーム（Japan Medical Association Team：**JMAT**）は，日本医師会

[*9]：DPC（diagnosis procedure combination）とは患者の診断群分類（病名）ごとに国によって，定められた1日あたりの定額の点数（注射，投薬，処置，入院基本料など）と出来高（手術，麻酔など）の費用を組み合わせて医療費を計算する支払い制度のこと．

が派遣する災害医療チームのことです．現地の医療体制が回復するまでの間，地域医療を支えます．JMATで派遣される医療救護班は，3日～1週間の活動を前提としており，チーム編成は，医師1人，看護職員（看護師や救急救命士）2人，医療保険事務職員1人を基本としています．

4) 災害医療コーディネート体制

　　災害が発生すると，その地域の保健医療システムが停止・機能低下するため，医療体制の立て直しを早急に進める必要があります．突然発生する保健・医療・精神・薬事・介護・福祉などの需要に対応するため，現在では多くの組織，職種，さまざまな機能をもつ支援組織が参集してきます．したがって災害を俯瞰し，時期による優先順位を見極め，需要と支援の調整（コーディネート）が必要となります．もちろん実行権限を有するのは行政職員ですが，災害時の保健・医療・福祉に関して被災した自治体職員を支援し，効率よく需要と支援のマッチングを調整する災害医療コーディネーターが求められました．

　　阪神・淡路大震災後の1997（平成9）年に，兵庫県で初めて災害医療コーディネート制度が始まりました．続いて，新潟県が，新潟県中越地震2004（平成16）年後の2006（平成18）年に，災害医療コーディネート制度を導入しました．2007（平成19）年の新潟県中越沖地震では，医療チームの派遣，医療ミーティングの開催，他組織との調整などにおいて，災害医療コーディネーターがその役割を発揮しました．

　　東日本大震災の1か月前の2011（平成23）年2月に，宮城県は同制度を導入しました．地域保健医療に深刻で，長期間・広範囲に及ぶ被害が出ましたが，急性期医療の支援だけでなく，被災した保健衛生への中長期に及ぶ支援，参集した救援組織の調整などの点において災害医療コーディネート機能が有効にはたらきました．厚生労働省は，東日本大震災での医療活動の課題を検討し，2012（平成24）年3月，各都道府県に災害医療コーディネート体制を整備すべきであるという通達を行い，都道府県における災害医療コーディネート制度の設置が推進されました．

　　災害医療コーディネーターの配置場所については，活躍が期待される医療対策本部が中心となります．都道府県ごとに医療対策本部の設置状況に違いはあるものの，都道府県，二次医療圏（保健所管区域），市区町村の3段階で配置されることが多いです．たとえば東京都は，都，二次医療圏，市区町村の3か所で災害医療コーディネーターの配置が計画されています．一方で，県と災害拠点病院などというように2か所で災害医療コーディネーターを配置している県もあります．

　　コーディネーターの多くは，保健所長，医師会役員，統括DMATなどの医師が委嘱されており，2014（平成26）年からコーディネーター対象の研修会が開催されています．

　　今後の課題としては，①コーディネートの拠点・場所の選定，②コーディネーターだけでなくサポートも含めた人員の確保と人材育成，③災害医療コーディネートの周知と体制充実のための法制整備があげられます．

b 災害医療と救急医療の違い[2]

　　日常において交通事故などで突然発生した傷病者は，救急車で病院に搬送され医療を受けることができます．いわゆる救急医療です．一方，地震などの災害時は，救急医療では

A. 災害の定義，災害の種類と疾病構造，災害医療　51

なく災害医療を実践することとなります．救急医療が大きくなったものが災害医療ではありません．その違いについて知っておかなくてはなりません．

　救急医療と災害医療どちらも急に発生した傷病者に対する医療であることには変わりありませんが，その医療の質は大きく異なるものです．災害時には，救急医療から災害医療へ速やかに切り替えることが重要です．その切り替えは地震が発生して目の前で多くの家屋が倒壊しているとか，列車事故が起きたというのであれば話はわかりやすいのですが，多くは救急と災害の境界が目に見えるわけではありませんので，災害の認識（災害が発生しているという明確な意識）と宣言によってはっきりと切り替える必要があります．そのためには救急医療と災害医療の違いを認識しておくことが大切となります．

1) 救急医療は通常（日常）の中の医療である

　まず，救急医療について考えてみましょう．わが国では，救急患者に対して，常に医療を提供できるように準備しておくことが求められています．事実，私たちの周りの救急について見渡してみると，すり傷などの軽症から，脳卒中，心筋梗塞，重症外傷など生命の危険が及んでいる重篤な患者まで24時間対応可能な体制をとっています．救急医療機関として，初期救急医療機関（休日・夜間急患センターなど），第二次救急医療機関（救急指定病院），第三次救急医療機関（救命救急センター）が設置され，消防救急との救急搬送システム，救急情報システムの連携によって救急医療が実施されています．

　たとえば，交通事故で傷病者が出ると，まず救急隊が現場へ出動し，傷病者の状態を評価して応急処置を行います．そして傷病者をどの救急医療機関に搬送するかを決定し，搬送します．搬送先の救急医療機関では，医師・看護師・コメディカルのスタッフがその場にある医療資源と可能な限りの時間をかけて全力を注ぎ救急医療を行います．このように救急医療は，日常（平時），十分な医薬品と医療資器材がある環境で，かつ人員も確保された状態で，傷病者の救命のために必要なすべての医療を施すことをいいます．また，救急患者に対しては，その傷病の種類や発生数がある程度は想定可能なものなので，事前にその対応に必要な環境や体制は整備されています．つまり救急医療は，日常（平時）の医療の範囲にあるものなのです．

2) 災害時の医療需要は予測できない

　次に，災害医療について考えてみましょう．災害時の医療対応に関して，決して準備していないわけではありません．国の防災基本計画をはじめ，地方公共団体であれば地域防災計画，病院であれば病院防災マニュアルなど，各レベルに応じた災害対応計画の策定や，医療資器材，医薬品の備蓄や災害拠点病院の整備など災害時医療対応が計画されています．

　しかしながら災害は，自然災害（地震，台風など），人為災害（交通事故・列車事故など），特殊災害（「CBRNE（シーバーン）災害」）などがあり，災害の規模や種類は多様です．実際の災害で発生する被災状況や傷病者数を予測することは難しく，災害時にすべて平時と同じ医療を提供できるよう万全の医療資器材などを準備することはできません．災害が事前に予測されていたものでも，突然に増えた傷病者（医療需要の急増）に対し，日常の医療システムは機能できなくなり，人員・医療資器材・医薬品の不足（医療供給の低下）は医療需要と供給の不均衡（図2-A-8）をもたらします．災害時に，傷病者に対して平時と同じ救急医

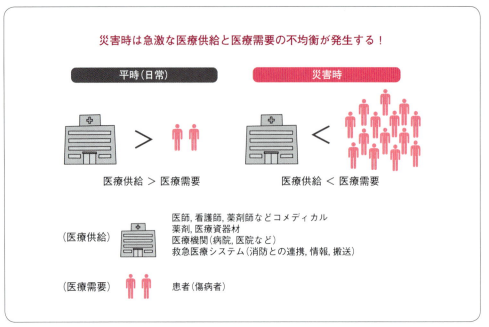

図2-A-8　医療供給と医療需要のバランス ─ 平時と災害時の比較

療を行うと，医薬品・医療資器材などの医療資源はすぐに底をついてしまいます．それを防ぐために災害時には傷病者にトリアージを実施しふるい分け，あるいは優先順位づけをし，医療資源を有効に傷病者に分配することが求められます．かつ医療の質を変化させる判断も必要となります．

　急性期の災害医療は，急激に増大した医療需要（傷病者）と医療供給の低下という環境の中で，限られた医療資源を有効に使い，1人でも多くの命を救うことが求められます．決して救急医療の規模が大きくなったものが災害医療ではなく救急医療と災害医療はまったく異なるものです．災害時には頭の中を救急から災害に切り替え，救急医療から災害医療への「ギアチェンジ」を行います．

3）救急医療から災害医療へのギアチェンジ ─ 災害の認識・宣言の重要性

　近年，各地で地震や大規模事故が発生していますが，災害時には病院は直ちに救急医療体制から災害医療体制に切り替え，傷病者の受け入れあるいは医療救護チームの派遣をすることが求められます．そのために重要なことは災害を認識し，宣言することです（救急医療から災害医療へのギアチェンジ）．遠方での地震や病院のライフラインに異常が生じない列車事故などは，情報収集しない限り災害の認識が難しくなります．災害の認識・宣言の遅れは災害医療対応の遅延に直結します．

c 災害時の速やかな医療体制の確立

　災害の医療対応は基本的には災害の規模や種類によって変わるものではありません．災害医療に求められることは，3T（Triage：トリアージ，Treatment：治療，Transport：搬送）を迅速に実施することです．そのためには，まずは被災によって混乱し機能低下（もしくは

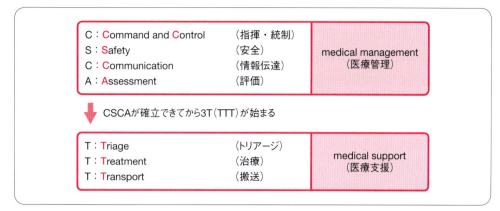

図2-A-9 大規模事故・災害対応で重要な"CSCATTT"

崩壊)した医療体制を立て直し,災害医療体制を立ち上げる必要があります.

災害時の対応には,イギリスのMIMMS[*10]による「CSCATTT」という基本原則があります.「CSCATTT」は,大規模な事故や災害が発生した際の活動順位と優先順位を系統だてて示したものです.まず,医療管理の視点からCSCA(C:Command and Control = 指揮・統制,S:Safety = 安全,C:Communication = 情報伝達,A:Assessment = 評価)で災害医療体制を確立してから,医療支援の3Tを行うことが重要だといわれています(図2-A-9)[3)].

医療施設で多数の傷病者を受け入れるような場合は,まず,災害対策本部を設置して施設内の安全確認と被災状況を把握し,通常の外来診療や手術の中止を判断する指揮・命令系統を構築することが,「CSCA」となります.

1) トリアージ

別項目(p.55)を参照のこと.

2) 治 療

(i) 中等症,慢性疾患,要配慮者 の「悪化させない医療」も早期から行う

DMATは災害時超急性期の救命医療を実施することを第一意義としています.しかしながら災害時には重傷者だけではなく,中等症の外傷や急性疾患,慢性疾患,要配慮者に対しても早期から対応しておくべきです.これらの傷病者の悪化(重症化)はより多くの救命医療の必要を増加させることになります.

(ii) まずは根本治療ではなく安定化のための治療を行う

まずは傷病者のバイタルの安定化の治療を行います.すべての患者に安定化治療がすむまで,あるいは災害による傷病者の発生が落ち着くまで根本治療は行いません.

平時であれば,肺挫傷による緊張性気胸は,チェストチューブ挿入による脱気後,手術

[*10]: MIMMS(Major Incident Medical Management and Support)とはイギリスのAdvanced Life Support Group(ALSG)が開催する大規模災害医療支援教育コース.日本を含む世界66か国で開催され,日本でも災害派遣医療チーム(DMAT)研修をはじめとする災害研修でその教育手法が用いられ,災害対応時の7つの基本原則のCSCATTTはわが国でも共通語になっている.

54 第2章 災害と災害看護に関する基礎知識

で肺の損傷部位の閉鎖術を行います．チェストチューブ挿入による脱気が安定化治療にあたり，肺の損傷部位の閉鎖術が根本治療にあたります．災害時では時間を要する根本治療ではなく，比較的簡単な治療で行える安定化治療をまず選択します．災害時の病院における傷病者に対する評価（診察）アプローチはABCDECrアプローチで対応し，必要な安定化治療を行います（表2-A-6）．

3）搬　送

被災地内の現場救護所や被災した病院での根本治療は困難です．重傷者の救命と被災地内医療の負担を軽減するため，災害が及んでいない医療機関への搬送が必要になります．搬送には，被災地外の医療機関へ搬送する広域医療搬送と，被災地内の医療機関へ搬送する地域医療搬送があります．広域医療搬送の適応疾患は，クラッシュシンドローム，広範囲熱傷，重症体幹・四肢外傷，重症頭部外傷などです．

搬送される患者は搬送拠点場所に隣接して設置される臨時医療施設（staging care unit：SCU）に搬送されます．SCUでは症状の安定化を図りながら，広域医療搬送か地域医療搬送かの選別を行います．　搬送拠点場所は，被災内搬送ヘリコプターおよび広域搬送自衛隊

表2-A-6　DMATの実施する安定化治療

第一印象
トリアージタグの確認，または緊急度をおおまかな全体像で把握， チームでの情報共有

ABCDECrアプローチ
A：気道評価・確保と頸椎保護
評　　　価：気道確保の要否確認，モニタリング開始 治療（処置）：気道確保（気管挿管，外科的気道確保などを含む）
B：呼吸評価と致命的な胸部外傷の処置
評　　　価：呼吸回数・様式，SpO_2，打聴診，胸壁動揺，皮下気腫 治療（処置）：酸素投与，適切な換気，胸腔ドレナージなど
C：循環評価および蘇生と止血
評　　　価：ショックの有無（皮膚・脈の性状，血圧），出血源検索（視診，FAST） 　　　　　　災害時のオプションとして腹膜刺激症状の評価 治療（処置）：止血（圧迫，骨盤簡易固定など），静脈路確保，輸液など
D：生命を脅かす中枢神経障害の評価
評　　　価：重篤な意識障害（GCS合計点≦8），瞳孔・片麻痺の評価 治療（処置）：二次性脳損傷回避 ＝ 酸素化（気管挿管，人工呼吸）
E：脱衣と体温管理
評　　　価：体温測定と圧挫・熱傷などの観察 治療（処置）：保温，被覆
Cr：圧挫（クラッシュ）症候群の早期認知
評　　　価：長時間挟圧の有無，患肢の疼痛，筋力低下，運動知覚麻痺， 　　　　　　黒〜赤褐色尿，増高T波 治療（処置）：厳重なモニター監視，大量輸液，炭酸水素ナトリウムの投与， 　　　　　　高カリウム血症への対応

（日本集団災害医学会 監修，日本集団災害医学会DMATテキスト改訂版編集委員会 編集：改訂第2版 DMAT標準テキスト，p.95，へるす出版，2015）

A．災害の定義，災害の種類と疾病構造，災害医療　**55**

機が同時着陸な自衛隊基地，空港，大規模空地などを都道府県が事前に指定し，SCU は被災地内の都道府県が設置します．

　搬送に際しては，① 適切な搬送先の選定（受け入れ病院の選択，分散搬送など），② 適切な搬送手段の選択（陸路・空路，医療者の同乗など），③ 適切な搬送のためのパッケージ（モニタリング，気圧対応，カルテ整備など）が求められます．

d　局地型災害と大規模広域災害の医療対応の違い

　局地型災害は列車事故，飛行機事故，車多重衝突事故などの交通事故，トンネル災害などがあげられます．大規模広域災害は東日本大震災や今後発生が予測される首都直下地震，東海・東南海地震などがあげられます．局地型災害であれ大規模広域災害であれ，災害医療体制を立ち上げ（CSCA），限られた医療資源を有効に傷病者に配分し，医療（3T）を提供するという医療対応の考え方は基本的には変わりありません．局地型災害と大規模広域災害の違いは，広範なライフラインの損傷と市役所などの損害による行政機能の低下・停止の有無です．特に行政機能の低下・停止は保健・医療・福祉体制の回復に大きく影響します．局地型災害であれば，ライフラインの損傷は災害現場周辺に限られるので医療の回復は早い傾向あります．しかし，洪水・豪雨災害のような局地型災害であっても市役所など地域の核となる行政が被害を受けると，保健・医療・福祉体制の立ち上がりは遅くなります．

8　トリアージ

a　トリアージの目的

　災害時に医療資源が限られる中，多数の傷病者から，優先的に救助・治療・搬送すべき人を選び出さなくてはなりません．このようなときに用いられる手法がトリアージです．

　通常の救急医療では，十分な医薬品・医療スタッフ，整った医療施設の中で，1 人ひとりの傷病者に必要な医療を提供できるため，順番に完治を目標とした治療を行うことができます．しかしながら災害時には，切り傷・擦り傷程度の軽症傷病者から，緊急性が高く命にかかわる頭蓋骨や骨盤の骨折・脳挫傷・クラッシュシンドローム・腹腔内出血などの重症傷病者，生命徴候がなく救命困難な傷病者まで，程度の異なる傷病者が同時に多数発生するため，平時と同様に目の前にいる傷病者から順番に対応していたら，医薬品や医療資器材，医療スタッフなどの医療資源が不足し，救えるはずの患者の命も救うことができなくなります．

　災害時にトリアージを実施することで，被災により限られた医療資源を有効に活用して，できる限り多くの傷病者を救い，そのときの最善の医療を提供することができるのです．

b　トリアージの考え方[1]

　トリアージには，2 種類の考え方があります．① ふるい分けと，② 並び替え・順位づけです．多数傷病者を，おおまかに分類するのがふるい分けです．このふるい分けられたカテゴリーの中から，さらに優先順位をつけるのが並び替え・順位づけです（**図2-A-10**）[2]．ふるい分けでは **START**（Simple Triage and Rapid Treatment）という方法が使用され，並び替え・順位づけとして **PAT**（Physiological and Anatomical Triage）の手法を用います．

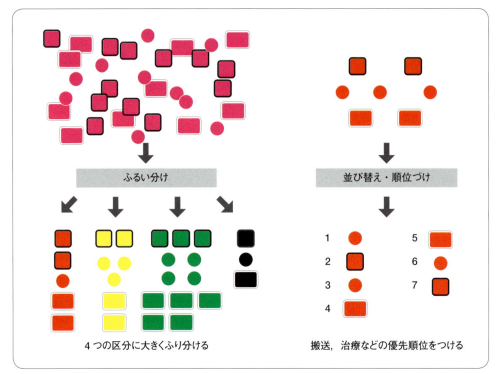

図2-A-10 ふるい分けと並び替え・順位づけの概念

現在，わが国で用いられている標準的なトリアージの手法は「一次トリアージ」と「二次トリアージ」です．「一次トリアージ」はSTARTを，「二次トリアージ」は生理学的・解剖学的評価を主とするPATを採用しています．一次トリアージで簡便な生理学的な評価により迅速にふるい分けを行い，二次トリアージで順位づけを行って一次トリアージでの精度を向上させる2段階構造をとっています．

c トリアージの実施者

災害時のトリアージには，傷病者の重症度・緊急度を迅速に評価する能力が必要であり，医師，看護師，救急救命士などが行います．また，実施者はトリアージを行う訓練を積む必要があります．そして実施者は原則，処置・治療は行わず，トリアージに専念します．トリアージ中はトリアージに集中することが求められますが，気道の確保と止血は緊急性が高いため，行うことになっています．

d トリアージの区分（カテゴリー）

重症度・緊急度によって傷病者を赤（Ⅰ），黄（Ⅱ），緑（Ⅲ），黒（0）の4つの区分（カテゴリー）に振り分けます（表2-A-7）．これらの4つのカテゴリー分けは，災害の規模や傷病者数，医療資源や搬送能力などを含めて考える必要があります．

看護師によるトリアージと区分0（黒）判定の捉えかた

現実問題として，災害時のトリアージ実施者は医師だけでは足りず，看護師によるトリアージは大きな役割を果たします．しかしながら医師であれば死亡と判断することができま

表2-A-7 トリアージカテゴリー

色	区分	優先順位	疾病の状態	傷病名（例）
赤	I	最優先治療群・重症群（第一優先順位）	直ちに処置をしなければ生命に危険がある	意識障害（JCS Ⅱ以上），窒息，気道閉塞，呼吸不全，大量外出血，緊張性気胸，胸部開放性外傷，血気胸，腹腔内出血，多発骨折，クラッシュシンドローム，多発外傷，広範囲熱傷，気道熱傷など
黄	II	待機的治療群・中等症群（第二優先順位）	治療は要するが，時間が遅れても悪化しないもの	四肢骨折，脊髄損傷（頸髄以下），気道熱傷を伴わない全身熱傷など
緑	III	保留群・軽症群（第三優先順位）	処置が不要．または処置が必要でも簡単なもの	四肢骨折，脱臼，打撲，捻挫，擦過傷，切創，挫創，軽度熱傷，過換気症候群など
黒	0	死亡群・救命困難群（第四優先順位）	生命兆候のないもの．治療しても救命の可能性が著しく低いもの	心肺停止 90％熱傷 頭部外傷（瞳孔散大）など

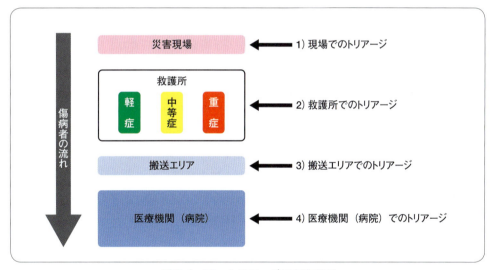

図2-A-11 トリアージの実施場所

すが，看護師には死亡の判定ができないことになっています．ましてやバイタルサインのある傷病者を，トリアージ区分0（黒）と判断するのは一層難しく，躊躇してしまう可能性があります．看護師によるトリアージ区分0（黒）は死亡と判定するのではなく，トリアージ区分0（第四優先順位）として判定します．第四優先順位と判定した場合，次の再評価はどのようにするかを医師と決めておくとよいでしょう．

e トリアージの実施場所

　トリアージは，災害現場だけでなく，救護所，搬送エリア，搬送先の病院などさまざまな場所で行われ，場所によりその目的も変わります（図2-A-11）．また，そのトリアージ区分や優先順位は実施した場所の実施した時点のものにすぎず，時間経過や行われた処置・治療により傷病者の状態も変わり，医療従事者や搬送能力などの人的・物的医療資源も変

化します．そのためトリアージは必要に応じて，繰り返して実施する必要があります．

1) 災害現場
優先して救助・搬出すべき傷病者のトリアージが災害現場で行われます．

2) 救護所
災害時には臨時に救護所が設置され，集まった傷病者に対し救護所前のトリアージエリアでトリアージを行います．重症度・緊急度により「赤（最優先治療群・重症群）」・「黄（待機的治療群・中等症群）」の緊急治療群，「緑（保留群・軽症群）」の非緊急治療群などに分けるためのトリアージが行われます．救護所内では優先的に治療を行う傷病者のトリアージが行われます．

3) 搬送エリア
救急車やヘリコプターなどの搬送能力に応じて，優先的に搬送する傷病者のトリアージが搬送エリアで行われます．搬送までの待機時間に病態が変化することがあるため，何回も繰り返し再評価を行います．搬送先の病院選定のためのトリアージも行われます．

4) 医療機関（病院）
医療機関（病院）の前でも，集まった傷病者に対しトリアージエリアでトリアージを行います．また，病院内でも，優先的に治療や手術を行う傷病者のトリアージなどが行われます．

f トリアージの手法

1) START（図2-A-12）
前述のとおり，多数傷病者に対し簡便で生理学的な評価により迅速にふるい分けを行う一次トリアージにおいては，わが国ではSTARTが用いられます．

STARTでは，まず「歩行」を評価します．その後，ABCD，つまりA：airway（気道；自発呼吸の有無），B：breathing（呼吸；呼吸回数），C：circulation（循環；橈骨動脈を触知できるか，あるいは脈拍数），D：dysfunction of CNS（意識；従命反応の有無）の評価を行います．以下に，STARTの確認項目を順番に説明します．

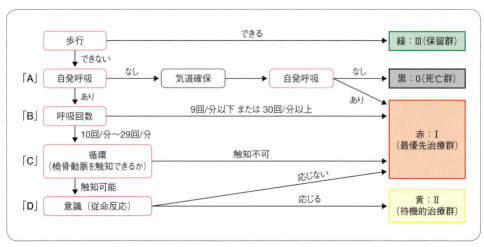

図2-A-12　START

① 「**歩行**」の確認 → 自力で歩行可能かどうか，「歩ける人はこちらに来てください」などと声かけをして歩行可能な人と不可能な人を分けます．歩行可能な人は「緑（Ⅲ）」となり，歩行ができなければ，② 気道の確認へ進みます．

② 「**A：気道（自発呼吸）**」の確認 → 傷病者の声が出ていたり，呼吸があるようならば，気道は開通していると判断できます．気道の開通が確認できたら，③ 呼吸回数の確認へ進みます．自発呼吸がなければ気道確保を行い，呼吸が再開するかどうかを評価します．ここでは，呼吸回数の評価は必要ありません．呼吸が1回でも確認できれば「赤（Ⅰ）」，できなければ「黒（0）」と判断します．

③ 「**B：呼吸（呼吸回数）**」の確認 → 傷病者の呼吸回数が9回／分以下または30回／分以上であれば「赤（Ⅰ）」と判断します．呼吸回数が10〜29回／分であれば，④ 循環の評価へと進みます．

④ 「**C：循環（橈骨動脈触知）**」の確認 → 傷病者の橈骨動脈で循環を確認します．触知すれば，⑤ 意識の確認へ進みます．触知できなければ，「赤（Ⅰ）」と判断します．

⑤ 「**D：意識（従命反応）**」の確認 → 簡単な指示や命令に対し，従命反応があるかどうかで意識を確認します．「手を握ってください」などの声かけに対して，手を握って開いたら従命反応ありと判断し，「黄（Ⅱ）」とします．反応しない人は「赤（Ⅰ）」とします．なお，意識はあっても運動障害などで反応できない場合もあるため，複数の指示で反応をみます．

START 実施時の注意点

・トリアージ区分の判定は30秒以内で行います．
・トリアージの区分が決まったら，その時点でトリアージは終了となります．

2）PAT（表 2-A-8）[3]

二次トリアージは生理学的評価・解剖学的評価を主とするPATを用います．PATは，STARTによる大まかな評価を，生理学的評価・解剖学的評価により，評価の精度を上げることを目的としています．

まず第1段階で，生理学的評価を行います．そして第2段階で外傷初期診療の評価手法を用いた全身観察による解剖学的評価を行い，身体所見から疑われる病態を評価します．生理学的，解剖学的いずれにおいても表2-A-8のいずれかの項目（例：血圧90未満，骨盤圧痛，骨盤骨折など）に該当した場合は「赤（Ⅰ）」に分類します．さらに必要に応じ，受傷機転（第3段階）や要配慮者（第4段階），を考慮します．PATの評価時間は1〜2分を目安としています．

g 予後絶対不良傷病者に対するトリアージの優先順位

災害時は，できる限り多くの傷病者を救うために，人的・物的な医療資源が大幅に不足している場合のみ，トリアージにより優先的に治療を受けられたとしても死亡する確率が高い傷病者（STARTでは「赤（Ⅰ）」）に対して，優先順位を下げることも念頭におき，トリアージを行います．例としては，すでに瞳孔が散大したり，脳の脱出を伴う高度な頭部外傷を負っているなどの予後絶対不良傷病者（また，平常時であったとしても救命することは不可能と思われる症例）に対しては，非常時である災害時には「治療をしない」という判断が求められます．予後絶対不良傷病者に対するトリアージとして，別の区分がある国もあります．

60　第2章　災害と災害看護に関する基礎知識

表2-A-8　生理学的・解剖学的評価

第1段階（生理学的評価）		
意識	呼びかけ反応なし，不穏	JCS Ⅱ以上
気道	舌根沈下，気道閉塞	
呼吸	浅い深い，速い遅い，失調性 胸郭挙上左右差，呼吸音左右差	9回/分以下または30回以上，SpO$_2$ 90％未満
循環	橈骨動脈触知弱い，速い，触知不能 皮膚蒼白・冷感・湿潤，活動性出血	脈拍120回/分以上または50回/分未満， 血圧90未満または200以上
体温		35℃以下
第2段階（解剖学的評価）		
＜身体所見＞		＜疑われる病態＞
開放性頭蓋骨（陥没）骨折		
髄液鼻漏，髄液耳漏		頭蓋底骨折
頸部皮下気腫，気管変形		気管損傷
外頸静脈の著しい怒張		心タンポナーデ，緊張性気胸
気管偏位		緊張性気胸，気管損傷
皮下気腫		気胸
呼吸音左右差		血気胸
胸郭動揺，奇異性呼吸		フレイルチェスト
胸部創より気泡混じりの出血		開放性気胸
腹壁緊張，腹部膨隆，腸管脱出		腹腔内出血・腹部臓器損傷
骨盤動揺・圧痛，下肢長差		骨盤骨折
大腿の変形・出血・腫脹・圧痛，下肢長差		両側大腿骨骨折
四肢麻痺		上位脊髄脊椎損傷
四肢軟部組織剥脱		デグロービング損傷
顔面の熱傷，鼻毛焼灼，口鼻腔内スス付着，嗄声		気道熱傷
重量物挟まれ・下敷き，ポートワイン尿		クラッシュシンドローム
頭頸部・体幹部・そけい部への穿通性外傷		重要臓器損傷，大血管損傷
四肢の切断		
15％以上の熱傷を伴う外傷，顔面/気道熱傷		
第3段階（受傷機転）		第4段階（要配慮者）
体幹部挟まれ，1肢以上の挟まれ（4時間以上），高所墜落，爆発，異常温度環境，有毒ガス，CBRNE汚染		乳幼児，高齢者，妊婦，障害者，慢性基礎疾患あり，旅行者

h トリアージタグの構造

　トリアージを行う際には，トリアージタグが使用されます．トリアージタグがついていることにより，トリアージ後の傷病者であるという目印となります．その他にも，トリアージタグには傷病者の個人情報である氏名，年齢，住所やトリアージ実施者氏名，トリアージ日時，処置・治療内容などを記載します．

　以前はさまざまな形式のトリアージタグが使用されていました．しかし，災害の規模によっては多数の医療従事者や医療機関がかかわり，それぞれのトリアージタグを使用して混乱を招くこともあったため，形式・形状・寸法，紙質，複写用紙の枚数，区分の色の順番，搬送機関・収容機関など，トリアージタグの一部分が統一されました[1]（図2-A-13）．

　トリアージタグは3枚複写になっており，複数の場所（機関）に記録を保管します．災害現場でトリアージタグを使用した場合は，原則，1枚目は災害現場に，2枚目は搬送機関に，

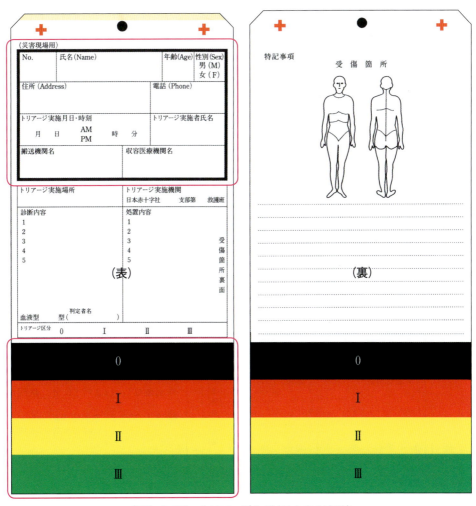

図2-A-13　トリアージタグ（日本赤十字社）
図中の◯で示す部分は標準化されている箇所．
（上の◯は記載項目の標準化．下の◯はトリアージ区分（色）の標準化）

3枚目は収容医療機関が保管することになっています．記録の保管方法については，地域の複数の機関で検討して決めておく必要があります．

<u>トリアージタグの装着位置</u>

・原則は右手首です．トリアージが繰り返し行われることもあるため，誰の目にもつきやすい場所に，トリアージタグ上端の紐で取り付けます．
・右手首に付けられない場合は，左手首，右足首，左足首，首の順で取り付けます．
・はずれる可能性があるため，衣服および靴への装着は不可です．

[i] トリアージタグの記載の仕方

　トリアージタグは患者の記録，トリアージの実施者，実施経過，治療・処置などが記載できるようになっています．しかし記載のために時間を費やしてはなりません．そのためには記載のコツを知っておくことが必要です．トリアージは，迅速に評価するための手法であり，記載に時間をかけてしまってはトリアージの目的からはずれてしまいます．トリアージ区分が決まったら，トリアージタグ下段でその区分の色を残してもぎ取ります．

1) タグの記載項目

(i) トリアージタグ（表）（図2-A-14）

　①No（通し番号），②傷病者の氏名，③年齢，④性別，⑤住所，⑥電話番号，⑦トリアージ実施月日・時刻，⑧トリアージ実施者氏名，⑨搬送機関名，⑩収容医療機関

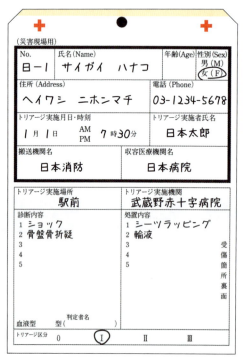

図2-A-14　トリアージタグ（表）の記載例

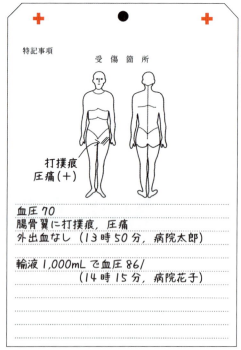

図2-A-15　トリアージタグ（裏）の記載例
特記事項としては，搬送・治療上，留意すべきことなどを記載する．身体図には受傷部位を記載する．

名，⑪トリアージ実施場所，⑫トリアージ実施機関，⑬診断内容，⑭処置内容，⑮トリアージ区分

(ii) トリアージタグ(裏)(図2-A-15)

　身体図(受傷箇所など)，特記事項(治療・処置内容など)．すべての治療・処置内容などを事細かく記載する必要はありません．簡潔に記載することが大事です．

2) 記載に関するコツと注意点

- ①No(通し番号)，⑦トリアージ実施月日，⑧トリアージ実施者氏名，⑪トリアージ実施場所，⑫トリアージ実施機関など，事前に記載できるところはあらかじめ記載しておきましょう．
- 個人情報は最小限で可です．最初から個人情報をすべて聴取する必要はありません．軽症者には自分で記載してもらうのも，簡便化するコツの1つです．トリアージに余裕ができてから情報の記載を完成させていきます．災害現場で実施されたトリアージであれば，救護所を出るまでにトリアージタグの記載を完成させることが望ましいことになっています．
- 原則，2人ペアでトリアージを実施していきます．1人がトリアージの判定者，もう1人はトリアージタグの記載係となります．
- タグ裏の身体図での記載を大いに活用します．文字よりも図示がわかりすいです．
- 黒のボールペンを使用し，3枚目まで複写できるように強い筆圧で書くことが必要です．
- 追加・修正に備えて，スペースを残して上に詰めて書きます(訂正・修正は二重線で．×でも可)．不明の項目は空欄のままにしておきます．
- トリアージ区分と，その根拠となる所見の記載は必須です．

column トリアージにまつわるケアリング

　ここでは，トリアージの現場で看護師が担う役割として，トリアージにまつわるケアリングについて論じます．"トリアージにまつわる"とは，現場で行われたトリアージに限定し，トリアージ実施時，また実施後の医療処置・ケア，搬送を待つ間の場面を指しています．

　著者は，JR福知山線脱線事故現場でトリアージに携わった看護師を対象に，トリアージ現場におけるケアリングと思いに関して，ヒアリングによる質的記述的研究を行った結果，その活動には医療者のケアリングと思いがあることが明らかになりました[1]．ケアリングについての論考は数多くありますが，筆者はここでいうケアリングを，人間誰もがもっている相手を気遣う心と実践的行為とし，傷病者を1人のかけがえのない人間として捉えて接した看護師の意識的動作・行為と定義しました．

　トリアージを行った看護師へのヒアリングの結果，トリアージ現場の場面に応じて，看護師はさまざまな思いを抱きながらケアリングを行っていたことが明らかになりました．さらに，トリアージにおけるケアリングは，時間に沿ってトリアージカテゴリーに関係なく，現場での活動全体の中で行われていました．具体的なケアリングは以下のとおりです．

① わかりやすい言葉での状況の説明
　　事故現場では，傷病者から「何があったのかわからない」という訴えが最も多かった．看護師は，状況から傷病者の気持ちを推測し，現状を伝えないと「可哀想」との思いを抱いた．そこで，トリアージ実施時にわかりやすい言葉を用いて状況を説明し，傷病者の不安の軽減に努めていた．

② 搬送待ちの傷病者への励まし
　　搬送を待っている多くの傷病者は，誰一人として我先に診てほしいと言う人はいなかった．看護師は，炎天下の中，搬送を待たされている傷病者を見て，気持ちを推測し「共感」する思いを抱いた．病院にすぐに行けるか「不確かさ」を感じながらも，「使命感」から傷病者の不安の軽減に努め，傷病者に接するときは必ず"もうすぐ病院に行けますからね"と声をかけ励まし続けた．

③ 報道陣から傷病者を保護
　　トリアージエリアにおいて，隠しカメラを忍ばせた報道陣が，ボランティアにまぎれて何人もいた．報道陣が傷病者に対し，何が起きたのか聞いているのを目撃した．状況がわからない傷病者に対し，そのように聞かれる苦痛を感じ取り，報道陣に対し「怒り」を抱いていた．そこで，報道陣に対して撤退してもらうよう注意し，退かない人に対しては警察に伝え退出してもらった．

④ 黒タグ傷病者のプライバシー保護
　　ブルーシートで囲まれた黒エリアにて，報道陣がブルーシートの隙間からご遺体を撮影している状況に遭遇し「憤り」を感じた．報道陣に指摘すると報道の自由を言われ，人として理解できない行動に「不信感」を抱いた．そこでブルーシートを閉めたが，再度開けて撮影してくる報道陣がいたため，毛布で黒タグ傷病者をくるみ，プライバシーの保護に努めていた．

⑤ 看取り

黒タグの傷病者が増えてきたときには，事故発生から数時間が経過しマンパワーも充足してきていた．現場で活動する各職種たちが自身の任務を遂行している中，看護師として自分の存在意義がわからなくなっていた．現場で自分の存在意義を探しはじめ，「焦り」「疑問」「自己効力感」や，看護師としての「使命感」を抱き，黒エリアに辿り着いた．そして，黒タグ傷病者に接して「無力感」「むなしさ」を感じながらも「思いやり」を抱いた．資源が限られる中で看護師だからこそできる知識や技術を駆使し，黒タグ傷病者の権利を擁護した倫理的判断から，せめてもの思いで傷病者の目を閉じ，容姿を整え，手を胸の前で組むように毛布でくるむ配慮をして看取りを行った．

このように，トリアージにおけるケアリングは，必ず前提となる医療者を取り巻く「状況」があり，それに対し「思い」を抱くことで「ケアリング」に結びつくという関連性が明らかになりました．

さらに，トリアージにおけるケアリングを実施することは，傷病者のみならず，トリアージ実施者の心理的負担の軽減や，遺族の悲嘆のケアにもつながる可能性があると考えます．その具体的な影響は以下のとおりです．

① トリアージ実施時に，ケアリングを行うことで自分自身が傷病者からの心理的影響を受けないためのトリアージ環境を整えることにもなっていた．また，自身の現場にいる存在意義につながっていた．

② ケアリングを行うことは，事故後の救護者のストレスを軽減させて癒しとなり，学び続けるという自己成長につながっていた．

③ 看護師がご遺体に込めた思い・態度・行為は，ご遺族の悲嘆のケアにもつながる可能性があり，ケアリングはご遺族のためにも必要である．

現場で実際に活動した看護師は，選別したタグを貼り，軽症者を後回しにしたのではなく，さまざまな状況から思いを抱き，ケアリングを行いながら，必死に活動していたと考えます．

多数の傷病者の対応を迫られ，限られた人的・物的資源の中での活動以上に，本研究において救護者が最もつらかったのは，"災害現場ですることではない"と，看取り（上記カテゴリーの⑤）について，批判をされたことという結果もありました．看取りということだけでなく，できることが限られている災害現場で"看護師として自分に何ができるか"と考えたとき，看護の軸ともいわれるケアリングが，災害現場ではトリアージにまつわるケアリングとして，看護師が現場に出る意義を見いだしているのではないかと考えます．活動の批判が看護師を苦しめる現状はありますが，トリアージにおけるケアリングが後に看護師の癒しとなり，ストレスを軽減させたことから，傷病者のみならず救護者にとっても価値の大きいものと考えます．

トリアージにまつわるケアリングにおいては，批判も含めさまざまな意見が職種間であるかと思います．また，研究参加者がきわめて少なく個人的要因の影響も大きいと考えられることから，あらゆるケースに関する結果とはいえず，一般化するには限界があります．しかし，"ふるい分け"というトリアージのイメージを超えたケアリングがトリアージの現場には存在していたことは確かであり，傷病者のみならず救護者にとってもケアリングが現場を支えていたことから，トリアージには判断力や決定力だけでなく，これらに付随してケアリングも重要であると考えます．

column

黒タグの記載に関する課題 —JR福知山線列車脱線事故の事例から—

　JR福知山線列車脱線事故から13年が経過しました．当時，看護師6年目だった筆者は，現在は臨床を離れ，DMAT（災害派遣医療チーム）事務局に勤務しています．国内の災害対応が主な業務で，平時は災害医療チームを養成し，災害時にはDMATの派遣や，被災地内で人や物などの資源のコーディネーションを行っています．転職後にかかわった災害は，御嶽山噴火や関東・東北豪雨災害，熊本地震，平成29年7月九州北部豪雨など，国内で発生した災害については災害種別に関係なく，情報収集レベルから実動まで介入しています．

　2005年4月25日，その事故の第1報を耳にしたのは，夜勤が終了した朝の休憩室でした．第1報の内容は「踏切内での乗用車と列車の接触事故」ということでしたが，その後，出動した現場で目にした光景は，その第1報の内容とはかけ離れたものでした．

　事故当時，事故現場近くの大学病院救命救急センターに勤務していた筆者は，現場で受傷者の対応を行いました．医師とともにドクターカーで駆けつけ，トリアージや創傷処置，静脈路の確保，黒タグ受傷者のプライバシーの管理などを行いました．しかし，午後から救出される傷病者のほとんどが，黒タグでした．このとき，筆者は初めての災害現場への出動だったため，医師とトリアージを行い，タグを装着していくことだけで精一杯でした．次々と救出され，搬送されていく傷病者に，自分たちのトリアージや処置が追いつかず，また黒タグの傷病者に対しての対応も追いついておらず，大きな無力感と葛藤を経験しました．

　現場西側からの侵入だったため，初めは人だかりの割には大きな事故ではないと思っていました．しかし，現場東側へ向かうにつれ人だかりは消え，現れたのはたくさんの傷病者が横たわっている異様な光景でした．誰から声をかけたらいいのだろうか？とりあえずトリアージをしていこうと，ひたすら目の前の傷病者に対応していきました．正直，細かな自分の感情の記憶は残っていません．ただただ当時の筆者は，がむしゃらに医師とともにトリアージを行っていたということしか記憶に残っていないのです．まさかこの事故をきっかけに災害医療に没頭するようになるとは，このときは考えもしませんでした．

　事故後にさまざまな研修会などに参加し，災害時の看護について，あの日，自分が行ったことが何だったのか，またすべきことは何だったのかについて模索していました．医学学会や看護学会では，JR福知山線列車脱線事故における現場での医療活動について，たくさんの発表がされていました．そこでは，多数傷病者事案においてトリアージが行われ，救命困難群や死亡群が近隣の医療機関に搬送されなかったことが評価されていました．2006（平成18）年1月に出された，兵庫県JR福知山線列車事故検証委員会によるJR福知山線列車事故検証報告書においても，救急機関による現場トリアージと医療チームによる二次トリアージが有効であったとされています．また，医師によるトリアージが実施されたために，迅速で的確な黒タグ判定や，黒タグ患者の病院搬送を回避することができ，周辺医療機関の負荷軽減に貢献したとも評価されています．しかし，その反面，「トリアージタグの情報記載が少なく検死などで困った」という評価もありました．実際，筆者自身も詳細な情報をトリアージタグに残すことができませんでした．事故から数年経過し，テレビでも事故に関する追悼番組や検証番組が放送され，鉄道会社との訴訟についての報道をよく目にしていた頃，事故の被害者のご遺族と面談する機会を得ることができました．複数名のご遺族のご希望で実現したこの面談では，どのご遺族も共通

してメディアの撮った写真を引き伸ばし，大切そうに抱え参加されていました．そして，ほとんどの方が「この男性（女性）をご存知ないですか？」と，筆者に質問しました．ご遺族が口々に話されたのは，「事故だったから，病院に駆けつけたが，尼崎市の体育館に案内され，棺に入った遺体と対面した」ということでした．「何があったのかわからないが，愛する家族はそこで命を絶たれた」という厳しい現実のみが遺族に伝えられ，そのほかのご遺族が欲しい詳細な事故状況などの情報は伝えられなかったのです．現場で活動していたどの医療班も，真剣に傷病者と向き合い，医療処置だけでなく声かけや，プライバシーへの対応も行っていました．また，黒タグの傷病者へ対しても，プライバシーの保護や乱れた着衣を整えるなどの活動を行っていました．しかし，当日現場で活動していた医療チームのトリアージタグは300枚を超え，筆者らの医療班においても持参した50枚のトリアージタグはすぐに底をつきました．現場の混乱の中での活動であり，また残念ながら傷病者1人ひとりの記憶が不確実なものになっていたため，面談したご遺族へは，個々の詳細な情報をお伝えすることができませんでした．お伝えすることができたことは，実際に医療班が現場で行っていた救護活動の内容や，黒タグの傷病者に対しての対応でした．

　このJR福知山線列車脱線事故後も，東日本大震災，御嶽山噴火，東海道新幹線火災事件，栃木県那須スキー場雪崩事故などの多数傷病者発生事案において，トリアージは行われています．現行のトリアージタグは1996年に標準化されたものですが，訓練使用時において記入漏れが多く必要な情報が記載されていないことが多くありました．そのため，2013年には日本救急医学会により，トリアージタグのデザインを改善する動きも出ています．しかし，ご遺族が必要としている情報は，必ずしもトリアージの際に必須となるような情報ではないことが多いのです．そして，トリアージ自体が医療資源と傷病者数のアンバランスが生じている際にされるものであって，状況によってはご遺族が必要としている情報は優先度が低くなってしまうこともあると考えられます．その中で，活動する医療班がどこまでの情報をトリアージタグに残すのかについては明確に決められていません．しかし，状況が許す中で，救出された位置などの状況を記録するということは，傷病者にとってもご遺族になってしまうという最悪の状況を迎えてしまった家族にとっても重要なことであることを，医療者として知っておく必要があると考えます．

　実際，私たち看護師が対応するのは，目の前にいる傷病者ですが，その向こうにはその傷病者を愛している家族や友人など大切な人々がいることを忘れてはならないですし，常に意識しなければなりません．

68　第2章　災害と災害看護に関する基礎知識

B. 災害看護とは

1 社会現象にみる災害看護の必要性

　　日本は世界的にみても災害の多い国の1つであり，また日本以外の国々でも，いま現在，多くの人々が災害で傷つき，災害医療・災害看護による救護活動が行われています．

　　災害には，地震，津波，台風，豪雨，火山噴火などの自然現象から生じる自然災害だけではなく，列車や航空機などの事故や宗教や民族の対立による紛争などの人為災害があります．

　　さまざまな災害が頻発する中で，看護職にとって災害看護は大変重要になっています[1]．災害看護では，生命や健康が急激な危機にさらされる急性期から，被災者の暮らす地域社会が復興する中長期まで，継続した支援を行うことが求められています．また静穏期には，病院の初動体制の確立や，地域住民に対して「災害に備える」重要性を喚起し，自己防災，地域防災・減災への意識を動機づけることも重要です．そして，災害時には災害現場，病院，避難所や被災した住宅（自宅避難），応急仮説住宅，災害公営住宅というふうに支援の場も変化することから，傷病者や被災者への支援内容は，時期・場所によって変わる対象者のニーズに合わせる必要があります．

　　また，少子高齢化や人口の過疎化・過密化，医療のあり方，経済状態などの社会の変容に伴って人々の生活も変化しており，このような社会現象を反映する形で災害の被害現象は現れています．よって災害看護は，これを踏まえて被災者のニーズが多様化・複雑化し，災害時に起こる問題も以前とは質的に変わっていることに注目する必要があります．東日本大震災において，65歳以上の高齢者や障害者の死亡率が被災住民全体の死亡率より高かったことを契機に，2013年に災害対策基本法の一部が改正され，「避難行動要支援者の避難行動支援に関する取組指針」[2013（平成25）年8月]が内閣府防災担当より提唱されました[2]．避難行動要支援者の支援対策が提唱されたことは，平時の地域防災・減災の重要性を意味づけることになり，静穏期の看護にこの視点を取り込むことが重要となります．また，東日本大震災と同様に熊本地震でも高齢者に多くみられた災害関連死の現状や，個々人のプライバシー意識の高まりが避難所のあり方を変化させ，孤独死や車中死という問題が増えたことが報告されています．このように，多くの災害対応の経験から得た教訓を災害看護に活かしていくことが大切です．

2 災害看護の定義

　　世界的にみて「災害看護」の定義は，地域特性や災害の種類によって多様です．災害時の看護職の役割についても，国によって看護職の職域が異なり，日本国内でも看護師と保健

師の担う役割が異なるという現状があります．災害看護の目的を理解するために，まずは「災害看護」の定義を知ることが重要です．

日本災害看護学会は阪神・淡路大震災を契機に1998年12月に立ち上がり，災害看護を以下のように定義しています．「災害看護とは，災害が及ぼす生命（いのち）や健康生活への被害を極力少なくし，生活する力を整えられるようにする活動である．その活動は刻々と変化する災害現場の変化やその時に生じる地域のニーズに応えるものである．それは災害前の備えから，災害時，災害発生後も行われる．看護の対象となるのは人々であり，コミュニティ，並びに社会を含む．災害に関する看護独自の知識や技術を体系的に用いるのはもちろん，他職種との連携は不可欠である．」[3]．そして，災害看護の範囲は防災から初期および中長期的活動を含むものとして捉えられています．

救急看護と災害看護との基本的な違い

平時の救急医療の中で行われるのが救急看護であり，大規模災害時に，多数の傷病者が同時に生じるような状況で行われるのが災害看護です．

救急看護と災害看護は，① 医療機関の傷病者受け入れ能力と，② 傷病者数とのバランスが異なります．医療機関の傷病者受け入れ能力が傷病者数より上回る（余裕のある）中で展開されるのが"救急看護"であり，災害発生後に医療機関に救護を求める傷病者数が多数殺到して医療機関の傷病者受け入れ能力が下回る（不足する）状況で展開されるのが，"災害看護"であるといえます．平時の救急医療体制では，多数の重症傷病者に対応することは難しく，救急看護とは異なる災害看護の考え方が必要になります[1]．

3 災害看護の対象者

災害発生後は，被災者が災害看護の対象になります．被災者とは，日本災害看護学会の定義によると，「災害に遭遇し，生命・身体への影響を受けた人（人々），あるいは生活基盤に被害を受け，自立して生活することが困難となったり，心に影響を受け支援を必要とする人（人々）」[3]です．

救援者やボランティアも被災者になることがあり，一概に被災者のみが，災害の中心にいた人ということにはなりません．また，静穏期では防災の観点から，退院して地域の病院に戻った入院患者や地域住民も，災害看護の対象者になることもあります．

4 災害看護の役割

災害看護の役割とは，災害看護活動に参加し，自分の活動の位置を占め，必要な行為を展開している中に存在します．災害看護の役割という行為の基本的特質は，行為が必ず被災者あるいは被災地の救護活動システムを前提としていること，すなわち被災者や救護活動システムのあり方と相互に連関しているわけです．いわゆる役割は単独では存在しえず，被災者という役割があって，災害看護という行為が成立すること，あるいは，多職種との複数の役割のシステムの中で存在することになります[4]．

世界的に災害看護の役割についてみると，WHOと国際看護師協会（International Council of Nurse：ICN）によって災害看護に秀でた看護師の行動特性（コンピテンシー）の枠組みと，災害看護の役割と実践内容が示されています[5]．この枠組みは，「防災・減災に関する行動特性」「備えに関する行動特性」「災害対応に関する行動特性」「復旧・復興に関する行動特性」の4分野に分けられ，その具体的な活動内容を全体で10項目取り上げています．各活動内容は災害看護の役割として国際的な基準と考えられ，わが国における災害サイクル別の看護の役割とも整合性があります．

災害の時期と活動場所に応じた災害看護の役割とその解釈

災害看護の活動内容は時期によって変化し，災害の種類・規模，看護活動を行う場所でも異なります．災害の時期と活動の場からみた災害看護の役割[6]を，表2-B-1に示します．その解釈を以下で述べます．

a 「救命救急医療と療養環境の整備」の役割

災害急性期では，現場救護所や医療機関における活動が中心になります．現場救護所を開設し，傷病者の救護にあたることは急性期の看護の重要な役割です．また，医療機関に次々と運び込まれる多数の傷病者を受け入れ，1人でも多くの傷病者を救命するために災害医療の「3T」（p.52参照）が行われ，ほかの医療職者と協働することが求められます．

一方で，もともと入院していた患者の安全を確保することも大切です．時間が経つにつれ変化していく傷病者や入院患者の病態を把握しながら，疾病の治癒を促すためのケアを行います．また，感染症対策やこころのケアへもつながるため，傷病者の療養環境を整えることも重要な役割です．

b 「被災者のこころのケア」の役割

急激な環境の変化から心身のバランスを崩し，被災者はかなりのストレスを感じています．そのため，医療機関や避難所では「こころのケア」が行われ，その際に看護師は大きな役割

表2-B-1　災害の時期と活動現場からみた災害看護の役割

❶ 「災害」という特異的な状況で負傷した人，慢性疾患を悪化させた人など，健康面で問題が生じた被災者の救命と疾病の治癒促進を援助する．また療養環境の整備を行う

❷ 被災によりこころに傷を負った人々に急性期から継続的にこころのケアを行う

❸ 避難生活において，基本的なニーズ（排泄，食事，睡眠，清潔，プライバシーの確保）が保証されるよう生活環境を整備し，また家族・知人との連絡や，被災者同士の交流などを通してコミュニティを維持・構築し，心身の健康を保つことができるよう支援を行う

❹ 特別な対応や専門的な支援が必要な要配慮者の特性を踏まえ，優先的に健康や生活への支援活動を行う

❺ 被災前の生活状況に向けて，被災者が自立的に生活を再建していけるように支援する

❻ 平常時，「病院防災」の視点から継続的に災害看護教育を行い，所属する施設で事業継続計画（BCP）の整備および防災訓練も行う

❼ 平常時，まず地域住民の「自助」としての自己防災力と減災力を基盤として，さらに「共助」としての地域防災力・減災力も獲得できるように支援する

を果たします．急性ストレス障害や心的外傷後ストレス障害（PTSD）へと進行しないように
ケアを提供するだけでなく，避難所で被災者同士がストレスによって苛立ち，感情的に対
立せずに共同生活を送れるようにすることも，こころのケアにおける看護の役割です．災害
の時期と時間経過によってストレス反応は違うため，急性期から継続的に変化を見守って
いくことが重要です．

c 「避難生活の整備と各機関との連携」の役割

避難所や自宅にいる被災者に対する避難生活の整備などに焦点をあてた支援活動を指し
ます．災害の時期によって被災者の避難生活のニーズは変化していくため，臨機応変な対
応をしていくことが役割上，求められます．また，被災自治体の防災担当者や地域保健，
社会福祉協議会の担当者のほか，ボランティアなどとも連携することが生活支援では重要
です．

d 「要配慮者の健康および生活の支援」の役割

災害時，要配慮者は，その特性に応じて特別な対応や専門的な支援が必要になることが
多く，適切な支援が行われないと心身に深刻な悪影響を及ぼします．要配慮者の特性を踏
まえた上で，優先的に健康や生活への援助を行うことが看護の役割となります．医療現場
や避難所で被災者にかかわるとき，要配慮者であるかどうかは忘れてはならない視点です．

e 「復興に向けての支援」の役割

復興とは，被災した地域社会が災害前以上の活力を備えることができるように，① 被災
者の生活，② 被災地域のコミュニティ，③ 経済（生業）という3つの視点から災害からの再
建を目指す活動のことをいいます．

復興に向けての支援では，災害公営住宅にいる被災者に対する健康維持・自己管理の支
援や，生活再建に向けての支援が主な役割となります．そして，社会福祉協議会の生活支
援相談員や被災地域で活動するNPOなどと連携・協働しながら，生活支援プログラムなど
の支援体制を整えて活動を行っていくことが重要となります．

f 「病院防災力の備え」の役割

突然の災害に備えて，看護職は自身の安全を確保しながら入院（外来）患者やその家族の
安全を守るために，各災害時期に応じた対応能力を培っておく必要があります．さらに，
災害時には多数の傷病者を受け入れられる初動体制を備えておくことが役割となります．そ
のためには，災害看護の基本的知識を身につけ技術を習得し，所属する施設で防災訓練を
実施したり，定期的に設備や資機材を点検するなどの「病院防災・減災」の視点と行動力を
養っておくことが求められます．

g 「地域防災・減災力の備え」の役割

平時から，住民に対して「災害に備える」重要性を喚起し，個人の自己防災・地域防災へ
の意識を高め，必要な防災知識と技術を身につけて自己防災力を高めることができるような
地域防災活動推進プログラムを立案することも役割の1つといえます．また，地域の自主防
災組織が円滑に機能するように支援し，地域防災・減災力が備わるようにすることも重要
です．防災訓練を企画・運営するときは，地域の防災関連組織（行政や医療機関など）と協
働して行うと，一層，地域防災力の向上に効果的です．

72　第2章　災害と災害看護に関する基礎知識

C. 災害サイクル別にみる看護の役割

1 災害サイクル別にみる看護の役割と活動内容

a 災害サイクル

　自然災害は災害の規模と被災地域の状況，災害の種類などにより，被害の程度やその後の時間経過は異なり，被災者の生活や健康に大きな影響を与えます．それは発生直後から，発生後数週間～数か月，そして数年という長期間にわたることもあります．

　災害発生直後の混乱した状況下で救出活動は行われ，急性期，亜急性期，慢性期を経て復興し，静穏期に進むという時間経過があります．これを災害サイクルといい，日本災害看護学会は災害サイクルを「災害に関連した時間的経過を示す．災害が発生し，その時間経過と共に必要な医療や看護を提供し，生活の構築や地域社会の復興，さらには備えるという，各局面に必要な対応を考え，次の災害の一助とすること．」[1]と定義しています．つまり，人々の生活や心身の状況はこの災害サイクルに対応して変化し，それに伴い被災者のニーズも変わっていきます．この変化に合わせて，災害看護では，被災者に救命救急看護を提供し，遺族ケアとご遺体の処置（整体）やこころのケアを行い，また急性期疾患・慢性疾患の看護や避難所での保健指導や感染症対策を行い，リハビリテーション看護，そして被災者の生活や地域の復興に向けて支援をしていくことが必要となります．また，災害発生前の静穏期では，所属する保健・医療・福祉機関，教育機関，地域などにおいて防災・減災教育活動を行うことも求められます．

　災害サイクルに看護の視点を加えた「災害サイクルからみる災害看護の役割」を図2-C-1に示します[2,3]．

　　① 急性期：発災からおおよそ1週間程度．発災から72時間を超急性期と呼ぶ場合がある．
　　② 亜急性期：1週間から1か月程度．
　　③ 慢性期：1か月から数年．
　　④ 復興期：慢性期後，数年にわたる．
　　⑤ 静穏期：災害看護教育，住民防災教育，各機関における防災・減災への取り組みの時期．
　　⑥ 前兆期：防災警告，避難準備の時期．

b 急性期の看護活動（発災～ 1 週間）

　災害サイクルの急性期は災害発生後の時間軸から，① 発災から6時間，② 6時間から72時間，③ 72時間から1週間程度に区分されます．発災から6時間は，主に現場に居合わせた人（バイスタンダー）[*1]によって救出や応急手当が行われてきましたが，最近では，災害

＊1：バイスタンダーとは発見者，同伴者など，救急現場に居合わせた人のことを指す．

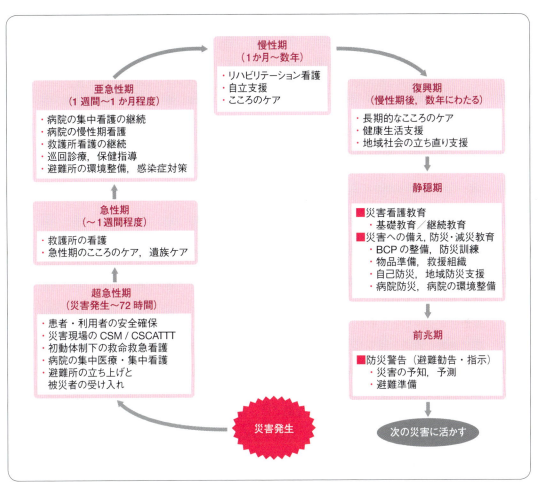

図2-C-1 災害サイクルからみる看護の役割

現場で，超急性期の災害医療活動が展開されるようになりました．その1つが2005年に発足した災害派遣医療チーム(Disaster Medical Assistance Team：DMAT)で，大事故や地震災害の現場にいち早く駆けつけ，救命医療を提供します．救出の際に，瓦礫の下の医療(confined space medicine：CSM)を行うこともあります[2]．

また災害現場では，被災地域内外の医療チームが派遣されて，負傷者の救助と危険区域から安全な場所への移動が最優先で行われます．そして応急救護所では，負傷者の救命のために，前述(p.52)した災害医療の3T［トリアージ(triage)，応急処置(treatment)，搬送(transportation)］を円滑に進めることが鍵となります．3Tを有効に運用するには，「CSCA」と呼ばれる C：指揮命令(command)，S：現場の安全(safety)，C：情報の共有(communication)，A：現場の状況評価(assessment)が必要です．重要なのは，数多くの救援組織が参集し混乱した災害現場を統括する体制をCSCAで整備することです．一方，看護活動では，後方搬送を優先するのか，現場で応急処置を行って負傷者の状態の安定化を優先するのかなどを適時判断することが求められます．そのため，災害の規模や種類，負傷者数，後方施設までの距離，交通手段の確保状況や受け入れ病院の情勢などに照らしな

74 第2章 災害と災害看護に関する基礎知識

表2-C-1 急性期の看護活動のポイント
❶ 現場応急救護所における CSCATTT
❷ 被災地の医療機関における救命救急活動
・自病院における各職員の安全確保
・入院患者の安全確保
・外来患者およびその家族の安全確保
・被災患者を受け入れる初動体制の開設
・ご遺体の死亡確認，遺族ケア
・災害現場への医療チームの派遣
❸ 避難生活上の緊急支援

表2-C-2 亜急性期の看護活動のポイント
❶ 医療機関での看護活動
・集中治療を受ける重症患者への支援の継続
❷ 避難生活を送る被災者への支援
・環境整備（保健指導，感染症対策）
・組織的・継続的なこころのケアの体制づくり
❸ 他職種との連携

がら，弾力的に対応します．なお，災害医療の体系的アプローチである**CSCATTT**の概念は災害現場だけではなく，施設内や各病棟の中などでも活用できる概念です[4]．

発災時，被災病院の看護職の最優先事項は，自身と他の看護職らの負傷を確認し，安全確保をすることです．そして入院患者や外来患者およびその家族などの安否確認や安全確保が主な役割となります．その後，負傷した地域の傷病者を受け入れ，トリアージを踏まえ応急処置や看護を展開し，重症傷病者には集中医療・看護を提供します．また，傷病者が入院できるように，被災した病院設備や資機材などを点検・整備します．

災害現場の応急救護所や被災病院のほかに，避難所・巡回診療などで被災者の避難生活に対する緊急支援も行います．急性期では，救命救急看護，ご遺体の処置（整体），遺族ケアなどを行う上で，医療職や消防，行政などのさまざまな専門職およびボランティアと協働することが大切です（表2-C-1）．

[c] 亜急性期（1週間〜1か月程度）の看護活動（表2-C-2）

医療機関では，重症患者への術後管理などの集中医療・看護を継続します．また，被災時に特徴的な外傷であるクラッシュシンドローム患者への循環器管理を行うなど，必要な看護を提供します．そして，避難所や自宅で避難生活を送る被災者に対する支援を行います．生活環境の変化や不十分な服薬で急性増悪を起こしやすい慢性疾患のある被災者に対しては，できるだけ早く診療を受け，服薬が再開できるようにします．被災者は，不便を強いられる避難生活自体や将来への不安，被災者間の救護活動による疲労などで大きなストレスを抱えており，衛生環境はライフラインの断絶により悪化しています．そこで看護師は避難所や被災者の自宅を訪問して話を聴き，健康状態や生活環境を把握し，被災者のニーズや避難所の生活環境に対しアセスメントを行った上で，保健指導や感染症対策などの環境整備とこころのケアを行います．この時期から，組織的・継続的なこころのケアの体制づくりも始まります．また，医療機関や行政，ボランティアなどの他職種と連携した支援を心がけることが重要になります．

[d] 慢性期（1か月〜数年）・復興期（〜数年にわたる）の看護活動

医療機関ではリハビリテーション看護が提供されます．一方，被災者の生活環境は慢性期から復興期にかけて，避難所から仮設住宅，災害公営住宅へと変化するため，それに応じた支援が必要です．安全で，安心して落ち着いた生活ができる環境づくりが重要で，被

表2-C-3　慢性期・復興期の看護活動のポイント

1. 被災者が健康的な生活を立て直すことができるよう支援する
2. 被災者へ組織的・長期的なこころのケア活動を継続する
3. 地域社会が復興（立て直し）できるよう支援する

表2-C-4　静穏期の看護活動のポイント

1. 看護教育機関や医療機関などで災害看護教育や救護訓練を充実させ，人材育成に努める
2. 各組織で救護資機材や設備などの整備点検を行う
3. 災害発生時の緊急対応ネットワークを構築し，確認する
4. 地域防災活動への参加と自主防災組織の支援

災者が健康的な生活を立て直すことができるように支援を行います．要配慮者へは，継続的な支援が大切となるため，転居先を把握して対策を講じます．また，支援のある避難所や仮設住宅での生活に慣れて被災者の生活の自立性が損なわれないよう，被災者が主体であることを認識し，彼らの生活力を向上させるような支援のあり方が求められます．

また復興のためには，物質面からの支援だけでなく，こころのケアなどの精神面での支援も必要とされます．被災者に対して組織的で長期的な切れ目のないこころのケアを提供していくことも忘れてはなりません．そして地域社会が復興できるように支援をしていきます（表2-C-3）．

e 静穏期の看護活動

静穏期の看護活動には，表2-C-4のような取り組みがあります．災害看護の専門家の育成とともに大変重要なのが，地域住民に対する防災・減災教育です（p.146「第4章-C．静穏期における災害看護の取り組み」を参照）．

2　災害サイクル別にみる医療現場と生活の場の支援内容

　災害サイクル別にみて，医療現場と，被災者の生活の場の双方に看護の役割があることを述べてきました．発災後，時間とともに被災者のニーズに変化が生じます．そのニーズの変化は医療現場のみならず，生活の場にも現れ，災害急性期，亜急性期，慢性期〜復興期，静穏期別にそれぞれにふさわしい看護が求められます．

　急性期は，まず医療現場で，傷病者救命のために災害医療の3T（トリアージ・応急処置・搬送）に伴う看護が必要です．亜急性期は，医療機関では救命後の患者へは集中治療に伴う看護を，入院患者へは状態把握とニーズに合った看護を行います．生活の場である地域では，救護活動として巡回診療・訪問看護を行い，在宅被災者の日常生活動作（ADL）の支援が主な内容です．慢性期〜復興期は，医療現場では，被災した新規入院患者や継続入院患者の看護が求められます．地域では，被災者の健康調査やADLの向上支援とともにコミュニティの復興支援にも継続的に取り組みます．静穏期は，医療現場では組織的に防災・減災の観点から安全確保対策と連携体制を構築し，地域では，地域住民への自己防災・地域防災教育活動を行います．

　医療現場のその他の視点として，心理面，環境と安全確保，組織としての役割，情報収集と発信について，各サイクルの特徴を踏まえ，ニーズを具体化することが必要です．

D. 災害看護活動における倫理と心構え

　災害時の状況は，災害の種類や規模，地域特性，季節，天候，時間帯といった要因が重なることからさまざまです．また，災害時は，平時の医療体制とは異なり，「限られた医療資源のなかで最大限の命を救う」[1]ことが求められます．そのため，私たちは，災害時では通常とは異なる判断を迫られる，あるいは判断せざるを得ない状況に遭遇することがあります．そのときの助けとなるのが看護倫理です．また，自分の判断やかかわりを振り返る際にも有効な手立てとなることからも，看護倫理を理解しておく必要があります．ここでは，看護倫理学者であるサラ T. フライ（Sara T. Fry）の倫理原則を紹介した後，災害時に遭遇する倫理的な問題について具体的場面をあげて考えていきます．

1 倫理原則

　フライは，看護実践を行う上で重要となる倫理原則として，善行と無害，正義，自律，誠実，忠誠の5つをあげています．

a 善行と無害の原則

　私たち看護職者は，患者のためにこうしてあげよう，こうしたらよいのではないかと考えます．それは，私たちに患者のためによいことを行う義務があるからです．この考え方が善行の原則です．一方，私たちは患者に害を与えるようなことをしてはいけません．また，患者に害が生じる可能性がある場合には回避しなくてはならない義務があります．この考え方が無害の原則です．つまり，善行と無害の原則は，患者が利益を得られるように，また，患者に害が加わらないようにかかわることを意味しています．

b 正義の原則

　私たちは，看護の対象者である患者に平等かつ公平でなくてはなりません．そのため，患者にとっての利益が不平等・不公平にならないよう適正な配分を考えながらかかわる必要があります．つまり，この考え方が正義の原則です．看護者の倫理綱領の条文[2]に，「看護者は，国籍，人種・民族，宗教，信条，年齢，性別及び性的指向，社会的地位，経済的状態，ライフスタイル，健康問題の性質にかかわらず，対象となる人々に平等に看護を提供する」と明記されているように，適正な配分のもと，すべての人々が平等かつ公平になるように看護を提供することが求められます．

c 自律の原則

　人は価値観や信念を持っています．その人が，その価値観や信念のもとに，選択し決定したことを尊重するという考え方が自律の原則です．つまり，自律の原則は，患者がこうしたいという意思を示した場合，その意思を尊重してかかわることを意味しています．

D. 災害看護活動における倫理と心構え　77

d 誠実の原則

　医療現場では，インフォームド・コンセントという考えのもと，患者に十分な説明を行っていますが，その説明には嘘偽りがあってはいけません．つまり，私たちには，真実を伝える，嘘をつかない，だまさないという義務があります．この考え方が誠実の原則です．こうした誠実な対応は，患者−看護職者の信頼関係の構築にもつながることからも大切な原則であるといえます．

e 忠誠の原則

　私たちには，患者から知り得た情報を他者には漏らしてはいけないという守秘義務があります．また，患者と何らかの約束をした場合，私たちはその約束を守ろうとします．つまり，患者と看護職者の信頼関係に内在する義務に対して誠実であるために行動しているのです．この考え方が忠誠の原則です．しかし，守秘義務や約束を守ることに対して悩んだ経験をしたという人は多いかもしれません．また，約束を守れなかったという経験を持つ人もいるかもしれません．しかし，その判断が間違っているとは決して言えません．忠誠の原則だけで判断することは，時と場合によって患者に不利益をもたらす可能性があるからです．私たちには，患者が置かれている状況を踏まえ，誠実とは何かを考え判断することが求められます．

　以上，倫理原則について説明しましたが，災害時では，患者を被災者に置き換えて考える必要があります．たとえば，災害時では，多数の被災者に対して，限られた医療資源の中で最大の効果を上げ人命を救助するために，トリアージを実施し搬送・治療の優先順位を決定する必要があります．このトリアージの考え方は，1人でも多くの傷病者を救助するという点で正義の原則に基づいていると考えられます．また，お風呂に入るのは面倒だから入りたくないと言っている被災者に対して，なぜお風呂に入りたくないのかその理由をよく聞き，被災者自身がよしとする選択ができるように解決策を提案し，被災者の自己決定権を支援することも自律の原則に基づいたかかわりであると考えられます．

　このように，平時でも災害時でも，倫理原則の知識を基に判断し，看護を実践することが重要であることに変わりはありません．

2　倫理原則の応用場面

　災害時には，多くの被災者が医療現場や避難場所に押し寄せます．私たちは，医療資源が限られた，混乱した災害現場で看護活動を行わなければなりません．そのため，自分が行いたい，あるいは行った看護実践について倫理原則の間でジレンマが生じることがあります．そこで，具体的な事例をあげて，災害支援時に生じた看護職者のジレンマとジレンマから得られた看護職者の気づきについて説明していきます．

a O病院とその周辺病院の状況（図2-D-1）

　A看護師は，被災地の災害拠点病院だったO病院救急外来に災害支援に入ることになりました．O病院は，周辺の病院が大規模な被害により機能が失われていたため，被災者の受け入れ病院としての機能を果たしていました．このような状況で，重症度の高い被災者（患

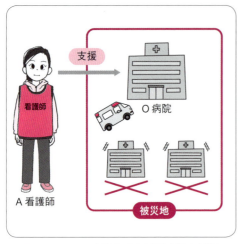

図 2-D-1　O 病院とその周辺病院の状況

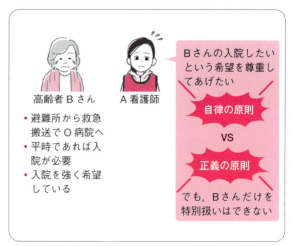

図 2-D-2　場面と倫理原則の間でのジレンマ

者)の受け入れができるように病床調整を行っていました．

b　ジレンマの具体的な場面（図 2-D-2）

　　A 看護師は避難所から救急車で運ばれてきた高齢者 B さんの対応をすることになりました．B さんの状態は，平時であれば入院が必要な状態でしたが，O 病院は，重症度の高い被災者（患者）を優先して対応していた状況から，B さんは入院せずにいったん避難所に戻ることになりました．しかし B さんは，今の状態では避難所での劣悪な生活環境では耐えられない，自分の家族や周囲に迷惑をかけたくないから入院させてほしいと A 看護師に強く希望しました．A 看護師には，O 病院の状況と B さんの気持ち，すなわち，倫理原則の間でジレンマが生じました．

c　倫理原則の間でのジレンマ（図 2-D-2）

　　A 看護師は，高齢者である B さんの入院したい気持ちを尊重してあげたい（自律の原則），しかし O 病院の状況を考えると，B さんだけを特別に入院させることはできない（正義の原則）という 2 つの倫理原則の間でジレンマが生じました．A 看護師は，どちらの倫理原則を優先したらよいのか迷いましたが，平時の状況では入院が必要である B さんの気持ちを尊重する自律の原則を優先させたいという気持ちが強くなっていました．

d　ジレンマ解決のための行動（図 2-D-3）

　　A 看護師は，自律の原則を優先させたいという気持ちに傾いていました．しかし，支援者である自分の判断・行動によって O 病院に迷惑をかけてはいけないと考え，O 病院の C 看護師に相談することにしました．C 看護師は A 看護師に，より重症度の高い被災者を受け入れる必要があるので，B さんを入院させることはできない（正義の原則）が，B さんには今の状況をきちんと説明して（誠実の原則）理解してもらう，というかかわりを提案しました．

e　A 看護師の気づき（図 2-D-4）

　　A 看護師は，C 看護師の提案から，災害時という今の状況では，被災者（患者）に平等かつ公平に利益を配分しなければならないという正義の原則が優先され，平時とは異なる判断

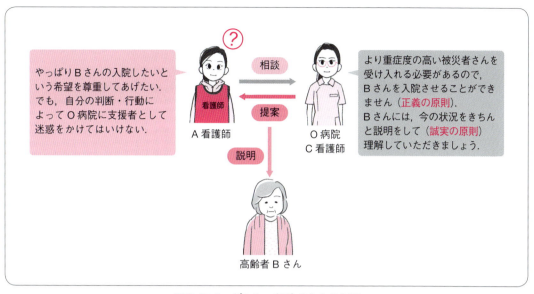

図2-D-3　ジレンマ解決のための行動

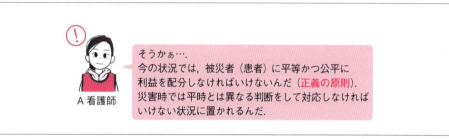

図2-D-4　A看護師の気づき

をして対応しなければいけない状況に置かれていることに気づきました．

　この事例のように，災害支援現場では，倫理原則の間で普段行っている支援ができないというジレンマを感じることがあり，平時とは異なる看護のあり方が求められる場合があります．それは，平時の臨床現場では想定できない状況下に置かれるからです．

　看護者の倫理綱領の前文[2]には，「自己の実践を振り返る際の基盤を提供するもの」と明記されています．自分の行った支援が果たしてよかったのか，支援の選択の理由は何だったのかといった振り返りをする上でも看護倫理を理解しておく必要があります．災害はいつ起こるのかわかりません．平時と同様，災害時においても根拠に基づいた看護が実践できるよう，看護倫理を基に，日頃から自分の看護と向き合い自己研鑽していくことが望まれます．

80 第2章　災害と災害看護に関する基礎知識

📝 引用・参考文献　（番号が付いてるものは引用文献や本文対応の参考文献．その他は項目全体の参考文献）

A. 災害の定義, 災害の種類と疾病構造, 災害医療（1〜4）

1) Gunn SW：災害医学用語辞典 ― 和・英・仏・西語. 青野 允, ほか 監訳, p.26, へるす出版, 1992.
2) 山本保博, ほか 監修, 国際災害研究会編：災害医学 第1版. p.1, 24-25, 61-68,112-117, 248, 南山堂, 2002.
3) 金子正光, 山本保博 監修：奥尻からの警鐘 ― 今再び, 北海道南西沖地震を検証する. p.26-30, 荘道社, 1999.
4) Centre for Research on the Epidemiology of Disasters（CRED）：Natural Disasters 2017. EM-DAT file dated 02/07/2018（https://cred.be/sites/default/files/adsr_2017.pdf）.【2019年2月20日閲覧】
5) "Natural catastrophes and man-made disasters in 2008：North America and Asia suffer heavy losses". Swiss Reinsurance Company Ltd., 2009.
6) Asia-Pacific Humanitarian Bulletin 2013. UN Office for the Coordination of Humanitarian Affairs, 31 December 2013.
7) Tropical Storm "Ondoy" Response of the Department of Health, the Philippines, October 9, 2009.
8) 気象庁ホームページ：活火山とは（https://www.data.jma.go.jp/svd/vois/data/tokyo/STOCK/kaisetsu/katsukazan_toha/katsukazan_toha.html）.【2019年2月20日閲覧】
9) Colombia Volcanic Eruption Nov 1985 UNDRO Situation Reports 1-10, UN Department of Humanitarian Affairs, 14 Nov 1985.
10) 日本自然災害学会 監修：防災事典. 築地書館, 2002.
11) 日本集団災害医学会 尼崎JR脱線事故特別調査委員会：JR福知山線脱線事故に対する医療救護活動について. 日本集団災害医学会, p.38-40, 2006.
12) 運輸省航空事故調査委員会：航空事故調査報告書 中華航空公司所属 エアバス・インダストリー式A300B4-622R型B1816 名古屋空港 平成6年4月26日：運輸省航空事故調査委員会：1996.
13) Kumar S：Victims of gas leak in Bhopal seek redress on compensation. BMJ, 329（7462）：366, 2004.
14) Giannou C, ほか：WAR SURGERY Volume 2. 中出雅治 監訳, 日本赤十字社, 2016（https://www.osaka-med.jrc.or.jp/aboutus/international/pdf/warsurgery_vol2.pdf）.【2019年2月20日閲覧】
15) Hallenbeck WH：Radiation Protection. CRC Press, 1994.
16) International Atomic Energy Agency（IAEA）：Chernobyl's Legacy：Health, Environmental and Socio-Economic Impacts and Recommendations to the Governments of Belarus, the Russian Federation and Ukraine. The Chernobyl Forum：2003-2005 Second revised version, IAEA（https://www.iaea.org/sites/default/files/chernobyl.pdf）.【2019年2月20日閲覧】
17) Robert A, ほか：大量破壊兵器事案における救急処置. 徳野慎一, 越智文雄 訳：じほう, 2004.
18) 内閣府ホームページ：原子力防災（https://www8.cao.go.jp/genshiryoku_bousai/）.【2019年2月20日閲覧】
19) 阪神・淡路大震災復興本部保健環境部医療課：災害医療についての実態調査結果. 1995.
20) 日本集団災害医学会 監修：改訂第2版 DMAT標準テキスト. p.126-129, へるす出版, 2015.
21) 日本救急医学会・医学用語解説集（http://www.jaam.jp/html/dictionary/dictionary/word/1113.htm）.【2019年2月20日閲覧】
22) 鍛冶有登：挫滅症候群の集中治療と看護. Emergency Nursing, 10（2）：125-128, 1997.

A-5. 災害関連死の実態とその対策

1) 上田耕蔵：震災後関連死亡とその対策. 日本医事新報, 3776：40-44, 1996.
2) 復興庁：参考資料4「東日本大震災における震災関連死に関する原因等（基礎的数値）」について. 東日本大震災における震災関連死に関する報告, p.23, 2012によるデータを基に筆者分析.
3) 熊本県災害対策本部：平成28（2016）年熊本地震等に係る被害状況について（第225報）, 平成29年3月21日発表によるデータを基に筆者分析.
4) 上田耕蔵：震災関連死と障害者. 精神保健福祉ジャーナル 響き合う街で（70）：24, 2014.
5) 内閣府：避難に関する総合的対策の推進に関する実態調査結果報告書. 2013（平成25）年.
6) 上田耕蔵：災害関連死. Basic & Practice 災害看護 ― 寄り添う, つながる, 備える, 三澤寿美, 太田晴美 編, p.25-32, 学研メディカル秀潤社, 2018.
7) 山内広平：大津波時の在宅酸素療法の問題点. 日本医師会雑誌, 141（1）：50-53, 2012.
8) Yamanouchi S, et al：Survey of preventable disaster death at medical institutions in areas affected by the Great East Japan Earthquake：a retrospective preliminary investigation of medical institutions in Miyagi Prefecture. Prehosp Disaster Med, 30（2）：145-151, 2015.
- 上田耕蔵：東日本大震災 医療と介護に何が起こったのか ― 震災関連死を減らすために. p.118, 萌文社, 2012.
- 上田耕蔵：災害関連死. 看護学テキストNiCE 災害看護（改訂第3版）― 看護の専門知識を統合して実践につなげる, 酒井明子, 菊池志津子 編, p.33-39, 南江堂, 2018.
- 上田耕蔵：災害関連死. ナーシング・グラフィカ 看護の統合と実践③ 災害看護 第4版, 酒井明子, ほか 編, p.34-38, メディカ出版, 2017.

A-6. 感染症と対策

- 菅又昌実：災害時に必要な医療支援とは ― 災害時の感染予防の立場から. 日本保健科学学会誌, 9（3）：145-154, 2006.
- 加來浩器：災害環境と感染症（人為災害を防ぐ）. 防衛医学, 防衛医学編集委員会 編, 防衛振興会, p.290-292, 2007.
- 国連難民高等弁務官事務所（UNHCR）編著：緊急対応ハンドブック（日本語版）. 国連難民高等弁務官事務所, p.170-201, 2000.

- 横堀將司, ほか：集団災害における健康教育 ― 国際緊急援助隊医療チーム活動の報告. 日本集団災害医学会誌, 14（1）：38-42, 2009.
- 三橋睦子：感染看護と災害. 看護学テキスト NiCE 災害看護 ― 看護の専門知識を統合して実践につなげる, 酒井明子, 菊池志津子 編, p.292-308, 南江堂, 2008.
- 中野貴司：ワクチン予防可能疾患 vs ICT ― 市中から院内への感染防止 医療環境とワクチン予防可能疾患. 感染対策ICT ジャーナル, 4（1）：15-20, 2009.

A-7. 災害医療

1) 「災害時における初期救急医療体制の充実強化について」厚生労働省健康政策局長通知：平成8年5月10日, 健政発第451号.
2) 勝見 敦：災害医療の特徴. 系統看護学講座 災害看護学・国際看護学 第3版, 浦田喜久子, 小原真理子 編, p.28-37, 医学書院, 2015.
3) Advanced Life Support Group：MIMMS大事故災害への医療対応 第2版. 小栗顕二, ほか 監訳, 永井書店, 2005.
- 山本保博, ほか 監修, NPO災害人道医療支援会 編：災害医学 第2版. 南山堂, 2009.
- 勝見 敦, 小原真理子 編：災害救護 ― 災害サイクルから考える看護実践 ―. ヌーヴェルヒロカワ, 2012.
- 日本集団災害医学会 監修：改訂第2版 DMAT標準テキスト. へるす出版, 2015.

A-8. トリアージ

1) 松阪正訓：トリアージ・タッグの統一化. トリアージ ― その意義と実際, 山本保博, 鵜飼 卓 監修, p.37-41, 荘道社, 1999.
2) 勝見 敦：トリアージ. 新体系看護学全書 災害看護学 第2版, 辺見 弘, ほか 監修, p.152-163, メヂカルフレンド社, 2013.
3) 日本集団災害医学会 監修：トリアージ. 改訂第2版 DMAT標準テキスト, p.51-56, へるす出版, 2015.
- 勝見 敦, 小原真理子 編：災害救護 ― 災害サイクルから考える看護実践 ―. ヌーベルヒロカワ, 2012.
- 日本集団災害医学会 監修：改訂第2版 DMAT標準テキスト. へるす出版, 2015.
- 小原真理子 編：災害看護学・国際看護学 ― 基礎知識と現場の情報 ―. 放送大学教育振興会, 2014.

A-8-column：トリアージにまつわるケアリング

1) 伊藤有希, 小原真理子：看護師の行ったトリアージにまつわるケアリングと思い ― JR福知山線脱線事故を時間軸から捉えて ―. 日本災害看護学会誌, 12（1）：94, 2010.

B. 災害看護とは

1) 小原真理子：災害看護の基礎知識. 系統看護学講座 災害看護学・国際看護学 第3版, 浦田喜久子, 小原真理子 編, p.61-69, 医学書院, 2015.
2) 内閣府（防災担当）：避難行動要支援者の避難行動支援に関する取組指針（平成25年8月）.
3) 日本災害看護学会：災害看護関連用語（案）より（http://words.jsdn.gr.jp/）.【2019年2月20日閲覧】
4) 世界大百科事典 第2版. 平凡社（https://kotobank.jp/word/%E5%BD%B9%E5%89%B2-143584）.【2019年2月20日閲覧】
5) World Health Organization and International Council of Nurses：ICN Framework of Disaster Nursing Competencies. 2009（http://www.wpro.who.int/hrh/documents/icn_framework.pdf）.【2019年2月20日閲覧】
6) 小原真理子：災害看護の定義と役割. 新版 災害看護 ― 人間の生命と生活を守る, 黒田裕子, 酒井明子 監修, p.122-125, メディカ出版, 2008.

C. 災害サイクル別にみる看護の役割

1) 日本災害看護学会：災害看護関連用語（案）より（http://words.jsdn.gr.jp/）.【2019年2月20日閲覧】
2) 江津 繁：超急性期・急性期：発災後数時間〜1週間. ナーシング・グラフィカ 看護の統合と実践 ③ 災害看護 第4版, 酒井明子, ほか 編, p.168, メディカ出版, 2017.
3) 小原真理子：災害看護の基礎知識. 系統看護学講座 災害看護学・国際看護学 第3版, 浦田喜久子, 小原真理子 編, p.70-73, 医学書院, 2015.
4) 勝見 敦：災害医療の特徴. 系統看護学講座 災害看護学・国際看護学 第3版, 浦田喜久子, 小原真理子 編, p.30-32, 医学書院, 2015.

D. 災害看護活動における倫理と心構え

1) 勝見 敦：災害医療の特徴. 系統看護学講座 災害看護学・国際看護学 第3版, 浦田喜久子, 小原真理子 編, p.29-30, 医学書院, 2015.
2) 日本看護協会：看護者の倫理綱領, 2003（https://www.nurse.or.jp/nursing/practice/rinri/rinri.html）.【2019年2月20日閲覧】
- サラ T. フライ, ほか 著（2008）, 片田範子, 山本あい子 訳：看護実践の倫理 ― 倫理的意思決定のためのガイド 第3版, p.28-33, 日本看護協会出版会, 2010.
- 和泉成子：原則の倫理. 看護倫理 ― よい看護・よい看護師への道しるべ. 小西恵美子 編, p.36-44, 南江堂, 2007.
- 亀井 縁：災害看護学における倫理. 系統看護学講座 災害看護学・国際看護学 第3版, 浦田喜久子, 小原真理子 編, p.304-306, 医学書院, 2015.

第 3 章

災害看護活動に
つながる基本的な知識

災害看護活動は，被災者の1日も早い生活復興のために専門職および多職種間の連携や協働が重要です．

この章では，専門職者間やボランティア活動における連携・協働，災害情報と避難行動の関係，災害に関する法律や介護保険制度，そして災害時におけるパブリックヘルスの視点，健康・健康生活調査について学びます．人々の避難行動への影響因子や災害関連法規を知ることで，被災者への適切な情報提供や具体的な支援に活かすことができます．特に，法律からみるトリアージの問題，災害現場での応急処置から法的責任について学習を深め，災害時の医療や看護の課題を考えましょう．さらに，災害関連死の大半は高齢者であることから，介護保険の弾力的運用を活用してください．

災害看護活動につながる基本的な知識を学んだり，これらの知識を活かして被災地で看護活動することにより，被災者の健康とニーズに応じた支援や生活復興につながることをねらいとしています．

A. 専門職者間の連携と協働（インタープロフェッショナル・ワーク）

　災害が発生すると，被災地域だけでは対処できない場合に支援要請がされ，国内外のさまざまな機関からの災害支援活動が一気に動き始めます．災害急性期から復興期，備えの時期など，災害サイクルのすべての局面で，支援活動には多くの機関や，さまざまな支援者がかかわっています．

　災害支援における連携や協働は，災害サイクルの局面からの見方，支援機関の間での連携や協働，支援者間の連携や協働など多面的かつ複合的です．本項では，多くの支援機関間の連携や協働よりも，むしろそういった支援機関から派遣され実際の支援活動をする多くの専門職者間の連携と協働（インタープロフェッショナル・ワーク）に焦点を当てます．

1 インタープロフェッショナル・ワークとは

　インタープロフェッショナル・ワーク（interprofessional work）は，IPW と略して用いられます．筆者は IPW を「より良い健康のための専門職の協働，専門職間の協働実践」と訳しています[1]．つまり，異なる専門職からなるチームメンバー（もしくは異なる機関・施設）が，患者・家族の利益のために，総合的・包括的な保健医療福祉ケアを提供する際に，協働実践を行うことです[2]．ここで重要となるのが，"協働"と"実践"です．IPW では，実践の中でのコミュニケーションとチームワークが重要視されます[1]．

　さらに，IPW という新しい言葉が生み出された背景には，当時の英国の保健医療福祉政策の課題が社会問題となって表面化していたことがありました．IPW は，保健医療福祉専門職者間の連携・協働実践のプロセスに関する実践的課題に対する解決方法の要になっているのです．

2 IPW とチーム医療：類似と相違

　IPW とチーム医療の意味はまったく同じではありません．チーム医療とは，チーム医療推進協議会[3]によれば，「一人の患者に複数のメディカルスタッフ（医療専門職）が連携して，治療やケアに当たること」，そして「こうした異なる職種のメディカルスタッフが連携・協働し，それぞれの専門スキルを発揮することで，入院中や外来通院中の患者の生活の質（QOL）の維持・向上，患者の人生観を尊重した療養の実現をサポートする．チーム医療では，患者や家族もチームもメンバーである」と定義されています．また，チーム医療は team medicine と訳されることが多く，IPW が広く保健医療福祉（health & welfare）を扱うのに対して，チーム医療は，病院での医療に限定されて使用されていることが多いのも IPW との相違といえます．つまり，チーム医療は医療職を中心として編成されますが，

A. 専門職者間の連携と協働（インタープロフェッショナル・ワーク）　85

IPWは人々の健康を目指す保健・医療・福祉の総合的なケアのアプローチなので，医療職に限らず，広く福祉・教育・保健衛生の分野などからさまざまな職種が参加することになります[1]．また，チーム医療との類似点は，目的が患者中心の医療であることと，チームメンバーが多くの異なる職種からなるところです．

3 災害支援活動とIPW

世界の人々の健康と福祉の向上に向かう，人が中心（people-centered）のIPWの考え方は，1978年にすでに，世界保健機関（WHO）[4]の報告書の中で述べられています．また，2010年には，WHO[5]は，IPWの実現にはIPWを推進する専門職者の連携教育（interprofessional education：IPE）が重要であるとして行動枠組みを報告しています．これまでに，欧米諸国を中心にIPW実践報告やIPE開発研究報告などがされており，IPWやIPEの実践，研究は増えています．しかし，実際の災害支援活動をIPWの視点で報告・研究している欧米の文献は少なく，それらは災害急性期の対応に関する報告が多く，中長期にわたる災害支援活動をIPWの視点で分析しているものは見受けられません．一方で，IPEの学習教材に災害事例を用いてシミュレーション教育を行うことがIPWのためのコンピテンシー修得に有用であるとの報告がありますが，これも災害急性期の事例に限られています．

わが国では，災害支援活動における複数の専門職者間連携・協働実践の報告が散見されます．小井土[6]は著書の中で「3.11の東日本大震災の教訓として，シームレスな医療の実現は平時からの準備が必要である．…（中略）…看護においても看護協会及び病院レベルでこの枠組みの中に参加すべきである．…（中略）…今後看護職が身に付ける知識とスキルはマネジメント能力とコーディネート能力である」と述べています．また，石井[7]は，3.11での自らの医療コーディネーション経験から，「直面した問題対応は平時の応用で，同じように対応可能である．実際に立てたプランを実行するにはチームからの信頼も必要で，関係機関との協働関係を築く必要がある．それにはすべての相手に敬意を払い，相手の価値観を否定することなく尊重する姿勢が重要である．…（中略）…「こうあるべき」「誰がやるべき」から「どうするか」「どうしたらできるか」への思考回路を変え，セクショナリズムは慎むべきである．「すべては被災者のため」だけである」と述べている．さらに，「逃げない覚悟」「相手のプライドを傷つけないような粘り強い調整」などの災害対応においての心がけを示しています．その他にも，稲村[8]は，実際の支援経験を報告する中で，職種協働による災害支援の構築には，他の団体が災害時に何ができるのかを互いに理解することやどのような方法で問題点やニーズを共有するのか，あとに続く人への伝達方法のあり方，現地コーディネーターの役割の明確化などの検討が必要であると述べています．笠原[9]も同じように自らの支援活動体験を報告し，その活動の体験から多職種連携を学んだと述べています．そして，多職種連携のために全体を見る鳥瞰力，判断力，コミュニケーション力，実行力を身につけることが必要だと述べています．これらの報告を基に，筆者は「IPWの要素」と「IPW実践のコンピテンシー」を表3-A-1にまとめました．

表3-A-1 「IPWの要素」と「IPW実践のコンピテンシー」

IPWの要素
① 患者中心のケアに価値を置く
② チームでの仕事であることを意識（チームワーク）
③ 互いに尊重し合っているフラットな関係性
④ 役割と責任の共有

IPW実践のコンピテンシー
① 患者や地域住民の利益を中心に置く
② 患者の尊厳およびプライバシーを尊重し秘密を守る
③ 文化的多様性や個人差を受け入れる
④ ほかの専門職の文化や価値観，役割，責任および専門知識を尊重する
⑤ チームメンバーとの信頼関係を築く
⑥ 自分の役割と責任を他者に伝える
⑦ 自分の能力，知識，スキルの限界を知る
⑧ 専門分野固有の専門用語の使用を避け，情報を整理し，コミュニケーションをとる
⑨ ほかのメンバーの話を積極的に聞き，相手のアイデアや意見を尊重する
⑩ さまざまな状況において，チームとして働き，チーム内の異なる役割を果たす

4 災害支援活動におけるIPWの実際

　筆者が経験した事例[10]を基に，国際災害保健におけるIPWの実際的展開を検討することにします．以下の状況を想像してみましょう．

　ある日，あなたは勤務している病院・施設から被災地での救援活動要員として派遣されることになりました．派遣先は大地震にあった海外の被災国Aです．地震発生からすでに3年が経過しています．日本からの派遣要員は看護師・保健師の資格を持つあなた1人です．被災地までは1人で出かけることになります．あなたは災害救援活動のための基礎的な訓練は受けています．出発前にあなたのミッション（任務）について派遣母体からブリーフィングがあります．ミッションは，大地震により被災した住民（脊髄損傷患者）が入院している整形外科病院でのリハビリテーション看護と，現地スタッフへのリハビリテーション看護指導です．すでに3年経過しているので，現地スタッフの教育により力を入れることです．

　現地スタッフと合流して任務開始となるのは到着の翌日からです．どのような専門職のスタッフと，どのように連携・協働するのかを考えていきます．

a 多職種チームの構成

　救援活動フィールドの現地整形外科病院の1病棟で活動している職種は，オランダ，カナダ，ニュージーランド，イギリス，ドイツ，ベルギー，そして日本から派遣された筆者などスタッフ15人で，リハビリテーション医師（メディカルコーディネーター），看護師（ナースコーディネーターほか3人），理学療法士（複数人），ソーシャルワーカー，薬剤師，ロジスティシャンでした．それら各職種の派遣者から，ほぼマンツーマンで受け入れ機関である現地スタッフに通訳を介したカウンターパート方式で実践的指導・教育が展開されました．

A. 専門職者間の連携と協働（インタープロフェッショナル・ワーク）　87

　また在宅・コミュニティリハビリテーションの展開のために，家庭訪問や地域の行政機関への訪問が必要であり，現地の保健省，自治体の政策担当者との連携が必要でした．つまり，1つの保健医療機関内での職種間の連携・協働と同時に，病院と行政機関との連携も重要で，IPWでは常にこのような二重構造で展開されていると考える必要があります．

b 多職種連携と協働の実際

　海外から派遣されたスタッフは全員同じ宿舎で生活します．部屋は個室ですが，食事の準備は当番制で，全員で一緒にテーブルを囲みます．病院への出勤も数台の車で一緒に行きます．現地スタッフはそれぞれ自宅から通勤してきます．活動場所はライフラインである電気が1日数時間しかこない状況です．患者の食事は家族がそれぞれ準備するシステムです．

　まず，午前中は多国籍の多職種全員でスタッフミーティングを行いました．約20人のスタッフが患者1人ひとりのリハビリテーションの状況を話し合います．英語から現地の言葉に，現地の言葉から英語に，を繰り返し，意思疎通を図ります．それでも30分もあれば終わります．その後，各専門領域での治療，看護，理学療法が行われます．薬剤に関することは，薬剤師が行い，看護師は日常生活を中心とした看護ケア（清潔保持，排泄介助，褥瘡ケアなど）を行います．限られた医療器具，医療材料を効率的に使う創造的かつ柔軟な看護ケア技術を必要としますが，それ以上に難しいのが家族との関係調整です．日本のように厳しい規則がなく，患者の安全・安楽な療養環境の保持は文化の違いを十分考慮する必要があります．リハビリテーション室はないので，理学療法士は患者の病室を訪ねて理学療法を行います．あるいは，大きな器具を使うリハビリテーションの際は，病棟のロビー部分で行います．このミッションの途中，作業療法士の介入が必要だと判断し，本部に派遣の依頼を申請し，作業療法士が新たに加わりました．驚いたことに，チームには新たなメンバーが入ったという感覚はなく，ごく自然に新しいメンバーを迎え入れ，作業療法士自身も新メンバーだという緊張も感じられないくらい普通の感覚のようでした．

　このように，個々の専門職が現地のカウンターパートと実践を展開していきますが，職種間のヒエラルキーや葛藤は感じず，現地スタッフと仕事上の摩擦も起こりませんでした．それはなぜなのでしょうか．この経験から学習したことは，以下のIPW実践上の原則です．

❗ IPW実践上の原則

① 目標（ミッション）が明確であること
② 目標がメンバーすべてに共有され共通認識をしていること
③ メンバー個々が自分の役割や責任，限界を認識して他者に頼れること
④ 情報の流れについての一定のルールがあり，情報発信の窓口は一つで，情報は共有されていること
⑤ 多専門職者でのカンファレンスの進め方と意思決定の方法が民主的であること
⑥ 個々のチームメンバーが尊重される中で，相互依存関係が築かれていること
⑦ 決定されたことを遵守するチームの文化があること　など

IPW を展開するための能力

　IPWのための力量をケイパビリティ（capability），IPWを実践するための能力をコンピテンシー（competency）といいます．協働のための力量には，変化に柔軟に対応する力，曖昧さや不確かさに適応する力，変化のプロセスに積極的に参加し，自己研鑽や学習を続ける力，自分自身を制してケア計画を立案できる力，解決方法を策定できる力，評価方法の決定を交渉し他者とともにマネジメントする力，コミュニケーション，特に共感する力などが必要です．そのための能力（competency）は前述した経験からの学びに相当します．IPWを実践できるような看護職者として成長するには，看護基礎教育の段階からIPWの概念を十分理解し，IPWを牽引するために必要な能力を基礎教育から卒業教育にわたり継続して養っていく必要があります．その理由は，医療においては従事者も患者も「人」であり，支援活動においても支援者も被災者も「人」であるため，IPWを実践する医療従事者の"人づくり"には教育が重要だからです．IPWを推進する専門職者の連携教育（IPE）では，複数の異なる職種間からなるチームを編成する（チームビルディング）能力と，リーダーシップを発揮する能力を身につけるトレーニングが必要であり，それらのトレーニングを重要視しています[1]．

　以上，災害支援活動におけるIPWを多くの専門職者間の連携と協働実践に焦点を当てて概説しました．これまで災害支援活動を経験した人であれば，「何だ，そうだったのか！」と思うことでしょう．IPWはそれほど当たり前のことなのです．それだけに意識してIPWに必要な能力を磨き被災者のために効果的なIPWを実践していくことが望まれます．

B. ボランティア活動と協働

a ボランティアの概念

　ボランティアとは，1960年代以降に無償の社会活動である「奉仕活動」のことをいい，もともと「志す」「進んで行動する」という意味のラテン語が起源となります[1]．また，フランス語では，「ボランティ（volunte）：喜びの精神[2]」，英語の名詞では「ボランティア（volunteer）：志願兵」，動詞では「自発的に申し出る」という意味です．ボランティアの定義は，「やる気」（自発性），「世直し」（社会性・公益性），「手弁当」（無償性）の3つが核[1]といわれています．つまり，自分の意思で自発的に行う社会参加活動のこと[2]を指しています．

b 災害時のボランティア活動

　災害対策には，「防災」と「減災」の2つが重要です．「防災」とは被災自体を防ぐこと，「減災」とは発災後の被害を最小限にするための取り組みのことをいいます．被災者の支援を行う災害ボランティアの代表的な活動に，「減災」への取り組みがあります．事前に活動の概要を知ってから活動することにより，「減災」の効果があがります．また，災害対策には，「自助・共助・公助」がありますが，ボランティア活動は，「共助」として近所や地域で「困ったときに助け合おう」という取り組みに含まれます[3]．

c ボランティアの種類（一般ボランティア，専門職ボランティア）

　ボランティア活動の種類は，大きく「一般ボランティア」と「専門職ボランティア」の2つに分かれます．一般ボランティアは，災害救援活動の経験や研修の経験がない人，専門性を持っていない個人をいいます．専門職ボランティア（専門性のあるボランティア）は，業務上資格が必要な職業の人たち（医師，保健師，助産師，看護師，薬剤師，臨床心理士，応急危険度判定士など）のことをいいます．

d 災害ボランティアセンター

　災害ボランティアセンターの運営は，社会福祉協議会の職員や外部のボランティア団体などが担います．主な活動は，活動内容についてのチラシの各戸配布や，地域の実情をよく知る地元関係者などを通じて被災者のニーズの収集を行うことです．そして被災者のニーズに合わせて，ボランティアの受け入れを調整（マッチング）します．ボランティアを希望する人は，災害ボランティアセンターで受付を行い，被災地の状況把握や活動のオリエンテーションを受けるとともに，ボランティア活動中の事故などに備えて「ボランティア活動保険」*1への加入手続きも行います．

　具体的な活動内容の例として，看護職の専門職ボランティア活動は，救護所の設置と救

---

*1：ボランティア活動中の急激かつ偶然な外来の事故によりケガをした場合や，偶然な事故により他人にケガをさせたり，他人の物を壊したことにより法律上の損害賠償責任を負われた場合に保険が支払われる．原則，被災地に入る前に加入しておく[4,5]．

護所での診療・治療や医療・保健の情報提供などがあります．また，一般ボランティアの活動は，避難所でのお手伝い（炊き出し，洗濯など），話し相手，子どもの遊び相手や託児代行，ペットの世話，暮らしに必要な情報の提供支援（FM放送，ニュースレター，ミニコミ誌など），家の片づけ，水害の場合の泥出し，暮らしのお手伝い（買い物，家事手伝い，家庭教師など），配食サービス，生活物資などの訪問配布，被災した人々に元気になってもらうための交流機会づくりやイベント開催，暮らしの再建のための専門家の相談会や勉強会，復興期における地域おこしの手伝いなどがあります[4]．このような活動は，一般ボランティアのみではなく専門職である看護職も行うことがあります．専門職以外のことを行わないという考えではなく，被災者の生活に必要なことを柔軟に支援します．

ボランティアは活動が終わった後，活動結果や気づいたこと，住民からのニーズなどを医療ボランティアの窓口やボランティアセンターに報告し，次のボランティアの活動に活かします．

[e] 被災地における看護職のボランティア活動

看護職の専門性を活かして被災地でボランティア活動をする場合には，事前に災害支援ナースやNGO/NPOなどの団体に登録して，研修や訓練を受けてから現場に入ることが望まれます．

1) 災害支援ナース

災害支援ナースとは，日本看護協会が主体となり，「看護職能団体の一員として，被災した看護職の心身の負担を軽減し支えるよう努めるとともに，被災者が健康レベルを維持できるように，被災地で適切な医療・看護を提供する役割を担う看護職のこと」をいいます[6]．事前に都道府県看護協会にて研修を受けて登録します．また，災害支援ナースの派遣体制については，あらかじめ災害の規模などに応じてレベル1（単独支援対応）・2（近隣支援対応）・3（広域支援対応）の3つに区分されています．災害発生時に決定されたレベルによって，被災県看護協会の要請に応じて派遣されます．活動期間は，発災後3日以降から1か月間を目安とし，個々の災害支援ナースの派遣期間は，原則として移動時間を含めた3泊4日としています．主な活動場所は，被災した医療機関・社会福祉施設，避難所（福祉避難所を含む）です[6]．

2) 専門職としての看護ボランティア

支援に入る看護職は，受け入れ先の病院や施設に，自分の専門性やできることを申し出ます．専門性の例としては，皮膚・排泄ケアの認定看護師や透析室に勤務している（経験がある）などです．ボランティアの看護職が，病院や施設にボランティアに入ることで，被災地の看護師が休息できることや支援を受けること，コミュニケーションを行うことで心身の安らぎにつながります．

ボランティア活動中は，指示がないと活動できないということは避け，コミュニケーションを十分にとりながら，自らニーズを把握して支援します．また，できていないことを指摘するよりは，直接的な支援やシステム改善などのコンサルテーションなどを行います．活動の終了時には，ボランティアの看護職間および被災地の看護職への引き継ぎが重要となるため，報告書などを作成して申し送ります．看護職のボランティアとしての協働は，お互いの役割を理解して敬意を払うことが大切であり，被災地の看護職や住民が復興に向けて自立で

きる支援を行いましょう.

f ボランティア活動で留意すること

　主役は被災者です. ボランティアは被災者をサポートする役割であることを忘れてはなりません. 被災地の地域特性や被災者の立場, 被災状況は多様なので, 不用意な発言をしたり自分の経験による判断を押しつけることなく, 被災者の気持ちや立場に配慮した支援に留意することが大切です[4]. また, 被災地の人々は, 時間が経過するとともに「災害が風化して忘れ去られる」ことを懸念しています. 災害ボランティア後も被災地の人々の復興状況を見守り, 復興を願う気持ちを持ち続けることも支援ではないかと考えています.

　また, ボランティア活動は, 自己管理と自己完結が原則となります. 被災地に何の準備もせずに参加して, かえって被災地に迷惑をかけることにもなります. 被災地へ入る前に地図や被災地の情報収集, 自身の交通費や宿泊先の確保に加えて生活用品として水・食料・薬・着替え, 医療活動をするための血圧計や聴診器・体温計などや, 看護職であることがわかる名札や腕章を準備して, 被災地に負担をかけない備えと心がまえを持って参加します. 活動中は, 危険な場所での活動を避ける二次災害の予防や健康状態に気をつけ, 不調になったら早めに活動をやめる勇気を持ちましょう. 自分自身のこころのケアも必要となります.

g ボランティアの受け入れ（受援）と協働

　ボランティア活動には, 支援に入る側と支援を受ける（受援する）側の双方の立場があります. ここでは, ボランティア活動の受援について説明します.

　災害時には, 多くのボランティアが入ります. 受援する側は, 災害急性期など混乱している時期には, 活動に入る支援者にどのように活動してもらってよいかわからずに逆に負担に感じることがあります. また, 支援者も何をしたらよいか活動内容がわからずに不全感を持って戻ることなどがありました. そのため, 平成28年熊本地震で明らかとなった課題を踏まえ, 2016（平成28）年10月から実施された「地方公共団体の受援体制に関する検討会」にて「地方公共団体のための災害時受援体制に関するガイドライン」を2017（平成29）年3月に策定しています. その内容は, 平時から ① 地方公共団体は, 応援・受援計画等の策定に取り組む, ②「どの業務」に「どのような人的・物的資源が必要か」を資源管理表に整理しておく, ③ 研修や図上訓練等の実施により, 応援・受援の実効性を高めておくとともに相互に顔の見える関係を構築しておくこと, があげられています.

　このことから, 災害時にはマンパワー不足になることを予測して, 病院や施設において, 一般ボランティア, 専門職ボランティアにどの部署でどのような業務を依頼するのかをマニュアル化として災害時に備えておくことで災害が発生したときに役立ちます.

92　第3章　災害看護活動につながる基本的な知識

C. 災害情報と人々の避難行動

1 災害情報とは

　災害情報とは，通常，災害対応や防災における多様な局面に関するさまざまな情報を指す言葉として使われます．中村の定義では，発災・危機対応時に必要，関連する情報のみならず，静穏期における災害意識の啓発情報，警戒期における予警報，あるいは復旧・復興期における生活情報やライフラインの復旧情報などもその範疇に含まれます[1]．災害情報の種別や内容の整理は，宮田[2]や田中ら[3]の文献に詳しく記載されています．このように広範囲な意味で用いられる災害情報という言葉を，災害対策基本法によって包括すると，「国土並びに国民の生命，身体及び財産を災害から保護し，災害に対して社会の秩序の維持と公共の福祉を確保するために必要となる，あるいは関連する情報」と定義することができます．

　災害看護において災害情報を整理する視座としては，情報の内容よりもむしろ情報の伝達，コミュニケーションの側面に着目したほうが実践的だと考えられます．言い換えると，いつ，誰が誰に対し，何の目的で，何について，どのような手段と方法で伝え，その過程でどのような問題が起こり得るかを，災害看護に関連する活動や状況と対応させて整理・理解，準備しておくことが重要です（表3-C-1）．

　たとえば，災害現場の状況を正確にかつ簡潔に報告することは，その後の適切で迅速な対応に不可欠ですが，その際に報告すべき事項は，それらの頭文字をとって「METHANE」と呼ばれ整理されています（表3-C-2）[4]．これはもともとイギリスにおいて，災害時に救急隊の第一対応者が現場の状況報告をする手順としてまとめられたものですが，災害看護におい

表3-C-1　災害情報のコミュニケーション

要　素	項　目
い　つ	静穏期，警戒期，発災期，復旧・復興期，あるいは災害サイクル，など
誰　が	看護師，医師，医療スタッフ，行政，関連機関，など
誰に対し	患者，近隣住民，看護師，医師，他病棟，他病院，行政，関連機関，など
目　的	警戒・注意，報告，情報共有，指示伝達，指示要請，対応要請，啓発，など
内　容	予報・警報・注意報，災害予測，被害状況，安否，活動状況，指示内容，要請内容，生活・復旧情報，リスク，など
手　段	口頭，対話，電話・FAX，インターネット，無線機，など
方　法	項目リスト，METHANE，文例，など
問　題	通信機器の故障，情報途絶，誤解，不確かな情報，遅延，人員不足，緊張性，など

表3-C-2 METHANEの視点

伝達項目	内容
Major incident／**M**y call sign or name and appointment	緊急事態あるいは緊急事態の可能性（待機）／コールサインあるいは名前，職位
Exact location	正確な場所
Type of incident	事故や緊急事態，災害の種類，災害の規模
Hazards, present and potential	現場に存在する危機要因・ハザードやその可能性の有無
Access to scene, and egress route	現場までのアクセス方法，ルート
Number and severity of causality	被害者の数，重症度，種類
Emergency services, present and required	現在現場にいる対応者・機関と必要とされる対応者・機関

（Hodgetts TJ, Porter C：Major Incident Management System — The scene aide memoire for Major Incident Medical Management and Support, BMJ Books, 2002 より作成）

ても，さまざまな局面においてMETHANE あるいはそれに準じた状況報告が可能です．

　実際の災害状況下では情報伝達においてさまざまな問題が生じます．たとえば，災害被害による通信機器の故障や情報の途絶，あるいは人員不足などが，計画した情報収集や伝達を妨げる可能性があります．また，地理的に離れた複数の場所での情報伝達では，伝達が遅延したり，不確かな情報や相反する情報が混在したりする状況も起こり得ます．想定した状況下で効率的な対応を行うための準備だけでなく，想定外の状況が起こり得ること，その際にどのような対応をすべきかに関する心構えや指針を，確認しておくことも重要です．

2 避難に関する情報と避難行動

　災害には，地震のように突発的に起こる災害事象もあれば，風水害のように前兆的な段階から避難を要するような緊急段階まで，比較的時間を要するものもあります．特に後者のような災害では，事象の進展に対して行政が適切に注意報や警報，避難勧告や避難指示を発し，正確な事象情報と行動指針を住民に伝えることが重要です．しかしながら，刻々と状況が変化する中で具体的な避難計画を作成し，適切なタイミングで避難勧告・指示の判断を行うことは容易ではありません．

　一方，住民は防災行政無線や広報車だけでなく，テレビ・ラジオといった放送機関や，所属する組織内での情報伝達，家族や近所からの口コミで情報を得たりもします．このように複数ルートで情報が伝わる過程で，誤った情報や古い情報などが広がる可能性もあります．また，さまざまな理由で情報を得ることができないケースや，たとえ正しい情報を得ることができたとしても，正しく危険が認識されなかったり，期待する行動が促されなかったりといったケースが過去の災害事例で多々報告されています．このように，災害時に住民へ避難に関する正しい情報を伝達し，適切な行動を促すことにはさまざまな困難が存在します．

a 避難行動への影響要素

　災害時の住民行動の特性，特に過去の災害での住民行動の事例や，災害情報に関する

情報処理プロセスの特性を理解しておくことは，平時の備えや災害時の避難を計画する上で有益です．池田[5]は，過去の事例をベースに社会学や社会心理学の観点から，災害のような緊急時における人間の情報処理に関する理論モデルを提案しています．このモデルでは，人が災害情報から状況を再定義するプロセスと，対応を判断するプロセスを統一的に説明しています．筆者らは，過去の災害事例の文献調査から，住民の災害情報の情報処理プロセスや避難行動に影響を与える要素を「情報要素」「受け手要素」「状況要素」に分類し，住民の情報入手や状況判断，意志決定にどのように影響を与えたかを整理しました（表3-C-3）[6]．

たとえば，情報要素の情報内容に関しては，具体的な行動の指示が内容に含まれる場合，それが状況の切迫性の認識や行動決定に大きく寄与することや，家族に要介護者や未就学児などの避難行動要支援者がいる場合は，避難の実施の可能性が高く，避難のタイミングも早まる傾向があることが知られています．また，受け手要素の財産に関しては，家屋や家畜などの財産がある場合，避難に消極的になりがちであることなどが過去の事例から知られています．しかしながら，これらの傾向は過去の事例で確認された一般的な傾向であって，それとは異なる対応を示す個別のケースも確認されています．災害時の住民の行動は状況に大きく左右されるため，次の災害下においても同様の傾向が認められるとは限らないことも留意しておく必要があります．

さらに，人にはヒューリスティクス[*1]やバイアスと呼ばれるさまざまな思考特性[7]があることも知られています．たとえば，人は災害の発生確率やその影響を低く見積もる傾向があります．これは人には，物事はいつも通りに進むと考える傾向（正常性バイアス）があるからだと言われています．その他にも，集団内では多数派の意見に従う傾向（同調性バイアス）があることも知られています．これらの思考特性がどのような要素に影響を受けるかは明らかではありませんが，災害時では，これらの思考特性が避難を遅らせたり，危険な行動を促

表3-C-3　住民行動に影響を与える要素

影響要素	項　目
情報要素	情報内容：行動指示の有無，内容の具体性，危険を表す表現の有無 情報数：情報伝達の媒体数，頻度 情報伝達の媒体：発信主体，種類，など
受け手要素	個人特性：性別，年齢，職業，コミュニティでの役割 家族特性：家族の人数，避難行動要支援者の有無，自力避難手段の有無，財産 知識・経験：過去の経験，災害への知識，情報受信時の場所，など
状況要素	被害程度：周辺の危険性 地域特性：コミュニティの連携度 気象特性：天候・気候 災害発生状況：時間帯，曜日，など

＊1：ヒューリスティクス（heuristics）とは，意思決定や問題解決の際に，正しい決定・答えを導く合理的な方法・思考ではないが，ある程度，満足できる決定・答えを導くことができる（そして時に誤った決定・答えを導く可能性のある）経験的で簡便な方法・思考のこと．

したりする可能性があるため，自分たちにどのような思考特性があり，災害時にどのような悪影響を及ぼす可能性があるかを理解しておくことは重要です．しかし，人はそもそも限定的な合理性しか有していないため，不確かな状況下で正しい判断をするには限界があります．

3 避難行動要支援者に対する避難支援

a 避難行動要支援者とは

　東日本大震災では，被災地全体の死者数のうち65歳以上の高齢者の死者数が約6割に上り，また障害者の死亡率は被災住民全体の死亡率の約2倍も高かったことが指摘されました[1]．その経験を踏まえ，2013（平成25）年に災害対策基本の一部が改正され，その年の8月に内閣府防災担当より「避難行動要支援者の避難行動支援に関する取組指針」が出されました[1]．災害対策基本法第49条10項では「避難行動要支援者」とは，「要配慮者のうち，災害が発生し，又は災害が発生するおそれがある場合に自ら避難することが困難な者であって，その円滑かつ迅速な避難の確保を図るため特に支援を要するもの」としています．要配慮者の中に，自ら避難することが困難な「避難行動要支援者」が含まれます（図3-C-1）．

b 地区防災計画の一環としての避難行動支援に関する平時の取り組み

　地域コミュニティを中心とした共助による防災訓練，食糧や水の備蓄，要配慮者である避難行動要支援者の防災・減災活動を強化するために，計画を法に位置づけて，地域住民や事業者などによる取り組み，そして市町村との連携を促進する「地区防災計画」が2014年に制定されました[2]．

　「避難行動要支援者の避難行動支援に関する取組指針」を踏まえ，市町村ごとに次のような平時の取り組みが必要です．

① **要配慮者の把握**：市町村の関係部局や都道府県の関連機関から，要介護高齢者・障害者・難病患者などの情報を集約し，要配慮者として把握．

② **避難行動要支援者の名簿作成と更新**：要配慮者のうち，避難のために特に支援を要する者の範囲について，市町村で要介護状態区分や障害支援区分，同居家族の有無などの要件を設定し，該当者を名簿に記載し，適宜更新．

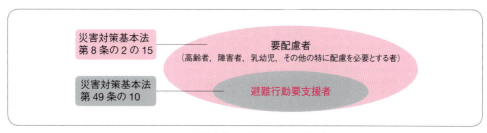

図3-C-1　要配慮者と避難行動要支援者の関係
災害発生前に名簿を作成し避難行動要支援者を決めるが，避難中に要配慮者のすべてが避難行動要支援者にもなりうるとされている．
「要配慮者≧避難行動要支援者」という関係性が成り立つというのが，法律上の記載である．

③ **避難行動要支援者名簿の情報の提供による共有化**：避難行動要支援者本人の同意を得て，消防機関，警察，民生委員，市町村社会福祉協議会，自主防災組織など地域で避難支援を行う者へ，平時から名簿情報を提供し，共有化．
④ **個別計画の作成**：実際に支援を行う者やその方法などについて，避難行動要支援者本人，市町村，地域で避難支援を行う者が具体的な打ち合せを行い，地域の特性や実情を踏まえた実効性のある避難支援行動を個別に作成することが望まれる．
⑤ **防災訓練の実施**：地域の防災訓練で，避難行動要支援者への対応について確認．必要時，個別計画を修正．

c 災害発生時における避難行動要支援者への対応

災害発生時の避難行動要支援者への対応を図3-C-2に示します．各地区の避難支援の個別計画の指針や基準に則り，まず，避難支援リーダーが名簿を基に避難支援・安否確認メンバーに要支援者の安否確認を指示し，安否情報を集約します．その後に，避難支援・搬送メンバーに避難所までの要支援者の誘導や搬送を指示し，メンバーは搬送を実行します．要支援者が指定避難所に到着したら，避難所運営の担当者に報告します．地区ごとに集約された安否確認情報は，さらに市町村ごとに集約されます．

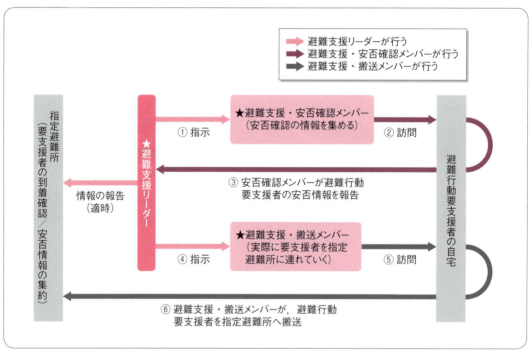

図3-C-2　避難行動要支援者の安否確認および避難支援を行う仕組み

D. 知っておくべき災害関連法規

災害に関する法律を学ぶことで，以下の ①〜③ のことが可能となり，より具体的で適切な災害看護活動の実践につながります．

① 看護師が行うことができる活動と行うことができない活動を知ることができる．

② 災害救助法の特別基準のように，被災者のニーズに応えて法制度の運用をどのように変えていくべきかを知ることができる．

③ 被災者生活再建支援法などのように，現金が支給される制度の情報を被災者に提供することができる．

このように，法律の知識を持つことは，被災者の支援において大変重要になります．

1 災害関連法規

a 災害対策基本法［制定：1961（昭和36）年］

1）法制定の目的

災害対策基本法とは，災害対策に関する基本事項を定めた法律です．われわれの生命，身体および財産を災害から保護するために，防災に関する必要な体制を国・地方自治体とともに確立し，総合的かつ計画的な災害対策と防災行政の整備・推進を図るための基本法です（第1条）．具体的には，防災にかかわる責務の明確化，総合的な防災行政（関連組織）の整備，防災計画の整備，災害対策の推進，激甚災害に対処する財政援助，災害緊急事態に対する措置，などの内容を含みます．

2）国，都道府県，市町村の権限と責任

① 災害の応急措置に関して，第一義的な責任は基礎自治体（市町村）にあります．（第62条）．災害現場や被災地に地理的に一番近いことから詳細な情報収集が可能で，それに応じた臨機応変な対応ができるからです．また，災害の通知は，市町村長が，住民や関連機関などに対して行います（第56条）．さらに，警戒区域の設定権・退去命令権（第63条），土地や建物その他の工作物などの使用権ならびに収益権（第64条），住民または現場にいる者に対する応急措置の従事命令権などに関する強制権（第64条）を持ちます．

② 都道府県は，市町村の事務作業を支援し，総合的な調整を行うといういわゆる後方支援の責任があります（第4条）．一方で，国は，自治体の事務作業の実施の推進および全般的な調整を行うことで，さらなる後方支援をはかります（第3条）．

③ 市町村長は，他の市町村長に応援を求めることができます（第67条）．また，都道府県知事にも応急措置の実施を要請することが可能です（第68条）．一方で，都道府県知事は，他の都道府県知事に応援の要請が可能です（第74条）．市町村が全部もしくは大部分の事務業務を行うことができない場合は，都道府県知事が事務の代行を行う義務があります（第73

条）．さらに，市町村および都道府県が機能できず，被災者の避難が広域に及ぶ場合，内閣総理大臣が代わりに事務を実施する義務があります（第86条の13）．

3）災害対策本部

災害が発生し，必要があるとき，市町村長または都道府県知事は，災害対策本部を設置します（第23条）．災害対策本部とは，災害に対して各部署の連携を図り，市町村長が本部長となって直接統轄するための組織です．非常災害が発生し，特別の必要があるときは，内閣総理大臣は「非常災害対策本部」を設置します（第24条）．さらに，著しく異常かつ激甚な非常災害が発生した場合で，特別の必要があるとき，内閣総理大臣は「緊急災害対策本部」を設置します（第28条の2）．

4）避難行動要支援者名簿の作成（第49条の10）

東日本大震災後の法改正で，市町村長は，当該市町村に居住する要配慮者（高齢者，障害者，乳幼児などの特に配慮を必要とする者）のうち，「避難行動要支援者」の名簿の作成義務を負います（p.95を参照）．「避難行動要支援者」とは「災害が発生し，又は災害が発生するおそれがある場合に，自ら避難することが困難な者であって，その円滑かつ迅速な避難の確保を図るため特に支援を要するもの」をいいます．

b 災害救助法 ［制定：1947（昭和22）年］

1）法制定の目的

災害救助法の目的は，被災者の保護，社会の秩序の保全です．つまり，災害直後の応急的に必要な救助や生活救済について定めた法律です．

前述の災害対策基本法は一般法，災害救助法は特別法といわれていますが[*1]，最も重要な相違点は，災害救助法は財政負担にかかわる法律である点です．災害救助法の適用がない場合，国はその費用を負担する義務がないため，被災自治体の財源のみですべての救助を行うことになります．このことにより，救助の実施が遅れたり，困難になる可能性があるため注意を要します．

2）財　源

救助を行った都道府県が，救助の実施にかかる費用を支払います（第18条1項）．都道府県は，事前に災害救助基金を積み立てておき，この費用の支払いにあてる義務があります（第22条）．救助に必要な費用が100万円以上の場合，その額の都道府県の普通税収入見込額に応じて，国が差額を補てんします（第21条）．被災地外の都道府県が被災地の都道府県に対して救助や応援をした際，その費用を被災地の都道府県に請求できます（第20条1項）．ただし，この内容では応援する都道府県が被災地の都道府県に請求しづらく，それが原因で救助の遅れや困難をきたすおそれがあるため一定の重大な災害の場合は，応援した都道府県は直接，国に支払いを請求できることにしました（第20条2項3項）．

3）適用基準（一般基準・特別基準）

救助の適用基準には，一般基準と特別基準の2種類があります．内閣総理大臣が定める

---

*1：一般法は，人・地域・事物などについてその適用に制限がない法律．特別法は，一般法に対して特定の人・地域・事物などについて適用される法律．

基準に従い，事前に都道府県知事が定めるものが一般基準です（第4条3項，施行令第3条1項）．「災害救助法による救助の程度，方法及び期間並びに実費弁償の基準」（平成12年3月31日，厚労省告示第144号）であり，下記のとおりグレードは著しく低いです．これに対して特別基準とは，一般基準によっては救助を適切に実施することが難しいときに，内閣総理大臣とともに都道府県知事が協議することで，下記のようにグレードアップした基準です（施行令第3条2項）．災害のたびにグレードアップが図られています．

一般基準と特別基準のグレードの違い

　一般基準では，① 避難所の開設期間と食事は7日以内，② 避難所におけるパーテーション・冷暖房の設置なし，③ 避難所での洗濯場・風呂・シャワー・トイレの設置なし，④ 食事の高齢者・病弱者への配慮なし，⑤ 福祉避難所の設置なし，⑥ 仮設住宅の寒冷地仕様（断熱材の使用など）なし，などです．

　これに対して，特別基準では，① 避難所の開設期間と食事は2か月（場合によってはさらに延長することが可能），② 避難所におけるパーテーション・冷暖房の設置あり，③ 避難所での仮設の洗濯場・風呂・シャワー・トイレの設置あり，④ 食事の高齢者・病弱者への配慮あり，⑤ 福祉避難所の設置あり，⑥ 仮設住宅の寒冷地仕様（断熱材の使用など）あり，⑦ 民間旅館・ホテルなどについて1人1日5,000円（食事込み）の公費借り上げ，⑧ 借上げ住宅（1戸，月額6万円程度）などです．

4) 救　助

　都道府県知事，またはその委託を受けた市町村が，災害救助法による救助を実施します（第2条，第13条）．主に以下の救助があります（第4条1項）．個々の項目は法令ではなく，通知ないし要綱で定めています．

　・避難所の供与（第4条1項1号）：円滑に救助を行うこと，救護活動の拠点となることを考慮し，原則として学校や公民館，福祉センターといった公共の施設などが避難所（避難場所）として提供されます．

　・応急仮設住宅の供与（第4条1項1号）：発災日から20日以内に応急仮設住宅の建設の開始を目指します．もしくは，民間賃貸住宅の部屋を借り上げることで代えることもできます．供与は無償で，期間は原則2年ですが，場合によっては延長することができます．恒久住宅（災害公営住宅など）への移行を推進することで，早期撤去を目指します．

　・炊き出しその他による食品の供与（第4条1項2号）：避難所生活者，自宅が壊れて炊事が困難である人などに供与されます．しかし，応急仮設住宅の入居者には，生活の自立を進めるため供与されません．

　・医療および助産（第4条1項4号）：災害が発生すると医療機関が被害を受けて，被災地域の人々が医療にかかることが困難となった場合，一時的に医療を提供することで被災者の保護に努めます．よって，災害による傷病だけでなく，慢性疾患で投薬が受けられないなど，その他の傷病も対象となります．原則，「救護班」が対応することになっており，救護班以外が行った医療行為は救助の対象となりません（よって，その費用は国からの支給はありません）．

　・死体の捜索・処理（第4条1項10号，施行令第2条）：生存の見込みがないことが確認されたときは，遺体の捜索を行い，発見後，洗浄，縫合，消毒がなされます．

なお，「救助」の項目には上記のほかに，生活必需品（衣服や寝具など）の供与や貸与，被災者の救出，被災した住宅の応急修理，生業に必要な資金・器具などの給与や貸与，学用品の給与，埋葬があります．

5）救護班の派遣

救護班は，都道府県立・市町村立の病院や診療所，日本赤十字社などに所属する医師，看護師，薬剤師，調整員などで構成されています．都道府県知事や日本赤十字社が派遣を指示します．都道府県から派遣される災害派遣医療チーム（Disaster Medical Assistance Team：DMAT）は，災害の急性期（おおむね72時間以内）に活動できる機動性をもった，専門的な研修・訓練を受けた災害派遣医療チームです．都道府県知事などから要請を受けて，DMAT指定医療機関から派遣されます．DMATは上記の災害救助法（第4条1項4号）における「救護班」にあたり，同法によって，派遣をした都道府県は被災都道府県に費用を請求することが可能です（第20条）[1]．

6）強制力

ほとんどの医師・看護師は知りませんが，災害救助法において，医療従事者に対しては次のような強制がはたらくことに注意してください．

① 都道府県知事は，政令で定める範囲内で医療従事者を救助のための業務に従事させることができます（従事命令）（第7条1項，3項）．この命令に従わなかった場合，罰則（懲役または罰金）が生じます（第31条1号）．たとえば，医師・看護師に，被災者の医療行為を行うべき従事命令を発した場合，拒否すれば処罰されます．救助の業務中に負傷したり，疾病にかかり，死亡した場合，政令により扶助金が支給されます（第12条）．

② 都道府県知事は，病院や診療所などの施設を管理し，その土地，家屋，物資を使用できます（第9条1項）．それにより生じた損失は補償する義務があります（第9条2項，第5条2項，3項）．これにも罰則があります（第31条2号）．

c 被災者生活再建支援法 ［制定：1998（平成10）年）］

1）支援金

被災の規模により，下記の世帯に支援金が支給されます．

［要　件］

・災害救助法施行令第1条1項1号ならびに2号の災害が発生した市町村．

・住宅全壊被害が10世帯以上発生した市町村．

・住宅全壊被害が100世帯以上発生した都道府県．

［適用世帯］

① 住宅が全壊した世帯．

② 住宅が半壊もしくは住宅の敷地に被害が生じ，その住宅をやむを得ず解体した世帯．

③ 災害による危険な状態が継続することなどで住宅が居住不可能となり，その状態が長期間にわたり継続すると予測される世帯．

④ 住宅が半壊し，居住するためには大規模な補修を行わなければ困難であると認められた世帯（大規模半壊世帯）．

D. 知っておくべき災害関連法規　101

[支援金の支給額]（世帯人数が1人のときは各金額の3/4）
・基礎支援金：上記 ①〜③ は100万円，④ では50万円．
・加算支援金：住宅の再建方法が建築・購入の場合は200万円，補修では100万円，賃借
　　　　　　では50万円．

2) 支払い方式

以前は補助金方式で補助項目に規定があり，それへの適合が必要であったため[*2]，被災者は先に自分で支払を行い，領収書などを集めて事後に支給を受けました．また，補助目的の項目しか支給しないので，満額が支払われることはありませんでした．しかし，現在は見舞金方式となったので，自分で先払いすることや領収書などは不要となり，金額は満額が支給されるようになりました．

3) 申請期間

基礎支援金は発災日から13か月間，加算支援金は発災日から37か月の間で申請をします．

2 法律からみるトリアージの問題

1) トリアージの定義

トリアージとは，一般に，多数の傷病者が発生した際，限られた医療資源（施設・資器材・スタッフなど）の中で，できる限り多くの命を救うために，傷病者を緊急度・重症度に応じて区分けし，治療の優先度を決定することをいいます．

2) 過誤の要因

文献[2]によればトリアージ中には，約10〜30％の誤りが生じる可能性があるとされ，つまりトリアージ全体のうちおよそ70％以上が適正なトリアージであると判断されています．

トリアージにおいては以下の要因によって，事後的に過誤と判断される場合が認められます．

(i) 災害における医療の特殊性

災害時の医療においては，多数の患者が一度に発生する，人的・物的資源の不足，混乱状態，患者情報その他情報の不足等の困難な状態が生じます．医療従事者はこの困難な状態の中で，トリアージを実施せざるを得ず，迅速に多数の処理を行う場合は誤りが生じ得ます．

(ii) トリアージの基準の不明確性

災害において重症患者が多数で軽症患者が少数の場合と，重症患者が少数で軽症患者が多数の場合では，前者で赤タグ（最優先治療群）の判定は厳格になり，後者では判定はゆるくなります．また，患者が少人数の場合，医療施設の多い都会と医療施設の少ない山間部では，前者でトリアージが不要でも後者では必須となり得ます．さらに災害の現場では全体の被災状況や患者数，患者の状態を把握することはきわめて困難であり，加えて後から医療支援が増しマンパワーなどが充足し，時間の経過とともに判断基準がゆるくなっていきます．

---

*2：北海道ではクーラーの購入費は補助されない，九州では暖房器具の購入は補助されないなど．

3）過誤があった場合の責任

赤のタグをつけるべき患者に，誤って黄ないし緑のタグをつけたために搬送が遅れ，迅速な治療が受けられなくなったことで，患者が死亡ないし症状が重くなった場合などに，法的責任が問われることが考えられます．

(i) 民事責任

民事責任としては，不法行為に基づく損害賠償請求権（民法第709条）が問題となります．医師は患者に対して医療契約または事務管理に基づく善良な管理者の注意義務を負いますが，その内容は臨床医学の実践における医療水準で判断します（最高判昭57・3・30）．そして裁判所は医療行為が「救急医療」であっても，救急医療の特殊性を考慮して注意義務を軽減することはなく，平常時と同じ医療水準を求めています（大阪高判平成15・10・24）．救急医療は，限られた人的資源，患者情報の不足，迅速対応の必要などの点で災害時の医療と類似性を有しており，救急医療で注意義務の軽減がないとすれば，災害時の医療でも注意義務の軽減がなされない可能性が高いと思われます．

そこで緊急事務管理（民法第698条）による免責が考えられますが，トリアージのように本人だけなく，他の受傷者全体の生命・身体に対する急迫の危険を免れさせるために行った場合を予定していないので適用は困難です．

(ii) 刑事責任

刑事責任として，業務上過失致死傷罪（刑法第211条）や保護責任者遺棄罪（刑法第218条）に問われる可能性が生じます．正当行為（刑法第35条）や緊急避難（刑法第37条）による違法性阻却[*3]が考えられますが，いずれも解釈上，適用が困難であり，業務上過失致死傷罪などで起訴される可能性は否定できません．

4）医師以外の関係者のトリアージの権限

医師でない者の医療行為は禁止されています（医師法第17条，第31条1項）．医療行為とは，「医師の医学的判断及び技術をもってするのでなければ人体に危害を及ぼし，又は危害を及ぼすおそれのある行為」（平成17年7月26日，医政発第0726005号）をいいます．

トリアージは傷病者の緊急度と重症度を判断し，治療の優先度を決定する行為であるため医療行為にあたると考えられます．したがって，看護師はトリアージを行えないことになり，保健師助産師看護師法の解釈による救済も考えられますが1つの意見に過ぎません．しかし，災害現場に医師が即座に到着することは現実には難しく，実際には，看護師などがまずトリアージを実施することもあるのです．トリアージの判断に過誤があり，しかもその者に権限がないとなると，その者の責任は重大となります．

5）立法措置の必要性

近年，人々の権利意識の向上とともに刑事告訴・民事訴訟の提起のリスクも増加しています．

[*3]：違法性阻却とは，違法と推定される行為について，特別の事情があるために違法性がないとすること．正当防衛や緊急避難など．

D. 知っておくべき災害関連法規　103

　その一方で，わが国においては今後も広域の大規模災害が予想されるところであり，トリアージの重要性はますます増加しています．2004（平成16）年の大野病院事件*4のように，いったん，医療関係者が刑事や民事の手続きを起こされた場合，医療関係者は大きなダメージを受けます．そこで，立法措置を講ずる必要があると考えます．たとえば，① 災害医療の定義を定める，② 厚生労働省の研修を受けた看護師，救命士をトリアージの実施主体とする，③ 実施当時に専門家による医学的知見に応じて相当な注意を払ったことが認められる場合には，法的責任が免除される，④ 国に啓発，教育制度や，実施者の精神的負担を軽減する努力義務を定める，などです．

3 法律からみる災害現場での応急処置

　「応急処置」の内容はさまざまですが，看護師は，「診療の補助」（保助看法第5条）を行うことができます．これは身体的侵襲の比較的軽微な医療行為を補助する行為であり，医師の指示があれば看護師は行うことができます．皮下注射，皮内注射，筋肉注射，静脈注射，胃管挿入および気道吸引などです．また，「臨時応急の手当て」（保助看法第37条）は医師の指示がなくてもできます．軽微な切り傷，火傷などについて専門的な判断や技術を必要としない処置を行うことです．救急隊員が行う救急業務は医療機関などに緊急に搬送する必要のある者を，救急隊によって医療機関等に搬送すること（緊急やむを得ない応急手当を含む）とされます（消防法第2条9項）．救急隊員の行う応急処置には「救急隊員の行う応急処置等の基準」（昭和53年7月1日，消防庁告示第2号）があり，気道確保，人工呼吸，胸骨圧迫心マッサージ，除細動，酸素吸入，出血部の直接圧迫による止血および間接圧迫による止血など，一定の方法で応急処置を行うことが定められています（同基準第6条）．また，救急救命士が行う救命業務も，医師との関係で医師の具体的指示を受けて行うことが必要とされています（救急救命士法第44条1項）．

---

*4：大野病院事件とは，1人医長の産婦人科で，妊婦の癒着胎盤（胎盤繊毛が子宮筋層に接着または侵入している胎盤．きわめてまれな症例）について用手剥離を実施したところ，出血多量で妊婦が死亡した．調査委員会が保険適用のために医師に過失ありと認定したため，医師が逮捕・起訴された．無罪判決が出たが，この事件を契機に産科病院や産科医志望者が激減して社会問題になった．

E. 災害と介護保険

　大災害後に介護需要[*1]は大きく増えます．地震のストレスと生活環境の悪化から要介護高齢者の心身が衰弱し，また家族は避難生活と自宅の復旧などの負荷が加わり，介護力が著しく低下するからです．

　地震発生時の高齢化率は，1995年の神戸市：13.5％でしたが，2004年の新潟県中越地域：23.4％，2016年の熊本県：29.5％となっています．各地域のもともとの特性もあり，単純比較はできませんが，わが国の高齢化率は年々，上昇を続けており，災害時の高齢者保護に対して介護保険の役割は一層大きくなっています．

　阪神・淡路大震災（1995年）時には介護保険という制度はなく，また被災地となった市街地には高齢者向け施設がほとんどないため，高齢者保護は後手にまわりました．2000年に介護保険がスタートしたことにより，新潟県中越地震（2004年）では，この間の施設整備と介護保険の弾力的運用（後述）により高齢者保護は円滑に進みました．

　東日本大震災（2011年）では，被災地の立地条件で高齢者保護は大きな違いが生じました．平野部に連続した地域では比較的速やかに進みましたが，孤立地域ではかなり遅れました．

　熊本地震（2016年）では，被災地は帯状で周辺地域に連続しているので高齢者保護は比較的円滑に進むと予測されましたが，遅れが生じたようです．施設は震災前から職員不足であったため，新たな要介護高齢者を受け入れる余裕がなかったことが一因と思われます．

a 介護保険の弾力的運用

　災害発生後，災害救助法が適用されると[*2]，介護保険の弾力的運用が適用になります．厚生労働省は直ちに各自治体へ介護保険の弾力的運用を指示します．弾力的運用とは，介護保険サービスを提供する際の柔軟な制度運用のことで，平時では保険適用とならないものを，変則的に認めることです．具体的には，① 自宅以外の避難場所への居宅サービスが適用，② 施設入所やショートステイは定員を超過していても適用，③ 利用者負担は減免（自己負担0の場合もある）．保険料は減免あるいは猶予，また記録が減失・毀損した場合は概算請求できる，などです．

b 新潟県中越地震における高齢者の緊急入所 (図3-E-1)

　中越地震で最も被害の大きかった小千谷市（人口41,380人，高齢化率25.0％）は，市の高齢福祉課は震災後の緊急入所者を経時的に確認記録[1]しました．発災（10月23日）から11月22日までの緊急入所者は291人を数えましたが，初日に39人が，8日目まで毎日16〜36人が入所しました．1週間目で56％，2週間目までに80％を保護していました．最初の2日

[*1]：介護保険の認定は，特定疾病の該当者であれば40歳から可能であるが，大部分が65歳以上の高齢者であるため，本項目では要介護高齢者について述べる．
[*2]：災害救助法は，中規模以上の震災や豪雨・豪雪などで住家滅失世帯数が基準以上の場合に適応となる．

間は市内施設への入所が大半でしたが，3日目～7日目までは市外が73％，2週間目は53％，3週間目は29％へ低下しました．1か月間平均では市外入所は48％でした（中越地域全体では11月1日の時点で緊急保護総数846人中，被災地内が598人であり，周辺地区の割合は29％でした[2]）．

　施設は急増した介護ニーズに対して，通常時は在宅介護にあたっている職員のシフトで対応しましたが，2日目に限界に達しました．これは連日，要介護高齢者が押し寄せていたためだけではなく，地震被害により緊急入所受入が不可能となった施設が2か所発生していたからです．当時，小千谷市（隣接の川口町含む）の主な施設は特別養護老人ホーム（特養）2か所（52人＋ショートステイ24人と70人＋ショートステイ12人），介護老人保健施設（老健）2か所（100人ずつ）の計4か所でした．特養の1つは受水槽破壊のため入所者を他施設に避難させました．病院併設の老健は病院の給水管破損のため入院患者を受け入れていました．またあるグループホーム（9人）は建物被害のため入所者を他施設に避難させました．3日目からは市外への入所が主となります．当初は行政から受入可能施設の情報提供はなく，個別にケアマネジャーなどが依頼していました．市内施設はその後，介護ボランティアの支援を受け，緊急入所を増やしていきました．

　緊急保護された高齢者は複数の基礎疾患があり，保護されず推移すれば死亡に至る可能性の高い人々です．災害関連死は発災後2週間目まで（特に1週間目）に多く発生します．この時期に緊急入所が円滑に進むことは関連死の予防にとって非常に重要です．中越地域では要介護高齢者の保護は発災後2週間目までに大半が完了しており，介護保険による施設整備と弾力的運用は関連死者数の減少に貢献したと考えられます．

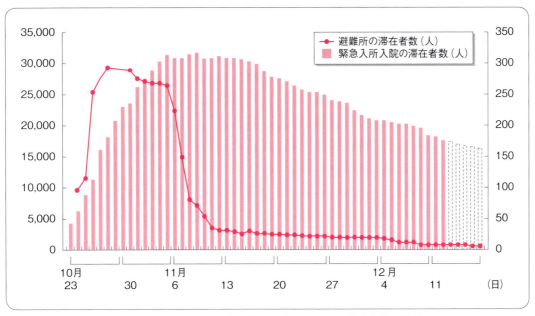

図3-E-1　避難所の滞在者数と緊急入所入院の滞在者数の推移

（田村圭子，ほか：介護保険制度は要介護高齢者の災害対応にいかに働いたのか─2004年7.13新潟豪雨災害と10.23新潟県中越地震を事例として─．地域安全学会論文集，7：213-220，2005）

106　第3章　災害看護活動につながる基本的な知識

表3-E-1　東日本大震災における要介護高齢者の緊急入所

	内陸部と連続した地域（塩竈市・多賀城市）	山で囲まれ孤立した地域（陸前高田市）
安否確認	4日目から開始（重症者は1日目から）	10日目から開始
緊急入所	4日目から2週間	10日目から4週間

　なお要介護高齢者は同時期，持病の悪化や合併症により多数入院しています．田村[3]の調査によると，緊急入院・入所者のうち1週間目には49％が入所，23％が入院していました．1か月目には入所は62％，入院は23％でした．

　小千谷市の要介護高齢者の緊急保護は4週目より少数となります．緊急入所入院者数は発災後14日にピークに達し，その後プラトーで推移したあと，3週目中頃より減少に転じます．避難所人口（ピーク時2.9万人）は発災後3週目に入り急減し，4週目に約3,000人まで低下します．避難所人口の急減の背景にはライフラインの復旧があります．緊急入所した高齢者が自宅へ戻るためには，さらに自宅の片づけや生活・仕事の復旧のめどがたっていることなどが必要と思われます．在宅復帰はゆっくり進んでいきますが，最終的に約10％は施設入所となったようです．

c 東日本大震災における高齢者の緊急入所

　要介護高齢者への支援は震災規模で激変します．中規模震災（新潟県中越地震）ではケアマネジャーは発災当初より活動し，介護保険の弾力的運用により，要介護高齢者の緊急入所は2週間まででほぼ完了しました．大規模震災では交通路の遮断とケアマネジャー自身の被災のため活動再開は遅れますが，支援のスピードは被災地の地理条件で異なります（表3-E-1）．安否確認は，平地の内陸部と連続した地域では4，5日目から始まり，緊急入所も2週間以内に大半が終了したようです．山に囲まれ孤立した地域ではケアマネジャーによる安否確認は10日目からとなり[4]，緊急入所の終了には約4週間を要しました．このように保護に時間がかかると，病弱な要介護高齢者の中には亡くなる人は少なくなかったと思われます．

d 災害における要介護高齢者保護の課題

　孤立した地域では道路や通信の遮断などにより在宅要介護高齢者への居宅サービスは一定期間中断します．早期の安否確認と弾力的運用の開始が課題です．また，現在，施設は普段から職員不足であり，災害時に要介護高齢者を受け入れる余力がありません．発災後，円滑に介護ボランティアを受け入れるシステムが必要です．

F. 災害とパブリックヘルス

地域の健康課題が急激に変化する災害時に，個ではなく俯瞰的に人々の健康リスクを最大限に減らし，集団の健康を守るパブリックヘルスの視点は非常に重要です．この項では，パブリックヘルスの位置づけと減災の中での必要性を述べたいと思います．

1 パブリックヘルスとは

パブリックヘルス (public health) は，直訳すると，「みんなの健康」「公共の健康」です．日本では「公衆衛生」と訳されますが，意味するところは少し異なります．公衆衛生は，医療保健の領域で従来の疫学・統計調査などを用い，地域社会の人々の健康の保持・増進を図るものです．一方，パブリックヘルスは，医療保健分野に限らず，社会・経済などの他分野と連動して，「みんなの健康」は「みんなで守っていく」という，より広い視点を持ちます．

世界保健機関 (World Health Organization：WHO) では，Winslow によってパブリックヘルスを「共同社会の組織的な努力を通じて，疾病を予防し，寿命を延長し，身体的・精神的健康と能率の増進をはかる科学・技術」(1949年) と定義しています．その具体的な内容としては，細田[1]によると，「みんなの健康」を守るためには，① 医療制度 (健康保険，医療費)，② 衛生的な生活環境 (上下水道の整備，ゴミ処理)，③ 栄養 (バランスのとれた食事)，④ 社会制度 (交通事故予防のための交通規則，作業中の事故予防のための安全規則)，⑤ 予防のための健康診断，⑥ ヘルス・リテラシー (健康に関する知識や理解する能力)，などの視点が必要とされています．これらには行政だけでなく，人々のさまざまな角度からの取り組みが必要です．つまり，上記の ① ～ ⑥ のような点を踏まえ，みんなの健康は，みんなが主体となって守るということがパブリックヘルスです．

災害時には，公助だけでなく共助として多くの人を対象に俯瞰的に考えるパブリックヘルスの視点が重要ですので，ここでは「公衆衛生」ではなく，「パブリックヘルス」を用います．

2 減災としてのパブリックヘルス

「減災」は，自然災害による被害をゼロ (0) にすることは難しく，また，自然と比べると小さな存在の人間のミスによる被害をもゼロにすることは難しい，すなわち，自然災害や突発的な事故などは防げないという前提で，被害を最小限にするための住民主体の対策を重視した概念です．このことからパブリックヘルスのアプローチは，減災と非常に親和性が高いと考えられます．

洪水や土砂崩れなどのハザード (hazards) から事象が発生したとしても，そこに人や家がなく，被害や損失を受ける者がいなければ，災害リスクとなりません．一方でハザードが耐

震性の低い建物や，免疫力が低いなどの人々の弱さなどの脆弱性（vulnerability）に触れることにより災害リスクが高まるのです．これまで看護職は，災害直後の災害発生後の「対応」と病院などの「対応」を行うためのガイドラインづくりなどの「備え」を多く行ってきましたが，脆弱性を克服し，対処能力（capacity to coping）を高める支援も災害リスクを下げることにつながります．しかし，阪神・淡路大震災から急激に発展した災害医療の対応に比べて，病気を予防することは見えにくいこともあり，パブリックヘルスの対応は進んでこなかったのが現状です．

2011年の東日本大震災での発災後1か月間の問題点について見直してみると，通信が途絶えた後に，徐々に被災状況などに関する膨大な情報が流れ混乱し，多数の負傷者対応に追われ，医療が不足する中，震災直後より集まったさまざまな人的・物的支援を十分に分配できず，時間が経つにつれ栄養・衛生状態も悪化しました．近年の日本で当然保障されていた高い公衆衛生水準が脅かされてしまい，生き延びた人々の健康だけでなく「安心・安全」が奪われました．この対策には，保健医療支援と同じく住民のパブリックヘルスを保つ対処能力が必要であると考えます．たとえば，災害発生直後の状況把握，救援活動時の迅速・適切な資源配分，平常時からの健康リスクの削減，適切な復興などです．

これらのことから，筆者は，生活の場である避難所や地域の不衛生になりがちな生活環境を改善するためには，看護活動を広く長い目で考えられることが必要であり，それには「減災ケアモデル」（①減災リテラシー，②プライマリ・ヘルスケア，③ソーシャルキャピタル，の3つの視点を持つこと）が有用ではないかと考えました（図3-F-1）．

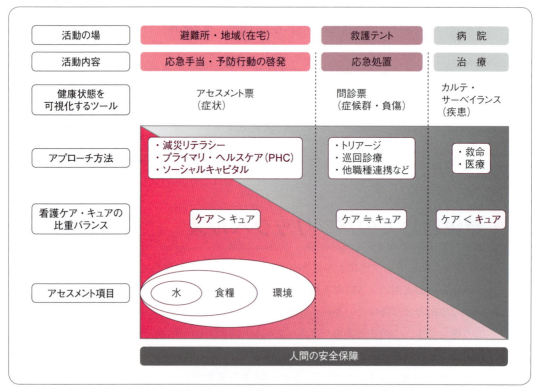

図3-F-1　災害保健医療に従事する看護職の"減災ケア"モデル

F. 災害とパブリックヘルス　109

3 パブリックヘルスにおける減災ケアの視点

　災害保健医療システムの中で，傷病者は病院で治療がされ，診断名がつき，カルテやサーベイランスに記されます．災害時には，医療の需要が供給を大きく上回るため，病院前に救護班，救急テントでトリアージが行われ，症状，症候群に対して，救命・応急処置が施され，その内容は各所の問診票などに取りまとめられます．ここまでの看護はケア（care）よりもキュア（cure）の役割が大きくなります．

　避難場所や地域（在宅）においては，症状のある人ない人がともに生活を営んでいます．そこでは，人々の安全・安心を守るために，水，食糧（栄養），環境（生活空間，特に排泄などの衛生管理），健康（疾病，保健・医療サービス）について，看護師や保健師，支援ボランティアだけでなく，家族，個人それぞれが病気にならないよう，健康を保てるようケアしています．このように災害で被害を受けた人が，さらに被害を受けないように，また健康状態を害したり悪化させないように取り組むケアを，「減災ケア」と呼びます．そしてそのケア力を高めるためには，減災のリテラシー[*1]向上への努力をしている人々が，プライマリ・ヘルスケアを原則としたアプローチを行い，ソーシャルキャピタル[*2]（＝人々が持つ信頼関係や人間関係）を醸成していくことが必要です．以下に，これらについて解説します．

a 減災ケアに必要な「減災リテラシー」

　減災リテラシーは，「知識」だけでなく"災害に対する危機を認識し，日頃から災害に関する知識を習得し，災害時に的確な判断の下に自らの安全を確保できる能力"[2]であり，災害リスクの軽減につながるものといえるでしょう．

　減災リテラシーは，「地域特性」や「個人特性」によってさまざまです．それは，人々の安全・安心などは主観的な意識であり，また，地域に頻発する災害の種類など地域の特徴によって多様だからです．地域に根付いている文化や慣習の中で，個人が問題意識を持ったり，実際の行動につながっていなければリスクの削減になりません．

　近年の減災力を向上させる教育方法を見てみると，① 机上だけでなく五感を使って学ぶ図上訓練，② ワークショップなどで判断力や応用力を身につけるもの，③ 災害時のリスクを認知した上で問題を解決することで，個人に応じた能力の向上を目指していたり，④ 祭礼やゲーム遊びなどで防災の知恵や減災の慣習を獲得し，生活の一部にする防災教育と生活教育との一体化を図る包括的なものも増えてきています．

b プライマリ・ヘルスケア

　プライマリ・ヘルスケア（primary health care：PHC）は，1978年，WHOとUNICEFによって初めて定義づけられました．それは「健康を基本的な人権と捉え，実践的かつ科学的

---

*1：リテラシー（literacy）：元来「リテラシー」とは「書き言葉を，作法にかなったやり方で，読んだり書いたりできる能力」を指し，日本語では「識字」と訳されてきた．近年では，「記述体系を理解し，整理し，活用する能力」と一般的に理解されている．

*2：ソーシャルキャピタル（social capital）：社会関係資本（社会的ネットワーク）ともいわれ，定義はさまざまあるが，「信頼」「規範」「ネットワーク」といった社会組織の特徴のこと．ソーシャルキャピタルが蓄積された社会では，相互の信頼や協力が得られるため，他人への警戒が少なく，社会の効率性が高まるとされる．

に有効で，社会に受容され得る手段と技術に基づいた，不可欠な保健活動」というものです．つまり，医療が不足あるいは皆無の中で，どうやって自分たちの健康を守るかを考えなければならないのです．

まずは，① 住民が主体となって，② 住民のニーズに基づく方策を，③ 地域にある資源を有効活用して，④ 他のセクター（農業，教育，通信，建設，水など）と協力しながら，統合し，適正技術を使用することで健康を守るというアプローチを進めてきました．これは，防災施策や保健医療などの公的な支援以前に，地域や家庭の中で実施されている自助・共助的なケアがとてもよく当てはまります．

c 安心・安全なコミュニティのための「ソーシャルキャピタル」

都市化の進展や少子高齢化，核家族化で，地域の助け合いは減少してきています．また，社会格差が健康格差を生み出し，ケアのサービス化により当事者よりも支援者目線の施策も増えてきて，地域住民の主体性を減退させているように見受けられます．一方で，情報通信技術が発展し，情報公開も進み，地域住民がテクノロジーを用いた草の根活動的に課題解決を試みたり，声をあげられない人々の声を届けたりと，ネットワーク化する動きも見られるようになり，より広いコミュニティでつながれるようにもなりました．

これらの社会の流れを汲みながら，地域の誰もが支援者・受援者になることを想定して，地域の多様性を相互理解し，包括的な自助・共助に働きかけるソーシャルキャピタルの仕掛けと，それを補完し得る公助が必要です．

G. 健康・生活調査の意義と目的

1 健康・生活調査の意義

　災害発生により自宅および地域が被災することから，人々の健康状態や生活の場が変化します．具体的には，被災者の健康状態の変化として新たな傷病，感染症，持病の悪化や合併症が発生することがあります．また，被災者の生活の場としては，避難所や応急仮設住宅，応急借上げ住宅（みなし仮設住宅），災害公営住宅などへの移転を余儀なくされます．そのため，災害発生に伴いどのように健康状況が変化するのか，また，生活の場が変化することでどのようなことが生じるのかを把握して，適切な支援が行えるように健康・生活調査を行います．さらに避難している住民と受け入れ地域の住民との関係性で生じる問題や，被災した地域と被災していない地域の住民の温度差を理解することが重要となります．

2 健康・生活調査の実際

　健康・生活調査は，急性期（避難所，在宅）から行われますが，ここでは，応急仮設住宅・応急借上げ住宅において，どのように健康・生活調査が行われるかの例を紹介します．

　地域を担当する保健師・看護師や健康支援相談員らが，被災者に対して「応急借上げ住宅における健康調査票」などの調査用紙を用いて，居宅を訪問して聞き取り調査を行います［参考：宮城県 民間賃貸住宅入居世帯健康調査票（http://www.pref.miyagi.jp/uploaded/attachment/298068.pdf）］．そのデータを基に，地域の担当者らが集まり，被災者に対するケアの必要性の有無，要配慮者などのハイリスクとされる被災者への継続支援のあり方を検討します．支援の継続については，戸別ランクを決めて，戸別訪問する頻度や，病院や福祉など保健・医療・福祉サービスの必要性の有無を検討します．戸別ランクの訪問頻度の基準の例については，表3-G-1に示します．

表3-G-1　戸別ランクの訪問頻度の基準

Aランク（週に1回以上）	生活や体調に不安があるが，未受診 社会福祉サービスを受けていない 専門的な支援が必要
Bランク（2週間に1回程度）	受診や社会福祉サービスを受けているが生活や体調が安定していない
Cランク（月に1回程度）	訪問対象者全員
Dランク（不要）	日中は自宅に戻り夜間のみ応急仮設住宅で過ごす人や日中不在であり，訪問を希望しない人

健康・生活調査の活用方法

　災害の規模や発生場所・被災者の居住する地域の特性により，被害状況は一様ではありませんので，実際に被災した地域を調査することに意義があります．また，大規模や中規模などの災害の規模，地震や津波，水害などの災害の種類や都市型・地方型などのタイプが類似した被害状況が他の地域でも発生することがあります．そのため，健康・生活調査を行うことで，過去の調査データの累積との比較から発生した災害の特徴を分析し，今後の災害発生時に，健康状態や生活の場が変化することに伴う被災者の状況と健康状態の悪化を予測し，予防することにつながります．東日本大震災のように地震，津波，原子力災害などが複合したものは想定外だったという報告がありましたが，どのような状況においても，被災者の生活復興に対しては，できる限り最善を尽くすことが重要と考えます．

　調査結果の活用のポイントは，調査だけで終了してしまうのではなく，研究結果を地域へ還元することです．実態や住民のニーズの抽出は問題解決の糸口となることもあり，また，被災者自身のセルフケア能力の向上，コミュニティづくりなどの支援者の支援についての知識や技術の育成に加えて，被災者の健康状態の悪化の予防から，災害関連死の低減にもつながります．さらに，調査に基づく研究結果を学会発表や政策に提言することが求められます．これらのことは，災害時の公的な保健医療サービスのシステム改善の一端になると考えます．

長期フォローアップの視点

　健康・生活調査は，災害急性期の混乱した時期に調査を行うこともありますが，被災地域の被災者の生活が落ちついてから行うことが重要です．落ちつく時期は，被災地により異なります．災害急性期や亜急性期の混乱している時期に調査を行いたい場合には，支援者として入り，災害時の状況を踏まえた上で，対象となる被災者や支援者に同意を得てから調査を行うことをお勧めします．また，実際に支援などに携わることができなくても，災害時には，全災害サイクルを踏まえた長期的なフォローアップの視点が必要になります．

引用・参考文献　（番号が付いてるものは引用文献や本文対応の参考文献. その他は項目全体の参考文献）

A. 専門職者間の連携と協働（インタープロフェッショナル・ワーク）

1) 滋慶医療科学大学院大学：③ 専門職連携実践（IPW）論 ― 田村教授；医療安全管理学とは〜授業紹介〜（http://www.ghsj.ac.jp/archives/9210）.【2019年2月20日閲覧】
2) 滋慶医療科学大学院大学：専門職の継続教育としてのIPE. 教員による医療安全の提言シリーズ33（http://www.ghsj.ac.jp/archives/8411）.【2019年2月20日閲覧】
3) チーム医療推進協議会：チーム医療とは（http://www.team-med.jp/specialists）.【2019年2月20日閲覧】
4) WHO study group on Multiprofessional Education of Health Personnel：Learning together to work together for health. 1988.
5) WHO：Framework for action on interprofessional education and collaborative practice. 2010.
6) 小井土雄一：第1章 新しい災害医療体制. 多職種連携で支える災害医療；身につけるべき知識・スキル・対応力, 小井土雄一, 石井美恵子 編著, p.6-7, 医学書院, 2017.
7) 石井 正：第4章 東日本大震災対応の経験から見えてきた災害対応ストラテジー. 多職種連携で支える災害医療；身につけるべき知識・スキル・対応力, 小井土雄一, 石井美恵子 編著, p.38-39, 医学書院, 2017.
8) 稲村雪子：多職種協働による災害支援；栄養士の立場から. 精神神経学雑誌, 115（5）：505-511, 2013.
9) 笠原徳子：災害時に学んだ多職種連携；人と人とがつながる. 藥學雑誌, 134（1）：7-14, 2014.
10) Tamura Y, Bontje P：Issues on collaborative practice from a rehabilitation project in Armenia (CIS). 第13回 日本国際保健医療学会総会プログラム抄録集, p.164, 1998.
・ 田村由美：看護とインタープロフェッショナル・ワーク；第1回なぜ今IPWが必要なのか. 看護実践の科学, 35（10）：41-47, 2010.
・ 田村由美：看護とインタープロフェッショナル・ワーク；第2回保健医療福祉領域の専門用語としてのIPWの意味. 看護実践の科学, 35（11）：40-47, 2010.
・ 田村由美, ほか：今, 世界が向かうインタープロフェッショナル・ワークとは ― 21世紀型ヘルスケアのための専門職種間連携への道. Quality Nursing, 4（12）：1032-1040, 1999.

B. ボランティア活動と協働

1) 社会福祉法人 大阪ボランティア協会 編：ボランティア・NPO用語事典. p.2-3, 中央法規出版, 2004.
2) 語源由来辞典：ボランティア（http://gogen-allguide.com/ho/volunteer.html）.【2019年2月20日閲覧】
3) 一般社団法人 ピースボート災害ボランティアセンター 編：災害ボランティア入門. 合同出版, 2017.
4) 内閣府：特集 防災ボランティア（http://www.bousai.go.jp/kohou/kouhoubousai/h22/01/special_01.html）.【2019年2月20日閲覧】
5) 全国社会福祉協議会：ボランティア活動保険（平成30年度）.
6) 公益社団法人 日本看護協会：災害支援ナース派遣要領（https://www.nurse.or.jp/nursing/practice/saigai/pdf/hakenyoryo.pdf）.【2019年2月20日閲覧】

C. 災害情報と人々の避難行動（1 〜 2）

1) 中村 功：災害情報とメディア. 災害社会学入門, 大矢根 淳, ほか 編, p.108-113, 弘文堂, 2007.
2) 宮田加久子：災害情報の内容特性. 災害と情報, 東京大学新聞研究所 編, p.186-223, 東京大学出版会, 1986.
3) 田中 淳, 吉井博明 編：災害情報論入門. 弘文堂, 2008.
4) Hodgetts TJ, Porter C：Major Incident Management System ― The scene aide memoire for Major Incident Medical Management and Support. BMJ Books, 2002.
5) 池田謙一：認知科学選書9 緊急時の情報処理. 東京大学出版, 1986.
6) Kanno T, et al：Modeling and simulation of residents' response in nuclear disaster. Cognition, Technology & Work, 8（2）：124-136, 2006.
7) Kahneman D, et al：Judgement under uncertainty：Heuristics and biases. Cambridge University Press, 1982.

C-3. 避難行動要支援者に対する避難支援

1) 内閣府（防災担当）：避難行動要支援者の避難行動支援に関する取組指針（平成25年8月）（http://www.bousai.go.jp/taisaku/hisaisyagyousei/youengosya/h25/pdf/hinansien-honbun.pdf）.【2019年2月20日閲覧】
2) 西澤雅道, 筒井智士：地区防災計画制度入門, p.6-59, NTT出版, 2014.
・ 栃木県：避難行動要支援者対策（http://www.pref.tochigi.lg.jp/c02/documents/hinannkoudou.html）.【2019年2月20日閲覧】

D. 知っておくべき災害関連法規

1) 第4回災害医療等のあり方に関する検討会 参考資料2「日本DMAT活動要領」（平成22年）.
2) F. M. Burkle. Jr, ほか 編：大災害と救急医療. 青野 允, ほか 訳, 情報開発研究所, 1985.
・ 永井幸寿：災害に関する法律・制度. Basic & Practice 災害看護 ― 寄り添う, つながる, 備える, 三澤寿美, 太田晴美 編, p.33-42, 学研メディカル秀潤社, 2018.
・ 永井幸寿：災害医療に関する法律. ナーシング・グラフィカ 看護の統合と実践 ③ 災害看護 第4版, 酒井明子, ほか 編, p.54-65, メディカ出版, 2017.
・ 永井幸寿：災害看護と法律. 系統看護学講座 災害看護学・国際看護学 第3版, 浦田喜久子, 小原真理子 編, p.48-55, 医学書院, 2015.

- 永井幸寿：コラム「トリアージでの医療行為に関する法律上の問題」. 看護学テキストNiCE 災害看護（改訂第3版）— 看護の専門知識を統合して実践につなげる, 酒井明子, 菊池志津子 編, p.195, 南江堂, 2018.
- 永井幸寿：災害医療におけるトリアージの法律上の問題と対策. トリアージ — 日常からトリアージを考える, 山本保博 監修, p.207-223, 荘道社, 2014.

E. 災害と介護保険
1) 新潟県小千谷市高齢福祉課：中越大震災時に高齢福祉課が行ったこと.
2) 上田耕蔵：阪神大震災と中越地震における高齢者保護について. ゆたかなくらし, 282：18-26, 2005.
3) 田村圭子, ほか：介護保険制度は要介護高齢者の災害対応にいかに働いたのか — 2004年7.13新潟豪雨災害と10.23新潟県中越地震を事例として —. 地域安全学会論文集, 7：213-220, 2005.
4) 上田耕蔵：東日本大震災 医療と介護に何が起こったのか — 震災関連死を減らすために. 萌文社, p.45, 2012.

F. 災害とパブリックヘルス
1) 細田満和子：パブリックヘルス 市民が変える医療社会 — アメリカ医療改革の現場から. p.229, 明石書店, 2012.
2) Kanbara S, et al：Operational definition of disaster risk-reduction literacy. HEDN, 3 (1)：1-8, 2016.
- United Nations Office for Disaster Risk Reduction (UNISDR)：Disaster Risk Reduction Tools and Methods for Climate Change Adaptation. 2004 (https://www.unisdr.org/files/5654_DRRtoolsCCAUNFCC.pdf).【2019年2月20日閲覧】
- Kanbara S, et al：Disaster Nursing on The Great East Japan Earthquake Disaster from Published Articles in Japan Society of Disaster Nursing March 2011-August 2013. 3rd conference of "World Society of Disaster Nursing" Beijing China, 2014.

第4章

災害サイクル別の看護活動

　この章では，災害サイクル別に看護活動の役割が変化することについて学びます．

　災害サイクルの急性期から中長期における被災地病院の活動については，入院・外来患者の安全を確保するとともに医療を継続し，多数傷病者の受け入れ対応など災害医療のニーズに応じた災害対策を学びます．病院において看護師の果たす役割は大きく，医療が継続できるように災害派遣医療チーム（DMAT）や災害派遣精神医療チーム（DPAT）などの支援チームと協力することも必要です．また，被災者の生活状況を知り，それに応じた救護活動を学びます．特に要配慮者・在宅療養の方への対応では，地域連携や福祉避難所の現状について学習を深めてください．

　中長期では看護師は，「人とのつながり」「こころとからだ」を大切にして，被災者の生活再建に注目し，被災者の自立を尊重した支援をすることが重要です．

　そして，静穏期については次の災害への備えとして，病院の防災・減災の考え方や地域防災計画を知り，自分および家族を災害から守るために日頃から備えることの重要性を学習してください．

A. 急性期の看護

1 被災地病院の災害発生時における看護の役割

　災害医療は，医療ニーズと医療資源の不均衡状態の中で行われる医療です．この不均衡状態に対応するためには，災害時の医療体制を構築する必要があります．また，「病院経営の継続」と「平時の医療の継続」も行わなくてはなりません．災害による被害が甚大であれば，病院経営の継続と平時の医療の継続は安全を担保しつつ必須業務の範囲にとどめ，限られた病院の資源を災害時の医療に投入するという対応が行われます．急激に膨張した医療ニーズに対応するには，災害発生時に勤務している職員だけで対応することは困難であるため，病院職員の自主参集や災害派遣医療チーム（DMAT）などの医療支援を受け入れての対応も必要となります．医療ニーズの推移に応じて，災害時の医療，病院経営，平時の医療のバランスを調整しながら元の病院機能への回復を図っていきます．

　災害対応マニュアルやアクションカードは災害時の医療を実施するための計画でしたが，病院全体の対応を事前に計画することを業務継続計画（business continuity plan：BCP）といい，災害拠点病院では，2018（平成30）年度内に策定が義務づけられました（BCPについては，p.151を参照）．

　被災地内病院の災害発生時における看護の役割は，多数傷病者を受け入れるための災害時の医療と，平時の業務の継続である入院患者の対応や看護管理も含まれます．ここでは，病院全体における災害時の看護の役割について解説していきます．

a 患者および職員の安全確保，情報収集

各部署と災害対策本部との連携（地震災害の場合）

1）個人が行うこと―個人の安全確認

　① 自分自身の身の安全確保のために，移動可能であれば棚やガラスなどの危険物から離れ，比較的安全なゾーンで揺れが収まるのを待ちます．

　② 揺れが収まったら，ヘルメット装着，夜間や停電時は懐中電灯やヘッドライトを確保します．

　③ 周囲の状況を確認しながら，直ちに各部署で定められた集合場所に集合します．

2）各部署が行うこと

　① 指揮者の決定

　　部署の責任者や勤務帯のリーダー，その場での適任者などが担います．

　② 患者・職員の安全確認，被害状況の把握

　　指揮者の指示のもと職員，患者の安全，および被害状況などの確認を行います．職員，患者の安全確認と同時に，緊急を要する事態（医療機器の作動停止や緊急度の高い負傷

など）が発生している場合は，その対応にあたります．また，二次災害（火災の発生など）の危険がある場合には現場で迅速に対処します．

③ 指揮者への報告

安全確認，把握した被害状況について指揮者に報告します．

④ 災害対策本部への報告

事前に準備された災害時被害報告用紙などで用い，情報伝達係が災害対策本部への報告，連絡を行います．できるだけ口頭ではなく書面で報告することが望ましいといわれています．

⑤ 緊急事態への現場の判断と対応

火災発生，救助や避難の必要性など緊急事態が発生した場合には，現場の判断で資源を投入し，迅速に対処しながら災害対策本部に現状報告と応援要請を行います．災害対策本部と連絡ができない，組織全体の指揮系統の確立ができていない場合も想定されます．その場合には，現場の判断による対処が求められます．したがって，事前の計画や訓練は特定の職員だけでなく，全職員が災害対応の原則を修得しておく必要があります．

病棟での対応

病院経営の継続，これまでの医療の継続を行い入院患者の安全を確保する必要があります．災害時の医療ニーズに応じて病棟での業務量を調整しますが，緊急度も重要度も高い業務は甚大災害であっても必須業務として継続します．たとえば，患者の状態を安定させるための治療（安定化治療）や呼吸・循環の維持は緊急度も重要度も高い業務に該当します．入浴や清拭などは一時中断し，復旧・回復状況を判断しながら徐々に業務を再開していきます．

1）呼吸・循環の維持

患者の呼吸・循環の維持では，人工呼吸器などの医療工学（ME）機器の作動確認が最優先とされます．停電などにより作動が停止している場合には，直ちにバックバルブマスクを用いた人工呼吸に切り替えるなど迅速な対応が求められます．

循環の維持では，カテコラミンなど生命維持に欠かせない薬剤の持続投与が可能な状態にする最善策を講じます．電力不足が想定される場合には，優先度を判断して輸注ポンプや輸液ポンプの使用を最小限にするなどの対処をします．

集中治療室（ICU）などでは，経皮的心肺補助，大動脈内バルンパンピング，血液浄化などのME機器を使用している患者が想定されます．停電下での応急的な対処方法や対応についての事前計画や訓練を行っておく必要があります．

2）避難が必要な場合の準備

入院患者は通常，独歩，護送，担送という救護区分がなされており，ナースコールシステムや病棟日誌，コンピュータシステムなどで患者の区分や各区分の総数などが明示されています．

救護区分に従えば，独歩可能な患者を先に避難場所へ誘導し，ついで護送患者，担送患者の避難を行うというのが一般的です．しかし，診療継続が不可能と判断される状況下では，患者や職員が負傷している事態も想定されるため，平常時の救護区分に従うだけではなくトリアージ手法などを活用して優先度を判断することも必要です．また，災害による被

害状況によっては差し迫った危険がある人を最優先として避難活動を行います.

　避難を行う際には，患者情報を患者に帯同する必要があります．カルテや看護記録などがあれば患者とともに搬出することができますが，電子カルテの場合には，停電などで患者データにアクセスできなくなることもあります．このような事態に備えるために，患者データのバックアップシステムの構築などの事前対策を行っておくことが推奨されます.

b 避難・誘導

　避難開始は，一般的に災害対策本部の指示を得て行います．しかし，阪神・淡路大震災や東日本大震災で被災した病院では，現場の判断で避難活動が行われた事例もあります.

　避難活動には，台風や豪雨など予想が可能な時間的猶予のある避難と，火災や津波などの時間的猶予のない避難とがあります[1]．時間的猶予がある場合は，計画的，段階的に実施し，時間的猶予がない場合には，できる限り最大多数の患者を避難できるように現場で判断をして活動します．準備，人手のかかる患者は最後に回すなどの対応をせざるを得ない場合もあります．全患者を避難できない場合に，看護職が避難するかどうかについては倫理・法的な視座に立った組織の方針を確認しておきます.

1) 院内での避難活動の実際

　避難を行う際には，避難渋滞を回避することも重要です．あらかじめ避難計画を立案し，最も効率的に避難ができる避難経路を確立し，職員に周知されている必要があります．また，円滑な避難を行うためには非常口や防火扉付近に物を置かないなどの平時の環境整備が重要です．さらに，患者の救護区分を考慮した病棟配置（津波被害のリスクがある場合には，独歩患者が多い病棟を下階にするなど），避難時の負担を軽減する建物の構造や設備，搬送用具の設置など災害発生時の状況を考慮した病院づくりも重要です.

　火災の場合の避難の原則は，まずは水平移動，次に垂直移動，そして屋外移動となります．屋外への避難では，通常，病院の駐車場などへの避難が計画されていることが多く，日中であれば駐車中の車によって十分なスペースが確保できないこともあります．また，屋根のない避難場所では，雨や寒暖に配慮しテントを設営するなどの対処が必要となります.

　歩行可能な患者の移動では，将棋倒しなどの事故が発生しないよう誘導者を配置して調整や統制を図ります．輸液やME機器などを装着している患者の移動は，移動によるリスクを最小にできるように準備をします．緊急性の高い処置を必要とする患者では，安定化のための処置を行ってから移動を開始します．また，感染症隔離患者の対応では，感染防護対策を行いながら可能な限りほかの患者との混在を避けるなどの配慮を行います.

　全員の避難の終了が確認されたら入口を閉鎖し，病棟の入口などに「避難完了」「立ち入り禁止」などの張り紙を行います．他部署の職員やレスキュー隊などが駆けつけた場合の確認作業を簡便にし，また，危険な場所への侵入を防ぐ効果が期待できます.

　避難先での患者管理は，患者の状態を把握している看護師が対応することが望ましいため，できるだけ病棟単位で行うことが推奨されます．また，避難が完了し避難者の状況把握を終えたら速やかに災害対策本部に報告します.

2) 院外への避難活動の実際

　病院避難では，時間的猶予のある場合には，各病棟で優先度を判断し，優先される人を

待機場所に集めます．さらにその待機場所で優先度を判断し，搬出場所から救急車などで避難先の病院へ移動します．

　津波や洪水による孤立によって時間的猶予のない避難を行う際には，ヘリコプターやボートによる避難が行われます．屋上にヘリポートがある場合には重症者の搬送の可能ですが，ヘリポートがない場合には，吊り上げ式での移動となります．その場合には，重症者の避難はできない可能性がありますので，水が引けるまで院内で待機し医療を継続します．孤立という事態では，ライフラインの途絶や物流停止という状況が想定されますので，発電機や燃料，水や食料などの備蓄など事前対策が重要となります．

c 救急外来など，多数傷病者の受け入れの初期対応

　図4-A-1に多数傷病者の受け入れの初期対応のフローチャートを示します．診療の継続の判断までの流れは「各部署と災害対策本部との連携」(p.116)に準じますが，ここでは多数傷病者の受け入れの初期対応の詳細について述べます．

1) 多数傷病者の受け入れ準備

　多数傷病者の受け入れを効果的に実践するにあたっては，病院内の混乱を回避し医療者の負担を軽減するための集団管理を行い，日常の診療レベルに近づけるよう最善を尽くす必要があります．

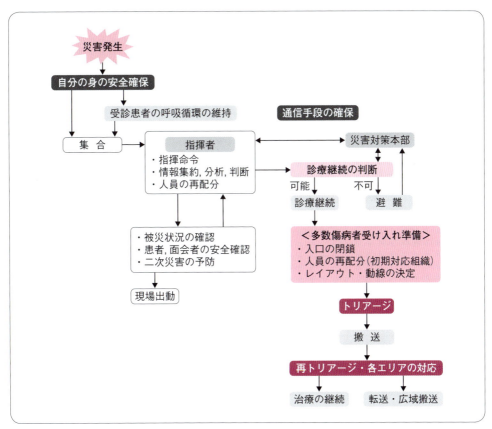

図4-A-1　災害発生時のフローチャート（多数傷病者受け入れの初期対応）

(i) 入口の閉鎖・出入口の管理

阪神・淡路大震災における被災地内のいくつかの病院では，災害発生から30分後には傷病者が来院しはじめ1時間後には救急外来が黒山の人だかりの状況となり，圧倒的少数の医療スタッフで多数傷病者の対応をせざるを得ませんでした．

多数の傷病者が押し寄せてからでは集団管理は困難であるため，傷病者が病院内に入る段階で管理を行う必要があります．災害発生直後に病院入口を閉鎖し，直接来院する傷病者の入口を1か所に決め，入口は長机などを活用して牛追いテクニックによって入口管理を行います．出入口として来院者用（1か所），救急車用，出口は遺体移送用，院内経路用（手術室，透析室，病室），ヘリポートへの移送用が必要です．

使用する各出入口には必ず人員を配置し，決められた入口以外から院内に人が入ることを防ぎ，出て行く人の確認をする必要があります．

(ii) レイアウト・動線管理

平常時から多数傷病者受け入れ時のレイアウトを計画し，災害規模や被災状況に応じて選択できるように，マニュアルに図で明記しておく必要があります．

レイアウトは，病院敷地内への入口から敷地からの出口と病院出口に至るまでの動線を一方通行で管理できることを原則として，トリアージエリアや各診療スペースを配置します．災害医療の具体的な目標とされる災害遅延死や避けられた死（preventable death）を防ぐという観点から，緊急治療を要する傷病者を収容する赤エリアが円滑に機能することを優先することが重要と考えます．

机上での計画どおりに実践ができるとは限らないため，計画したレイアウトでの訓練および評価を繰り返して，いくつかのパターンを準備してより理想に近いレイアウト計画を立てていくことが望ましいでしょう．また，可能であれば傷病者の動線のみならず，職員の動線も考慮して計画がなされるとより円滑な対応が可能となります．

2) 人員の再配分（初期対応組織）

効率的かつ効果的に初期対応を行うにあたって，組織的に機能することが必要となります．初期対応にあたることが可能な人員と，それぞれの役割機能の優先順位，時間の推移とともに必要となる役割などを考慮して人員の再配分を行います．

d トリアージ・各エリアの対応

1) トリアージ

トリアージは，被災現場から根本的治療が行われる診療の場までの一連のプロセスの中で繰り返し行われます．

病院入口に多数の傷病者が直接来院している場合は，START法を活用して大まかな選別を行ってから，各エリアで再トリアージを行うことが効率的で安全な方法の1つと考えます（トリアージの詳細については，p.55を参照）．

2) 各エリアの対応

病院入口のトリアージエリア（病院入口に多数の傷病者が直接来院している場合）

病院前で，歩行の可否でトリアージを行い，歩行可能な人は緑エリアへ誘導します．歩行不可の傷病者は院内に搬入し，入口付近のホールなどで再トリアージを行います．ここ

では，呼吸の有無，橈骨動脈触知の可否，命令に応じるかを確認し，緊急治療を要するか，待機可能か，心肺停止状態かを判断し，赤エリア，黄エリア，黒エリアに振り分けます．

トリアージの判断は絶対的な基準の設置は難しく，病院の対応能力と傷病者数や緊急度，重症度などによって相対的に判断する必要があります．

赤エリア

赤エリアでは，救命のために最優先で医療資源を投入する必要のある患者が複数存在する可能性がありますので，ここでも再トリアージが行われます．赤エリアの患者のトリアージは，外傷初期治療など救急医療の経験が豊富な医師が行うことが推奨されます．

赤エリアでの医療は，通常の救命救急医療と同様に外傷患者の初期治療およびケアが中心となります．気道確保や呼吸管理，止血や循環管理など生命の**安定化処置**を最優先で実施します．根本的治療の実施は，その時々の病院や地域の医療対応能力によって判断されます．病院や地域で根本治療が困難と判断される事態では，転院や広域医療搬送が必要となります．広域災害救急医療情報システム（EMIS）などを活用して都道府県の医療調整本部に病院の状況や患者情報を発信します．DMATなどの支援を受けて患者搬送の準備と搬出を行います．

赤エリアでの看護の役割は，平時の救急看護の役割と同様です．ただし，ニーズと資源の不均衡状態で実践される看護であることを踏まえ，常に優先される看護実践は何かということを考えながら対応にあたる必要があります．優先度の判断をより適正に行うためには解剖生理学や病態生理学の知識や看護のアセスメント能力が必要となります．また，安定化処置のスキルを身につけておくことも必要です．

黄エリア

黄エリアでは一般的に2～3時間程度の待機が可能な傷病者の対応にあたります．再トリアージを実施し経過観察を行うことが中心となり，ME機器の使用は困難であることが想定されるため，五感を駆使した観察力とフィジカルアセスメントの能力が求められます．可能であれば，応急手当として末梢静脈路の確保，酸素投与，良肢位の保持のための固定などを行います．

緑エリア

緑エリアでは，トリアージ実施時には歩行可能であっても緊急治療を必要とする傷病者が存在する可能性を踏まえて，再トリアージを行います．原則的には，赤エリア，黄エリアが円滑に対応できているか，または終息してから治療が開始されます．

黒エリア

心肺停止状態の傷病者を収容する場です．多数傷病者が発生するような災害時には，通常の医療で実施されるような心肺蘇生は行わず看取りに適した環境を提供することが望ましいとされます．原則的には赤，黄，緑エリアに十分な人員が配置され円滑に対応できているか，または終息してから死亡確認を行います．院内や遺体安置所などで検視が行われます．

しかし，突然の予期せぬ災害という出来事と，突然の死という非常にストレスフルな体験をしている複数の家族や付き添う人への対応は容易なことではありません．また，医療従事者の役割不全感が，その後のメンタルヘルスに影響を与えることもあります．長時間にわた

り同じ人が担当することはストレスにさらされ続けることになりますので，できるだけ短時間で交代できる体制とするなど病院としての対処方法を事前に計画し，教育訓練を行うことが推奨されます．

3) 急性期における看護専門職の倫理的視点

看護者の倫理綱領の前文には「看護者は，看護職の免許によって看護を実践する権限を与えられた者であり，その社会的な責務を果たすため，看護の実践にあたっては，人々の生きる権利，尊厳を保つ権利，敬意のこもった看護を受ける権利，平等な看護を受ける権利などの人権を尊重することが求められる．」と明記されています．災害時には制限された看護資源で看護実践にあたらざるを得ない事態が想定されますが，看護者として倫理観に基づき最善を尽くす必要もあります．

また，「診療の補助」とは医師の指示に従って実施する業務ではありますが，医師の補助をするのではなく，診療を受ける患者の状態や反応を分析し，より安全・安楽に「診療」が受けられるように援助することです[2]．災害時には療養上の世話よりも診療の補助が優先されます．医療資源が制限される中で，医療行為の共同作業者とならざるを得ない状況もありますが，災害時であっても診療を受ける患者の状態や反応を分析し，より安全・安楽に「診療」が受けられるよう最善を尽くすことも重要な災害時の看護の役割です．

e 災害対策本部

各施設で，災害対策本部の設置基準を定めておく必要があります．その基準を満たす場合に，災害対策本部の構成員は自主参集することを取り決めておきます．

阪神・淡路大震災での被災地内病院では，災害対策本部が設置されてから現場の職員が緊急連絡体制による参集を周知するまでに3〜6時間のタイムラグが生じていました．組織的に効果的・効率的に機能するためには災害対策本部を立ち上げ，本部と現場とが密に連携し合うことが必要です．

1) 災害対策本部設置基準，および設置場所

(i) 設置基準

設置基準の例を提示します．
① 施設周辺地域に震度5強以上の地震が発生したとき．
② ○○市長を本部長とする△△市災害対策本部が設置されたとき．
③ 気象庁，内閣府，都道府県から勧告，警告，注意，予知などの情報が発せられたとき．
④ 施設周辺地域に局地，局所災害が発生し多数負傷者の来院が予測されるとき．

(ii) 設置場所

本部の任務から，設置場所は施設の建物の中で耐震性などの安全性が最も確保できる場所で，かつ情報伝達手段が整っていることが要求されます．災害はさまざまな状況をもたらすため，計画していた本部が倒壊や火災発生などにより使用できないという状況も想定して，いくつかの場所を設定して候補順位を定めておくことが望ましいです．夜間・休日は，稼動している部署や職員数なども異なるため無駄，無理のない行動ができる場所の選定も重要です．

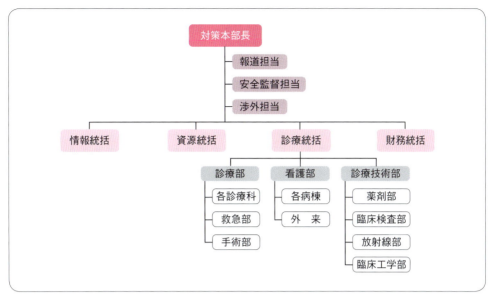

図4-A-2 災害対策本部の例

2) 災害対策本部組織図，および構成員

(i) 災害対策本部組織図

平常時の組織を再編する必要はありますが，平常時とかけ離れた組織や機能を計画することは混乱を招くこともあるため，各施設で効果，効率的に機能できる体制を整える必要があります．

(ii) 構成員（図4-A-2）

通常，災害対策本部長は病院長など各施設全体の管理責任者がその任にあたります．病院長が不在，または参集できない場合には，順次，副院長や事務部長，看護部長というように代行者を定めておきます．その他の構成員は，各施設の状況に応じて計画する必要があります．また，各任務を兼任しなければならない可能性もあります．

3) 災害対策本部の任務

① 組織全体の意思決定機関
② 情報の集約と分析（クロノロジー作成，全体アセスメント）
③ 緊急時診療体制の確立
④ 院内各部門との連絡調整，各部門への指示命令
⑤ 院外組織，機関との連絡調整，マスメディアへの対応
⑥ 医療救援者の受け入れや医療救援者の派遣の決定
⑦ 人員の確保と再配置
⑧ 施設や設備の復旧や仮設トイレの設置など
⑨ 緊急の資器材，薬品の調達と分配
⑩ 患者や職員の食料，水の調達と分配
⑪ 職員への支援（精神的，環境調整，休息の確保，一時帰宅など）

⑫ 被災地外からの受援計画の実施

f 職員参集

　ほとんどの組織では電話による連絡網を作成していると思います．局所，局地災害のときには有用ですが，広域災害のときには機能しないものと思われます．災害対策本部と同様に，自主参集の基準（例：震度6弱以上など）を定め周知しておくことが必要です．その基準は施設ごとに異なる場合もあります．

　東日本大震災以降に災害対策基本法が一部改正となり，「指定行政機関の長及び指定地方都市行政機関の長，地方公共団体の長，その他の執行機関，指定公共機関及び指定地方公共機関その他法令の規定により災害応急対応の実施の責任を有する者は，法令または防災計画の定めるところにより，災害応急対応に従事する者の安全の確保に十分に配慮して，災害応急対応を実施しなければならない．」ということが加えられました．自主参集で駆けつけた人が津波被害によって犠牲となったという事例もありますので，安全を確認してから自主参集することを周知する必要があります．

　また，自らが被災し家族を失った，または交通手段がなく病院へ駆けつけられなかったという職員も存在していました．病院へ行けなかったことで，災害時対応というインパクトの大きな出来事をほかの職員と共有できなかったことが役割不全感や疎外感につながることもあります．参集の基準を定める際に，参集しなくてもよいとする基準も定めるなど十分な配慮が必要です．

g 院外機関，マスメディアなど

　院外の主要な機関には，行政機関，消防，警察などがあります．ほかの機関からの情報収集として，災害に関する情報，被災状況，地域の医療ニーズと医療対応能力，各機関の対応能力，被災地外からの支援・応援や救援体制などを入手します．情報の発信としては，病院の被災状況，入院患者や職員の状況，医療対応能力などをEMISで登録します．

　マスメディアへの対応としては，施設の敷地内への入口で管理して控え室を準備するなどの方法があります．また，広報担当者を決め記者会見などの場を設定することが必要な場合もあります．被災者にむやみにカメラが向けられることのないようにする配慮が必要です．

　その他には，資器材や薬品などを取り扱う企業や代理店などの業者と連絡し，調達を依頼する場合もあります．

h 災害対策本部の解散の判断

　医療機関の近隣地域での傷病者が少ない場合には，医療ニーズがないという判断のもとに災害対策本部を解散することがあります．しかし，甚大な被害であればあるほど，情報の途絶やアクセスの問題から，災害発生から時間をおいて傷病者の受け入れを行う必要が生じることがあります[3]．したがって，災害対策本部の解散にあたっては，市区町村や県など行政機関との連携のもと，被災地全体の医療ニーズを把握し判断することが重要です．

A. 急性期の看護　125

2 避難所における看護の役割

　避難所での支援活動[1~5]は，初期の段階から避難所を離れて生活することを見据えたコミュニティの形成が重要です．特に自宅で生活できない被災者が応急仮設住宅や災害公営住宅などに移住し，慣れ親しんだコミュニティを離れることで起きる孤立による孤独死や自殺などを防ぐため，長期的な視点で取り組みます．

a 避難所

1）避難所とは

　避難所（shelter）とは，日本災害看護学会の定義によると「災害により被災を受け，又は，受ける恐れのあるもので，生命を守るために一時的に滞在する施設」です．災害対策基本法には，「避難所は，災害に際し応急的に難を避ける施設である．従って，開設期間は災害発生の翌日の日から，最大限7日間以内と定めている．どうしてもこの7日間の期間内で避難所を閉鎖することが困難な場合は，事前に厚生労働大臣に協議し必要最低限度の期間を延長することができる．」とされています．しかし，実際，避難所での生活は，応急仮設住宅が設置されるまで続くので，1～2か月あるいは，それ以上の期間に及ぶ場合もあります．避難所は，学校などに設置される場合が多いので，学校の早期再開のためにも，避難所が長期化しないように復興を進める必要があります．

2）避難所の開設と被災者の受け入れ

　大規模災害が発生すると，直ちに自宅の安全な場所に避難します（図4-A-3）．自宅に留まることができず一時避難所（公園など）に避難したものの自宅に戻ることが危険な場合には，指定避難所が開設され避難することになります．避難所には指定避難所と指定避難所以外の避難所があります．避難所は，災害により居住場所を確保できなくなった住民が一定期間生活する学校などの公共施設のため居住環境機能はありません．

　指定避難所が避難者でいっぱいになる場合や，指定避難所自体が災害の被害にあう場合があります．そうなると避難者はテントや車中で居住するようになり，法的には認められない場所での避難を余儀なくされる場合も発生します．また，要配慮者の中でも医療依存度の高い人（人工呼吸器を使用など）は，病院や福祉避難所へ避難することになります．

　指定避難所には避難所運営の担当者がいて，建物の安全とライフラインの状況を確認して避難所を開設します．また，避難所には保健師・看護師などの医療職以外にも多くの災害関連団体・ボランティア団体が支援に来ます．避難所は，生活の場として，避難者がお互いに助け合って避難所の運営を行うように，支援者には住民のサポートを行うという意識が重要です．このためにも，避難所における生活の日課や注意点などを，住民が話し合って作成すると共同生活がスムーズになります．避難所には，支援物資が多く送られてきます．災害で家財道具を失った住民には支援物資は重要ですが，必要最低限度の物資に留めることも自立につながる大切な視点です．

3）避難所における看護の実際の役割

　避難所では，保健衛生の管理と安全の管理の視点を持って集団と個人への支援にあたる

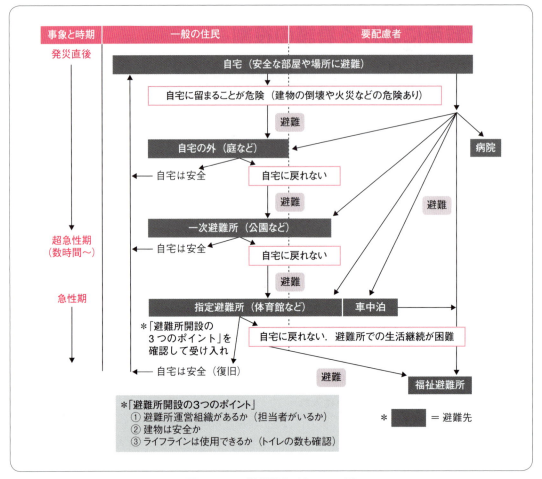

図4-A-3　避難所までのフロー図

ことが重要です．集団生活の衛生環境が整っているかに注目し，個への対応として慢性疾患を抱えた被災者（心疾患・高血圧・糖尿病など）が治療を継続できているか，食事・水分摂取状況などに注目して健康を悪化させている人がいないかチェックし，必要な場合は医療支援につなげます．また，エコノミークラス症候群を予防するために日課にラジオ体操を取り入れたり，被災者が不活発な生活から生じる健康障害を予防するために避難所生活での役割を分担するような支援の工夫を行います．被災者が各種の支援物資の提供を効果的に受けながらも，お互いに助け合って自立した生活になるように促します．その自立した生活が，今後の生活再建の第一歩となります．

(i) 保健・衛生の管理

　災害発生時には，水道・ガス・電気などのライフラインの状況把握が重要です．ライフラインが断絶した場合，避難所内で一番困るのはトイレです．災害発生後，水道・下水管の被災状況を確認しないまま使用することで汚水があふれ出たり，復旧が困難な状況が起こりますので，トイレの水を流さないで使用する工夫が必要です（図4-A-4）．建物の上層階

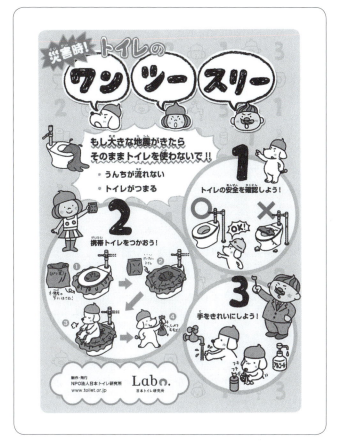

図4-A-4　災害時のトイレ使用の注意点
図中，右上の「1．トイレの安全を確認しよう！」で確認することは，便座が使えるかについてである（便座が壊れていないかどうかということ）．便座が使用できても，上下水道の安全を確認するまで水は流さない．
（NPO法人 日本トイレ研究所／https://www.toilet.or.jp/toilet-guide/）

にあるトイレで水が流れたとしても，低層階のトイレが流れないこともあります．トイレは1階のみ使用するようにして，安全性が確認されてから使用箇所を広げていくようにします．避難所内のトイレが使用できない場合は，仮設トイレ（マンホールトイレなど）が設置されます．しかし，仮設トイレは外に設置されるため，雨や雪の日にはトイレの段差が濡れて滑りやすく，夜間は足元が見えにくく転倒の危険性も高くなるため，高齢者や移動困難な人には，ポータブルトイレなどが利用できるように手配します．また，保健・衛生の管理については，状況に応じて保健師と相談して行います．

　衛生面の管理として重要なことに，ゴミ処理の問題があります．季節によっては，短時間で腐敗することもありますので，ゴミ置き場を設置しゴミの分別およびゴミ処理はスムーズに行う必要があります．ゴミの処理についても，表示や手順を明確にしておく必要があります．また，避難所は集団生活のため，感染症に留意する必要があります．季節によっては，インフルエンザやノロウイルスが蔓延することもあります．避難所内では，定期的に手洗い

やうがいの指導が必要です.

避難生活は, 普段の生活とは大きく異なるため, 不規則な食生活や取り置きした食事の摂取による下痢や食中毒の発生, 不眠などにより健康の維持が困難になります. 抵抗力が低下すると, 慢性疾患の悪化も考えられます. そのため, 衛生面には特に注意が必要です.

(ii) 安全の管理

災害発生後は, 避難所の建物が安全であるかどうかの確認が重要です. 安全が保てない場所には, 貼り紙をするか立ち入り禁止の表示をします. 地震で建物内の配管が壊れている可能性もあります. また, 建物の段差につまずき転倒することがないように, 段差には板を置くようにします. 体育館を使用する場合には, 被災者1人ひとりの居住区域を考慮しながら, 車イスの人が移動できるような幅広の通路をつくります. 通路には, 滑らないようにシートを貼ることや, ビニール袋などを放置しないように安全面に配慮します.

聴覚に障害のある人の場合は, 危険な音や避難の情報などを聞き取ることにも支障をきたすので, コミュニケーション方法を工夫します. また, 視覚に障害を持つ人には, 壁やロープを伝って歩くことができて出入り口に近い居住場所を配慮します. そして女性の更衣室・授乳室などプライバシーを確保したスペースも必要です.

子どもたちには, 遊び場が必要になります. 避難所内は, 狭く走り回ることはできず, 休んでいる住民もいるため, 避難所外でも安全に遊べるチャイルドスペースを考慮します.

避難所開設直後は, 上記のような人々への配慮が十分でないことも多いので, 後日, レイアウトの調整を行います.

(iii) 避難者の自立とコミュニティ形成への支援

避難所は, 被災者にとって生活の場所であり, 共同生活を円滑に維持するために日課を作成し, 健康維持の予防策を勧めていくことが大切です. たとえば, 熊本地震での日課（表4-A-1）のように被災者が行えそうな日課（換気・掃除など）を分担していくことも, 被災者の自立した生活を促すことにつながります. また, 被災者同士が役割を分担して活動することで被災者同士が知り合い, 交流のきっかけとなります.

b 福祉避難所

福祉避難所[6,7]は, 災害対策基本法による避難所の指定基準の1つとして,「主として高齢者, 障害者, 乳幼児その他の特に配慮を要する者を滞在させることが想定されるものにあっては, 要配慮者の円滑な利用の確保, 要配慮者が相談し, 又は助言その他の支援を受けることができる体制の整備その他の要配慮者の良好な生活環境の確保に資する事項について内閣府令で定める基準に適合するものであること.」（災害対策基本法施行令第20条の6第5号）と規定されています. この規定に記載されている「要配慮者」とは, 災害時において,「高齢者, 障害者, 乳幼児その他の特に配慮を要する者」（災害対策基本法第8条第2項第15号）を指しています.

要配慮者は, 災害弱者および災害時要援護者と同義語であり, 2013（平成25）年の災害対策基本法の改正時に法律用語として, 名称が変更されました. 具体的には, 妊産婦, 傷病者, 内部障害者, 難病患者などが想定されます. これらの人々は, 一般的な避難所では生活に支障が想定されるため, 福祉避難所を設置して受け入れ, 何らかの特別な配慮をする必要

A. 急性期の看護　129

表4-A-1　避難所の日課の一例（熊本地震）

時　　間	避難者の日課	運営スタッフの日課（予防・対策など）
6：00	起床・早出出勤	早出出勤の人にパンの支給（食中毒予防）
6：30	点灯	朝食搬入・支給の準備，ポットの湯の補充（食中毒予防）
6：45	朝食	朝のお知らせと朝食支給，被災者の健康チェック
7：00		スタッフ朝食
8：00		運営スタッフのミーティング（医療チームの支援予定の確認）
8：30	避難所清掃 教室で就学	清掃：玄関回り拭き掃除とマット掃除（感染対策） トレイ掃除，トイレットペーパー・ゴミ袋の補充 支援物資の陳列（備蓄食・水・ミルク，おむつなど） 支援物資掲示板の更新
9：00	個人の活動	風呂掃除，カーテン・窓を開けて換気（感染予防）
9：30	ラジオ体操	案内とサポート（生活不活発病の予防）
10：00		外部支援者（保健師・医療チーム）へ相談・報告
11：30		昼食搬入・支給の準備
12：00	昼食	昼食支給，被災者の健康チェック（食中毒予防）
12：30	食後の休息	スタッフ昼食（スタッフの健康チェック）
14：00		物資調達と支給準備（掃除用品など不足物資の確認）
14：30		外部支援者（保健師・医療チーム）への相談・報告
18：00		夕食搬入・支給の準備，ポットの湯の補充（食中毒予防）
18：30	夕食	夕食支給（被災者の健康チェック） カーテン・窓を閉める（防犯対策）
19：30	部分消灯	スタッフ夕食（スタッフの健康チェック）
20：00	就寝 （夜の身支度）	夜のお知らせ・事務連絡など 本部への避難者数・負傷者数の報告 体調不良者への対応→夜間支援看護師がいれば報告
22：00	部分消灯	移動時の照明確保（事故防止・防犯）
22：30	消灯	活動終了

のある人々です．また，その家族まで含めて差し支えないとされています．なお，特別養護老人ホームなどの入所対象者はそれぞれ緊急入所などを含め，当該施設で適切に対応されるべきであるため，原則として福祉避難所の対象者とはしないと決められています．

　福祉避難所に指定されていてもバリアフリーではないために災害発生時に使用できなかったケースもありますので，災害発生前に避難所訓練などで，受け入れ準備訓練を行っておくことは重要です．災害時における要配慮者を含む被災者の避難生活場所については，在宅での避難生活，一般の避難所での生活，福祉避難所での生活，緊急的に入所（緊急入所）などが考えられますが，何度も避難所を移動することは，特に高齢者にとっては心身への負担が増大することになりかねないため，災害発生後，一次避難所に行かず，直接，福祉避難所へ避難することが望ましいといえます．地域や被災者の被災状況に応じて，さらに避難

130 第4章 災害サイクル別の看護活動

生活中の状態などの変化に留意し，必要に応じて適切に対処する必要があります．

内閣府令で定める設置基準（災害対策基本法施行規則第1条の9）には，「一．高齢者，障害者，乳幼児その他の特に配慮を要する者の円滑な利用を確保するための措置が講じられていること．二．災害が発生した場合において要配慮者が相談し，又は助言その他の支援を受けることができる体制が整備されること．三．災害が発生した場合において主として要配慮者を滞在させるために必要な居室が可能な限り確保されること．」があげられています．

c 要配慮者トリアージを活用した居住場所の配置

1) 要配慮者トリアージの目的と定義

これまで，災害時に支援の必要な要配慮者は，大多数の住民と同じように体育館などで避難所生活を送っていました．制約が多く厳しい避難所生活や，他の避難所への移動による疲弊などが災害関連死の1つの要因であると考えられています．東日本大震災時での災害関連死の発生時期は，発災から1か月以内が約5割，3か月以内が約8割と報告されています[1]．そして災害関連死の対策としては，避難環境の改善，病院機能の維持，移動の回避または移動時の疲労軽減が重要であるといわれています．このように避難所の環境や避難生活への支援のあり方が要配慮者の災害関連死に影響することから，要配慮者には，災害直後から避難行動や避難所生活での支援などが必要です．災害関連死の低減のため，避難所で支援の必要な要配慮者を早期発見して迅速で的確な支援を行うためには，「要配慮者トリアージ」の活用が有効と考えます．

ここでは，要配慮者トリアージを，「被災者の避難環境と避難生活における安全と安心の担保のため，避難場所の選定および，避難生活におけるケアを実施する際の優先順位を決定する際の判断基準」と定義し[2]，要配慮者の特性を考慮した避難所の居住場所の配置（部屋割り）について述べます．なお，要配慮者トリアージが必要な避難所開設時には，看護職はその場にいないことが多いので，実際には避難所運営組織の担当者（訓練を受けた行政職員など）が行います．そのため，判断基準は看護職以外が活用できるような内容ですが，もちろん看護師が要配慮者トリアージを行うこともできます．

2) 要配慮者トリアージの実際

実際に要配慮者トリアージを行う場合は，下記のような要領で進めていきます．この要配慮者トリアージは開発段階の一例ですが，静穏期の避難所運営の訓練などから活用することで減災につながります．また，後から来る医療チームや各専門職に支援が必要な要配慮者をつなげやすくなります．

(i) トリアージの担当者

まず，一次トリアージとして，基本的に訓練を受けた自主防災組織や役所の職員などが表4-A-2の判断基準に基づいてトリアージを行います．その際に注意することは，できるだけ多くの対象者を短時間でトリアージすることと，一次トリアージの後に医療者によって行われる二次トリアージが必要な対象者の情報を集約しておくことです．

(ii) 部屋割りトリアージの判断基準

表4-A-2で示したトリアージの判断基準によって，4つに区分していきます．「トリアージ区分1」となる人は，傷病者で病院に搬送すべき要配慮者です．インフルエンザなどの感

A. 急性期の看護　131

表4-A-2　要配慮者トリアージの判断基準

トリアージ区分	要配慮者の状態	判断基準の実例	避難所内での行先
1 (治療や隔離が必要)	• 治療が必要な人 • 発熱，下痢，嘔吐をしている人	酸素，吸引，透析の対象者 感染症の疑い	• 病院へ移動の待機室 • 隔離できる部屋
2 (日常生活に全介助が必要)	• 食事，排泄，移動がひとりでできない人	胃ろう，寝たきり	• 福祉避難所へ移動の待機室 • 避難所内の福祉避難室
3 (日常生活に一部介助や見守りが必要)	• 食事，排泄，移動などが一部の介助でできる人 • 産前・産後・授乳中の人 • 医療処置を行えない人 • 3歳以下の乳幼児とその保護者 • 精神疾患を持っている人	半身麻痺，下肢切断などの身体障害，精神障害，知的障害，視覚障害，中等症以上の認知症，授乳中，妊娠不安定期	• 対象別の小部屋 • 妊娠初期，分娩が近い人 • 要医療処置で介助が必要な人
4 (日常生活が自立)	• 歩行可能，健康，日常生活が自立，家族の介助がある人	元気な高齢者，外国人，安定期の妊婦	大部屋(体育館など)

上記内容は2019年1月15日現在のもの.

(チーム小原：2011〜2013年度科研「災害時要援護者トリアージの開発」を改変)

染症が疑われる場合は，感染症部屋に移動してもらいます．「トリアージ区分2」となる人は，日常生活動作が全介助の人，介護が必要なのに付き添いの人がいない要配慮者です．福祉避難所の受け入れ態勢が整備されるまで，避難所内の福祉避難室の部屋に移動します．「トリアージ区分3」となる人は，日常生活動作が部分介助の人，精神・知的障害者で家族や付き添いを必要とする人，集団生活に支障をきたす恐れのある要配慮者，そして3歳以下の子どもとその保護者(母親)です．部屋は対象者ごとに分けます．「トリアージ区分4」となる人は，一般住民と集団生活を問題なく送ることができる要配慮者です．

(iii) トリアージ区分決定のプロセス・判断の材料

　まずは目で見て状況判断をし，それから表4-A-3の順番で質問をしていきます．その上で表4-A-2の判断基準に則して，区分を決定していきます．

(iv) 具体的な要配慮者トリアージの手順

　具体的な手順を下記に示します．

① 指定避難所の入り口の前で，避難者の中から要配慮者を区分する．要配慮者は要配慮者トリアージポストに移動する．

② 要配慮者以外は体育館に移動する．

③ 要配慮者トリアージポストで，表4-A-2の「トリアージの判断基準」を参考に，目視や質問(表4-A-3)によってトリアージする．

④ 要配慮者の必要事項を記入して受付をする．

＊迷ったときはオーバートリアージし，後で医療専門職が巡回に来たときに情報提供する．

132　第4章　災害サイクル別の看護活動

表4-A-3　避難所における要配慮者トリアージ
― 判断基準を用いてトリアージ区分を決定していくためのプロセスの一例 ―

❶ 目で見える状況判断をまずは行う（「見た目判断」）

　→ 非常に具合が悪い，10 cm以上の外傷がある（出血），人工呼吸器装着中，透析を受けている，などは「トリアージ区分1」へ

❷ 「お名前を教えてください」と聞く

　言えない → 介助者が近くにいるか確認 → 障害の確認（身体，認知，精神）

　　→「トリアージ区分3」へ

　　※「トリアージ区分3」の受付時に，症状などに合わせて「トリアージ区分3」または「トリアージ区分4」にする

❸ 「今，ケガや具合の悪いところはありますか？」と聞く

　ある →「トリアージ区分1」へ

　　※「トリアージ区分1」のポストで，病院または保健室でOKかを判断する

❹ 「自宅でお使いの医療機器（吸引器，BiPAP[#1]）や医療処置（人工肛門など），福祉用具はありますか？」と聞く

　ある →「トリアージ区分2」または「トリアージ区分3」へ

　　※「トリアージ区分2」のポストで，福祉避難室に入る必要があるかを確認をする

❺ 「毎日飲んでいる薬はありますか？」と聞く（持病と持参薬の有無を確認）

　ある →「トリアージ区分3」へ

#1：BiPAP：biphasic positive airway pressure（二相性持続気道陽圧呼吸）．
　　（小原真理子, ほか：災害時における要援護者トリアージの開発. 文部科学省基盤研究B研究成果報告書, p.80, 2014を改変）

column 災害時のトイレにかかわる法律

　災害時において，トイレの問題は命にかかわる最も重大な問題の1つです．災害によって上下水道が破裂して上下水が使えなくなれば，避難所のトイレは使用することができなくなります．それにより，避難者はトイレの使用回数を減らすために水分や食事の量や回数を減らしがちになりますが，水分を控えると脱水症状を起こし，膀胱炎などの尿路感染症，エコノミークラス症候群などを起こしやすくなります．また，食事を控えると体力・免疫力が低下し，肺炎やインフルエンザなどの感染症が蔓延するだけでなく，高齢者が体調を崩したり，慢性疾患のさらなる悪化を招きます．さらに衛生環境の悪化したトイレ自体が感染症の温床となります．このように，トイレ問題は健康問題につながっており，トイレと法律との関係を知ることも災害看護においては重要となります．

　① 災害時の水洗トイレの使用方法：水洗トイレの便器にビニール袋を置き，その上に新聞紙を敷いて排泄するなどの方法を確立して被災者に周知させます．災害対策基本法で定める都道府県の地域防災計画では（40条1項），区市町村は「トイレの使用方法など，避難住民への衛生管理上の留意事項を周知する」（東京都地域防災計画），「避難所の運営代表者は，避難者との協力によりトイレ，ゴミ置き等の清掃体制を確立する」（西東京市地域防災計画）と定めています．そして，災害看護の活動には快適な生活への支援も含まれており，感染症の予防に関する周知・指導などにとどまらず，トイレの使用方法・清掃方法の指導や，トイレ使用におけるルールの確立や管理についての支援も含まれています．

　② し尿の処理方法：学校を避難所とする場合，仮設トイレが設置されるまでの間，し尿をグランドに埋め立て処理することは，法律上，特に規制はなく，上記①を実現するために行わざるを得ない場合もあります．また，法律的には自治体などのグランドの所有者が，そのし尿を撤去するよう求めることも可能ではありますが，現実的には行われないと考えられます．

　③ マンホールを利用したトイレの使用方法：トイレが使用できないことから，下水道のマンホールを開けて用を足す人がいますが，これは法律に違反しません．阪神・淡路大震災での経験から，神戸市は事業者と，災害時はマンホールの上に直接仮設トイレを設置し，し尿がたまったら下水に流す仕組みを「公共下水道接続型仮設トイレ」として開発し整備しています．ただし，上水道や雨水道を使用してはいけません．

　④ 仮設トイレの調達：災害時に大量の仮設トイレを調達するための法律はありません．しかし，通常，「地域防災計画」では自治体は，避難所に必要な設備として仮設トイレの整備に努める義務があるとされています．そこで，平常時から自治体は仮設トイレなどの供給協力に関する協定を事業者と締結しておくことが求められています．

　⑤ 仮設トイレのバリアフリーの装備：仮設トイレにバリアフリーの装備や照明の設置を自治体に要請する根拠法令はあるのでしょうか．これは，災害救助法の「救助」における「特別基準」に該当します．特別基準とは都道府県知事が内閣総理大臣と協議し，同意を得た上で定める基準，つまり一般基準では対応できないときに，自治体が国と交渉して設けた基準です．具体的には，事例の収集（バリアフリーや照明がないため起こった多数の不都合）と，先例の調査（過去の災害で自治体により特別基準として仮設トイレにされたバリアフリー・照明の装備）を行い，それらに基づいて内閣府担当者を説得し，特別基準を実現します．実現のためには，自治体担当者と，被災者のニーズを最もよく知る看護師が連携することが必要です．

巡回診療における看護の役割

　被災地では，自宅にとどまることが困難あるいは危険な状態になった住民が，体育館などの広域避難所に集まってきます．余震による建物の倒壊を恐れて，新潟県中越地震災害時のように自家用車やビニールハウスを避難所としたり，住み慣れた地域を離れて避難所生活を送る人々もいます．避難所はさまざまな地域から避難してきた住民で構成される場合もあります．また，発災直後は次々と避難所が自然発生し，被災者の避難状態を把握することが困難になります．災害が発生した急性期は，被災者が避難している状況を早急に把握し支援することが望まれます．巡回診療は，被災者の生活の場に赴いて医療支援を実践することです．看護師は被災者の生活環境から生じるさまざまな問題に着目し，傾聴することが必要です．

1) 巡回診療チームの編成
　医師，看護師，薬剤師，連絡調整員など．

2) 巡回診療の決定
　現地災害対策本部から被災者の避難状況を把握し，避難所の巡回診療の指示を得て，巡回診療を計画します．

3) 巡回診療の交通手段
　巡回診療は移動に便利な車を利用します．災害直後は道路事情が変化しているため，迂回路などに精通した協力者がいれば効率的な巡回診療が可能になります．

4) 巡回診療の装備
　地域内地図，簡単な食料と水，診察セット（血圧計，聴診器，体温計，血糖測定器，マスク，手袋／消毒セット，絆創膏，ウエットティッシュ，被覆材／ゴミ袋，医療廃棄物入れなど），治療薬，通信手段，診療記録など．

5) 巡回診療の実際

(i) 最初に自己紹介
　被災者にとって，避難所はプライベートゾーンとなるため，自宅を訪問するように避難所に入ることの了解を得てから診療を開始します．最初に自己紹介をして身分を明らかにし，巡回診療の意図を伝えた後に診療を行います．

(ii) 被災者の声に耳を傾ける
　避難所などを巡回診療するときは，被災者に対して傾聴と共感の態度で接し，ねぎらいの言葉をかけるようにします．被災したときから避難所にたどり着くまでの話を聞きながら，被災者の生活環境を把握し，診療が必要な人をトリアージします．特に，横になって静かにしている人には必ず声をかけ，具合が悪くないか健康状態を確認します．被災者でありながら救援活動を担っている人々は，休むことなく過酷な支援活動を行っていることが予測されるため，健康状態に気を配ります．

(iii) 避難所の巡回診療の手順
- 診察でプライバシーの確保が必要な場合は，責任者の許可を得て場所を確保する

- 診療の状態によって病院や救護所などの受診を勧める
- 状態によって医療施設での治療が必要な場合は搬送を手配する（救急車，ドクターヘリなど）
- 避難所の責任者に活動状況を報告し，退去する
- 診療記録を作成し，行政担当者に報告する
- 避難所アセスメントシート（p.193参照）を利用して，避難所全体を評価し，報告する

(ⅳ) その他
- 巡回診療は，1台の車に同乗したほうが移動しやすい
- 交通手段や避難所の状況によって，活動時間の予測が立たないことを想定しておく
- 診療で発生した廃棄物は持ち帰り，適切に処理する
- 巡回診療の合間に診療チームが休憩や食事，給水などを適当にとるようにする
- 災害対策本部にて主に保健師に被災者の健康状態を報告し，今後の活動の情報交換をする

現場救護所における看護の役割

災害が発生し医療ニーズが増えて，被災地内の医療が対応できない状況が生じると，さまざまな団体が発災初期に出動できるように救護班が常設されています．看護師はそれまでの臨床経験を活かし，被災者の救護活動に赴きます．

大規模災害では，限られた資材と人材を最大限に活用し，より多くの被災者を救助するために治療の優先順位を決定して，効率よく治療にあたることが求められます．そのため救護所の看護師は，災害医療の「3つのT」，トリアージ（triage）・応急処置（treatment）・後方搬送（transportation）を原則に救護活動を展開します．救護所では，搬入された傷病者に安定化の手当てを行い，後方病院に搬送されて検査や手術などの治療が受けられるように援助します．

a 情報収集

被災地では情報が混乱していますが，限られた確実な情報から救護活動の準備を行います．

1) 被災地の被害状況を把握する
- 被災の程度と被災者の状況（損壊状況・水・電気などのライフラインの状況）
- 被災者への救援資材の補給状況（食料・水・毛布・日常生活品・仮設トイレなど）
- 被災地内医療機関の診療状況（被災地内医療施設の被災状況と受け入れ状況）
- 医療支援状況・救護活動の状況
- 被災者の避難状態（避難所の場所と被災者のおよその人数）
- 後方搬送可能な医療機関との連絡方法・搬送手段
- 活動計画と活動報告

b 救護班の編成

災害が発生すれば，それぞれの団体が直ちに救護班を派遣できるように要員を常時編成しています．また，その初動の救護班は災害の種類や規模に応じて人員を変更して派遣されます．

c 救護所の開設

　救護班は，現地災害対策本部の許可を得て救護所を開設します．被災地内受け入れ病院の状況と被災地外の搬送可能な医療施設の情報を得ながら，二次災害に巻き込まれる危険がない安全な場所で，多くの被災者が受診しやすい場所に救護所を設置します．

　そのポイントとしては，①救護所の場所が周囲からわかりやすい，②傷病者の収容・後送ができる道路がある，③混乱を避けるスペースがある，④水・電源の確保と汚物処理が可能な場所の工夫，があります．

1) 救護所の開設手順

①　現地災害対策本部から被災地の情報を得る

②　救護活動の許可を得る

③　救護所を開設するため施設の責任者の許可を得て，救護所スペースを確保する

④　避難所や地域に救護所を開設したことを広報する

2) 救護所設置の実際

　救護所は開設状況によって特徴があります．

(i) 移動型の救護所（救急車などを利用して，移動型診療所として活動する救護所）

利点	欠点
●到着後すぐに活動できて地域を巡回できる	●診療スペースが狭い
●物品の設定が簡便である	●搬送に車を利用できない
●自宅の訪問も可能である	●道路事情の影響を受ける
●二次災害の危険があった場合はすぐ移動できる	●水の確保がしにくい
	●雨天時診療が困難

(ii) 施設を利用した救護所

　被災者が多数集まった施設の一部を利用して救護所を開設する場合は，その建物の出入口を確認し，通路を制限しないで搬出が可能なコーナーを確保します．処置を想定し，スクリーンやシーツ，毛布，イス，机などを利用してプライバシーを保つ工夫をして，受診しやすい環境をつくります．

利点	欠点
●避難している住民が受診しやすい	●避難所の被災者が増えたときは，救護所のスペースがとりにくくなる
●24時間受診が可能になる	●救護班の休憩所などが確保しにくい

(iii) 施設外に設営された救護所

　避難所のそばや病院の近くにエアーテントを建て，救護所として利用します．救護所は，被災者が通いやすくわかりやすい場所で，救急車などの後方搬送スペースと道路へのラインを確保できる場所に設置します．救護所内は，傷病者の動線を考慮して救護所の入口・出口を決定してからレイアウト（受付，診察，処置エリアなど）します．二次災害を予測し，風水害，寒冷・猛暑への対応を考慮します．

利点	欠点
● プライバシーを保ちながら診療ができる	● 風水害の影響を受けやすい
● 処置用の水や排泄物などの処理ができる	● 救護所開設に時間を要する
● 救護班のスペースが確保しやすい	● 歩けない傷病者が受診しにくい
	● すぐに移動できない

d 応急処置

　大規模災害の急性期は，多数の傷病者の手当てに限られた資器材を最大限に活用するように工夫します．救護にあたるときには，自分の五感をフルに活用して傷病者の観察を行います．傷病者観察のポイントは，緊急度・重症度の高い損傷から解剖学的・生理学的徴候に従って観察することです．緊急度順に並べると，気道の異常，呼吸の異常，循環の異常，中枢神経の異常となります．救護所では医師の指示のもと傷病者の初期治療を行い，できるだけ早く医療施設に搬送できるように手当てをします．また非緊急治療群には，傷病の手当てを行い被災地内医療の外来診療をサポートします．救援者が手当てを行うには，被災者の声を傾聴し共感する態度で接すると同時に，マスク・手袋などを着用し感染予防に注意します．

1) 外傷の手当て

　全身状態の観察と外傷部位の損傷程度の観察の後，手当てを行います（表4-A-4）．

　非緊急治療群に分類されても，時間の経過とともに症状が悪化して緊急治療群になる場合があるため，継続して状態を観察して手当てを行うようにします．

2) 熱傷の手当て

　熱傷は熱湯や蒸気，炎などの熱い物体に触れることで起こりますが，深度と範囲によって重症度が異なります．また，化学薬品や電撃によっても症状が異なるので，どのように受傷したかを確認してから処置にあたります（表4-A-5）．

138　第4章　災害サイクル別の看護活動

表4-A-4　外傷の観察と処置

外傷部位	観察のポイント	処置
頭部外傷	●頭蓋内出血を伴っている場合は，急激に悪化することがあるので継続して観察する ・外傷部位の創の状態 ・神経学的所見 ・意識レベル ・受傷した状況（頭蓋内出血の危険性） ・氏名・連絡先・既往などの聴取	・創の止血と洗浄消毒，創の保護 【緊急治療群に悪化した場合】 ・意識レベルによって，全身管理 ・酸素投与・人工呼吸 ・脳圧降下薬の投与 ・後方搬送の準備
顔面外傷	●血流が豊富なため出血しやすく受傷者が動揺しやすい ・外傷部位の確認 ・顔面の変形・疼痛の有無 ・開口制限の有無 ・口腔内出血の有無 ・視覚・聴覚・臭覚・触覚の異常の有無 ・受傷した状況	・声かけとパニックコントロール ・圧迫止血と洗浄消毒，創の保護 ・軟部組織の損傷の縫合は専門医にゆだねる ・眼球損傷は粗大異物の除去と洗浄，抗菌薬点眼など 【緊急治療群に悪化した場合】 ・顔面外傷で呼吸状態が悪い場合は緊急気管切開などによる気道確保 ・後方搬送の準備
脊椎・脊髄外傷（疑い）	●胸腰椎移行部と頸椎が外傷の好発部位（墜落，崩落，埋没，爆発では骨盤骨折を含む脊椎損傷が多い） ・呼吸状態（頸椎損傷時） ・循環状態の確認 ・四肢麻痺または知覚異常の有無 ・直腸・膀胱障害の有無（横断麻痺） ・受傷の状況	【緊急治療群として対応】 ・呼吸の補助 ・血管確保 ・損傷部位の固定［頸部（ネックカラー），腰部（体幹の固定），バックボードへの固定］ ・尿道カテーテル留置 ・オムツ装着 ・後方搬送の準備 ＊新たな損傷を加えないような搬送器具を考慮する
胸部外傷	●胸壁下部の外傷では内臓損傷があるかで重傷度が変化する ●心，血管損傷ではベッグ三徴#1 に注意 ・外傷の部位 ・呼吸の観察 ・呼吸音，血痰，皮下気腫など ・循環状態の観察 ・阻血を示す6P#2 の観察 ・受傷の状況	・外傷の止血，洗浄・消毒・保護 【緊急治療群の場合】 ・気道確保・酸素投与 ・血管確保 ・昇圧薬の投与 ・後方搬送の準備
腹部外傷	●内臓損傷は五感を使った観察では困難 ●大量の出血を伴う外傷（肝，膵，脾，腎），腹膜炎を起こす損傷（胃，腸，大腸など） ・循環状態の観察 ・腹部症状の観察 ・腹痛・圧痛の有無，嘔吐，吐・下血，下痢など	・外傷の消毒と保護 【緊急治療群の場合】 ・補液と鎮痛薬の投与 ・禁飲食と保温 ・後方搬送の準備
四肢・骨盤損傷	●コンパートメント症候群#3 の有無 　軟部組織の開放性損傷の場合は，泥や異物で傷口が汚染している場合が多い ・受傷してからの経過時間 ・受傷部位の感染の有無 ・血管損傷の有無（阻血を示す6P） ・神経損傷の有無 ・筋，腱損傷の有無 ・デグロービング症候群#4	【緊急治療群の場合】 ・異物の除去と洗浄，止血 ・創の保護 ・抗菌薬・鎮痛薬などの投与

（次頁へつづく）

A. 急性期の看護 **139**

外傷部位	観察のポイント	処 置
四肢の骨折（疑い）	●骨折の整復操作は副損傷を引き起こす危険があるので，後方搬送してから行う • 四肢の変形と痛み • 腫脹の有無 • 神経症状の有無 • 骨折の状況	• 骨折部位の副子固定 【緊急治療群の場合】 ＊骨折部前後の関節を固定できる長さ，幅と硬さのものを使用 • 腫脹部の冷湿布 • 後方搬送の準備
骨盤骨折（疑い）	●転落・墜落などの強い外力によって生じることが多く，ほかの合併損傷を伴うことが多い • 骨盤の可動性と疼痛の有無 • 循環状態の観察（骨盤内出血の可能性） • 受傷状況	【緊急治療群の場合】 • 安静と疼痛コントロール • ショック状態への対応（血管確保・気道確保など） • 後方搬送の準備

#1 ベッグ三徴：心タンポナーデに特徴的な症状（血圧低下，静脈圧上昇，心拍減弱）.

#2 阻血を示す6P：pulselessness（無脈），pallor（蒼白），paresthesia（感覚異常），pain（疼痛），paralysis（麻痺），poikilothymia（変気症）.

#3 コンパートメント症候群：閉鎖性の損傷で筋膜化の筋肉に浮腫が起こり，これが筋膜の弾性以上に増強し筋膜内圧が高まると，組織の変性・壊死や神経麻痺を引き起こし，処置をしないと機能障害を起こす．下肢が好発部位であるが早期治療が有効.

#4 デグロービング症候群：手袋が抜けるように皮膚が損傷した状態.

表4-A-5　**熱傷手当てのポイント**

❶ 熱傷の深度：Ⅰ度，Ⅱ度，Ⅲ度

❷ 熱傷範囲：大人：9の法則（体の体表面積の割合），子ども：5の法則

❸ 重症度：気道熱傷の有無，電撃，化学損傷の有無
　　　　　特殊部位（顔面，手背，陰部など）
　　　　　合併損傷の有無

❹ 治療：冷却と開放療法と閉鎖療法
　　　　軟膏処置，補液療法

❺ 看護：熱傷部位の手当てと苦痛の緩和
　　　　プライバシーを保った処置の工夫

column

日本赤十字社の災害派遣医療チーム（DMAT）

　1995（平成7）年の阪神・淡路大震災では6,434人もの死者が出ましたが，そのうちの約500人は通常の医療体制であれば助けられたと考えられています．災害時の「防ぎ得た死（適切な医療がなされていれば，救命できる可能性のある死）」の救命や災害に強い医療体制構築を目指し，① 全国に災害拠点病院が指定され，② 災害時における病院情報の発信・共有のため広域災害救急医療情報システム（Emergency Medical Information System：EMIS）が導入されました．さらに災害時の救命医療を目的として，③ 災害派遣医療チーム（Disaster Medical Assistance Team：DMAT），④ 広域医療搬送が整備されました．

　日本赤十字社では，2005（平成17）年7月に「災害拠点病院である赤十字病院の救護班は，DMATと協働した救護活動の実施に向けて，必要な研修に積極的に参加すること」としました．さらに2009（平成21）年1月より，「DMATと協働する救護班を日赤DMATと呼称」し，機動性を高めるため所属する病院長の判断による迅速な出動が可能となりました．日本DMAT隊員養成研修を修了した日赤救護班員はもちろんDMATとしての活動ができます．さらに，養成研修を修了していなくてもDMAT活動や，超急性期災害医療における「共通言語」（指揮命令系統，救命医療，広域医療搬送など）を理解している日赤救護班は，その資機材をもってDMATとともに現場で活動することができます．そのような日赤DMAT隊員を養成するため，2008（平成20）年度から日赤DMAT研修会を開催してきました（現在，全国赤十字救護班研修会に名称変更）．

　災害によって崩壊した保健・医療制度の補完を行うことが医療救援の使命です．DMATの役割は三次医療にあたる救命医療の確立です．一方，日赤救護班は一次・二次医療，すなわち保健衛生や診療所業務に相当する部分の補完を主に行ってきましたが，これら被災地における避難所の評価や支援，巡回診療も発災直後の超急性期から始めなければなりません．災害現場ではさまざまな医療救護班が活動を始めますが，多くの医療支援を災害現場のニーズに合わせ，過不足なく提供するには調整する機関が必要です．このような災害医療支援のバランスを取り，救護班相互の連携・連絡を図るため，現場では医療ミーティングが開催されるようになってきています．医師会，保健所，救護班などが一堂に会して医療支援の調整を行っています．

　災害医療で大切なことは，発災直後急性期の医療のみでなく，災害サイクルという概念を十分に理解し，慢性期・静穏期に続く「切れ目のない医療・支援」を心がけなければならないことです．DMATは救命支援の終了をもって撤収します．その後も被災地では継続して災害医療支援が行われます．亜急性期，慢性期ではDMATからの引き継ぎ，さらにその後の地域保健・医療への引き継ぎを切れ目なく行う必要があります．災害医療は息の長い活動です．日本赤十字社の目指す災害医療とは，「すべては被災者のために」をスローガンに，発災とともに直ちに被災地に駆けつけ，被災地の医療ベースが回復するまでの間，数週間～数か月間にわたり切れ目なく被災者の自立を支援することです．

　超急性期災害医療をDMATとともに実践し，亜急性期・慢性期へと続く継ぎ目のない救援活動をサポートできる日赤救護班が「日赤DMAT」といえます．

B. 中長期の看護

1 災害復興と看護

　わが国はこれまで災害からの復興の経験知は多くありますが，阪神・淡路大震災以前はそれらには人々の暮らしや生活の再建は含まれておらず，社会基盤の再整備と建築物の再建が主なものであったといわれています[1]．ここでは，災害復旧と災害復興の定義の違いや復興の要素を示し，復興期に求められる看護の役割について述べていきます．

a 復興とは

　阪神・淡路大震災被災者復興支援会議によると，災害復旧とは原形復帰が基本であり，災害で壊れたり失ったりした施設や機能を災害前の状態に戻すことと定義されています[1]．一方，災害復興とは災害前の施設・機能と同じ状態に戻すことではなく，地域を災害前以上の活力を備えたよりよいまちになるように，暮らしと環境を再建していくことと定義されています[1]．この復旧と復興の概念を踏まえ，林は阪神・淡路大震災からの復興の理念の3本柱として，①被災地域の都市の再建，②被災地域を中心とした経済の再建，③被災者の生活の再建，があげられ，どれか1つでも達成できなければ，復興は完成しないとしました[1]．

b 被災者の考える生活再建

　林は，災害からの復興を，「災害によって生まれた新しい現実を受け入れ，その制約の中で自らの人生を再建していく過程である」と述べています[2]．筆者は，そこには災害看護の大切な役割である，被災者の生活再建の支援が深くかかわっていると考えます．

　2000年，神戸市で被災者自身が「生活再建」で検証すべき項目を整理し，生活再建の実感を報告するワークショップが行われ，その調査結果から生活再建は，①住まい，②人とのつながり，③まち，④そなえ，⑤こころとからだ，⑥くらしむき，⑦行政とのかかわり，の7つの要素によって構成されていることが報告されました[3]．また回答者の多くが，住まい（30.1％）と人とのつながり（25.1％）をあげていました．生活の基盤となる住まいを失った被災者は，避難所から応急仮設住宅，災害公営住宅へと引っ越しを何度もしなければならず，そのつど新しく人間関係を形成しなくてはならない状況で，人とのつながりの大切さを再認識したのではないかと林は指摘しています[3]．被災者にとって住まいとは生活の基盤であり，他者と共存し支え合う生活を大切にしていることがうかがわれます．

　当時，応急仮設住宅などで，他者とのつながりが得られなかった被災者の自殺や孤独死が発生し，コミュニティへの配慮が重要だといわれました．これを受けて，2004年の新潟県中越地震，その後の新潟県中越沖地震では，同じ地域の被災者はまとまって同じ避難所や応急仮設住宅区域に入るようになりました．

c 復興期における看護の役割

上記のワークショップで報告された生活再建の7つの要素のうち，看護職が大きな役割を果たす「② 人とのつながり」と「⑤ こころとからだ」について看護の視点で解説します．「② 人とのつながり」は，前述のように人が生活していく上で，人間関係は重要です．人とのつながりが，毎日を積極的に生きる力につながっていきます．一方で，移転先で新たな人間関係を構築することが大きなストレスになる人もいます．人間関係の形成が苦手な被災者に対する支援も必要です．そして，「⑤ こころとからだ」については，被災者はストレスによって心身の変調をきたし，それは時間の経過とともに軽減されていくといわれていますが，個人差や年齢差があることを認識することが必要です．特に，要配慮者（高齢者や子どもなど）は身体的・精神的なストレスによる影響を受けやすい状態にあります．

このような「② 人とのつながり」と「⑤ こころとからだ」に重点を置いて，以下に災害看護の具体的なかかわり方をあげます[4]．

1) コミュニティ構築の支援

移り住んだ災害公営住宅は被災者にとって慣れない環境での生活となるため，① 危機管理の充実，② 新しい地域で生きる動機づけの獲得，③ 自分たちの生活を守ること，健康の回復と保持増進，④ 閉じこもりの予防，⑤ 近所との交流を図り地域の活性化を図ること，などの視点からコミュニティ構築を支援することが必要です．

2) 復興期に看護職が被災住民とかかわる上で配慮する点

復興期にある被災住民にかかわるのは福祉関係の人々が多く，看護職は訪問活動や地域の宅老所，デイケアセンターなどで高齢者とかかわります．高齢者の特性を理解し，高齢者が元気になるような看護支援活動が求められます．

被災した住民は，転居した地域の文化・生活習慣・人的交流にすぐには慣れないため，その人らしい生活となるには困難が伴い，ストレスの蓄積から，持病に加えて新たな病気に罹患することもあります．不眠・食欲不振・便秘・高血圧・アルコール依存症・うつ病・疲労などの症状が引き起こされることも少なくありません．特に失望感のある高齢者は，震災以降の生活全般に対して前向きに考えられず，他者との交流も遠慮しがちになり引きこもり，その結果，孤独死となる場合もあります．このような住民には，安心感を与えるために，毎日数回，訪問活動を行う必要があります．特に慣れない環境では，夜間，不安からくる精神状態の不安定さ（不眠，せん妄など）がみられる場合があります．これらは，電話相談や深夜の訪問などで症状が改善されることが期待できます．

3) 被災住民にとっての復興と看護のあり方

住民が復興期において，自分らしく生きるために自分の価値観を保ち，毎日の生活を営むことが大切です．また引きこもりを予防するためには，仮設住宅と同様に，住民同士が気楽に集まる場とその場の運営を支援する人材が必要となります．復興期の看護支援は，住民にとっての復興のあり方を見つめ，住民とともに考え，問題解決を図る姿勢，そして復興に関連する法律を踏まえたかかわりが重要です．

B. 中長期の看護　143

2　応急仮設住宅・在宅における生活者への支援

「支援」とは，英語でsupport（サポート），「ささえ助けること」[1]を意味します．応急仮設住宅・在宅における生活者へは，彼らの<u>自立を尊重した支援的なかかわり</u>が重要となります．

a　在宅避難

　災害発生後，自宅で生活している住民を在宅避難者といいます．在宅避難者とは，身体的・精神的な問題で自宅を離れられなかった人や災害発生に気づくことができず自宅に取り残された人（例：要介護状態，認知症），避難所への避難者が多いために中に入ることができず自宅へ戻った人やテント泊・車中泊をしている人，不自由な避難所の集団生活より自宅での生活を選んだ人（例：赤ちゃんがいる，ペットがいる），特別養護老人ホームなど福祉施設に入居している人です．在宅避難者の中には，被災前から在宅療養を行っていた人や災害による影響で在宅療養が必要になった人など，医療支援が必要な人々も多く含まれています．また，聴覚・視覚に障害のある人や心身に障害を持つ人々もいます．

　災害発生後，支援者は避難所支援に集中しがちになりますが，避難所開設時と同時期に，自宅に取り残された在宅避難者に目を向け，保健師などと連携し，特に安否確認を一軒一軒丁寧に何度も確認する必要があります．しかし，山間部で災害が発生した場合，移動手段や移動距離の問題もあり，自宅訪問が遅れがちになることが多くあります．避難所で生活している人々も，日中は，自宅の片づけに行きますので，支援者は，避難者の生活の場である在宅に意識的にも目を向け，在宅支援の充実を図ることが重要です．

　医療依存度の高い人の場合には，状態を観察し，緊急性の判断を行います．人工呼吸器，在宅酸素，輸液など医療機器装着者への対応や，内服中断によって状態が悪化する恐れのある人への薬の手配は迅速に行います．

　在宅避難者の看護には，地域の人々との連携が欠かせません．住民と被災前からかかわっている民生委員やケアマネジャーや区長，近隣の住民から情報を得ながら，自宅で生活している人々の生活状況と健康状態を把握し，どのようなサービスが受けられるかを検討します．介護を必要とする人や医療依存度の高い人々には，病院および福祉避難所への移動を検討し，医療支援が受けられるように調整を行います．

b　応急仮設住宅

　応急仮設住宅は，「災害のため住家が滅失した被災者のうち，自らの資力では住宅確保が出来ない被災者に対し簡単な住宅を建設し一時的な居住の安定を図ること」（災害救助法第4条，1947）であり，供与の期間は2年以内とされています（建築基準法第85条，1950）．

　阪神・淡路大震災（1995）や東日本大震災（2011）などの甚大な災害においては，「特定非常災害特別措置法（1996）」により供与期間が延長されました．

　応急仮設住宅の建設には，建設可能な敷地が必要です．しかし，災害による被害を受けた被災地では，敷地を確保することも困難な状況であり，生活の利便性があまりよくない場所に建設される場合もあります．このため，入居者は，これまで生活してきた地域から離れ

た場所で生活することもあり，コミュニティ形成に影響を及ぼすこともありました．

　応急仮設住宅入居の際は，事前に入居希望者のニーズ調査が行われます．しかし，実際の選定は，抽選で決定される場合や要配慮者を優先することもあり，すべての人が希望どおりに入居できるとは限りません．住み慣れた土地を離れることを余儀なくされることもあり，精神的にも今後の生活の場について決めることが困難な状態で入居日を迎える住民もいます．

　応急仮設住宅の生活は，壁が薄いため隣人の声が聞こえることや調理台が狭いため食材を床に置かねばならないことなどの構造上の問題も含めて被災者が日常生活を送るには，心身ともに過酷であると言わざるを得ません．特に高齢者の場合は，応急仮設住宅に設置された冷暖房などの器具は使用しにくいこと，浴槽が深いため，入浴が困難であることなど不便な点が多く，応急仮設住宅における暮らしが長期間に及ぶ場合は，心身への影響を増大させ生きる力を低下させることにつながります．

　応急仮設住宅での暮らしにおける健康問題としては，高血圧，不眠，心疾患，脳卒中などの急激な病気の発症，転倒，転落によるケガ，閉じこもり，寝たきり，生活不活発病，介護疲れ，うつ病，認知症，アルコール依存症，虐待，自殺，孤独死などがあげられます．

　新潟県中越地震（2004）では，地域・集落単位での応急仮設住宅群が建設され，さらにその中に支援センターや集会所が設置されるようになりました．しかし，東日本大震災（2011）では，津波被害が広範囲であったため，応急仮設住宅の建設用地の確保さえ困難な状況になり，応急仮設住宅においてコミュニティ単位での入居が進まず，コミュニティ形成の問題から社会的孤立や孤独死の問題が災害公営住宅に移転後にも継続課題となりました．

　このような健康問題や課題を解決するためには，健康を守る「看護」と生活を守る「福祉」の視点が必要となります．下記に支援の要点を説明します．

1) 生活支援相談員との連携の必要性

　応急仮設住宅への定期的な巡回訪問を行い，見守り・支援活動を行っているのが生活支援相談員です．外部支援に入る場合には，管轄する地域の社会福祉協議会に連絡を取り，生活支援相談員と情報交換して活動します．

2) 生活上の支援・見守り活動

　応急仮設住宅へ訪問する場合の要点は，前回と今回の訪問との違う点を見いだし，小さな変化を見逃さないことです．たとえば，訪問時に挨拶や声をかけてから出てくるまでにどれくらい時間がかかったのか．玄関を開けるときの様子（戸の開きの大小，戸を開けるときの顔の向き，目の方向，声の張りや大きさ）はどうだったか．不在時には，ガスメーターや郵便受けなどについて観察およびアセスメントを行います．

3) 他職種，ボランティアとの連携

　応急仮設住宅には他職種やボランティアが支援に入っていることがあります．支援者はそれぞれの専門性を活かし，目的や役割を明確にして活動します．たとえば，居住環境の改善や健康上の問題の早期発見，経済的問題へのサポートとして，医師や保健師，訪問看護師，社会福祉士や介護福祉士などで連携した活動を行います．また，定期的な「健康相談」や「サロン・カフェ」などの行事を通して，被災地域の保健師，社会福祉協議会，地域包括

支援センターなどの職員や他職種，ボランティアと情報を共有した活動を行います．

4) 個人をみていくことの必要性

避難所から応急仮設住宅への移転に伴い，支援も集団でのかかわりから個人へのかかわりへ変化します．被災者の身心の健康，自宅の再建，再就職支援など個人の生活背景に応じた個別の支援を行うことが，生活の自立につながります．

5) コミュニティ形成の支援の必要性

居住場所が移転することにより，行事や交流スペースでの健康相談，学業相談などの新たなコミュニティ形成が図れるような環境づくりが必要になります．

応急仮設住宅の入居者が，安心して豊かな生活を送るためには，構造上の問題の解決（例：スロープの設置）や支援者間の連携による丁寧な生活上の支援・見守り活動が重要です．

c 災害公営住宅

応急仮設住宅から移転する恒久的な住宅としては，主に自宅の再建と災害公営住宅の2つがあります[2]．災害公営住宅は，災害により住宅を失い，自ら住宅を確保することが困難な人に対して，安定した生活を確保してもらうために，地方公共団体が国の助成を受けて整備する低廉な家賃の公営住宅です（公営住宅法第8条，1951）．災害で自宅を失った被災者に対して，県や市町村が整備し，恒久的に貸し出す住宅で，維持費および管理費は自治体が負担します．家賃は，通常の県営住宅と同様に入居者の収入・世帯構成と住宅の規模・立地などにより設定されます．しかし，仕事や財産を失った住民には家賃の負担は大きいです．

また，居住地域が街の中心部より離れ，買い物や通院の利便性が保たれず，転居によってコミュニティが喪失した問題もありました[3]．このため，自宅再建が叶わず災害公営住宅への入居を決定した人々の思いは複雑です．同じ応急仮設住宅から移動してきた人々ばかりではなく，見知らぬ人々との新たなコミュニティの再構築は，引越しに疲れ，今後の生活への経済面での不安を抱える人々にさらなる強いストレスを与えることになります．また，これまでの見守り支援が途絶えた生活は，精神的な支えを失った孤独感を増大させ，自立の阻害につながる場合もあります．

応急仮設住宅・在宅における生活者への支援は，災害公営住宅への移転や被災者が自ら住宅を再建して移転することで終結するのではありません．看護職は被災者の生活の変化を理解し，新たな居住地においてコミュニティ再生を支援することまでが支援となります．それが，移転後の社会的孤立や孤独死の予防につながります．

C. 静穏期における災害看護の取り組み

静穏期における災害看護の主な役割として，以下のものがあります．
① 人材育成：看護教育機関や医療機関で「災害看護」の講義，防災訓練・救護訓練を行う
② 資機材・設備などの点検や調整：組織ごとに定期的に行う
③ 災害発生時の緊急対応ネットワークづくり：運用状況を定期的に確認する
④ 地域住民への防災・減災教育：災害に備える意識と自主防災力の向上を支援する

①～④に共通しているのは，防災・減災という考え方が基盤になっていることです．
災害対策基本法第2条2では，防災は「災害を未然に防止し，災害が発生した場合における被害の拡大を防ぎ，及び災害の復旧を図ること」と定義されています．そして甚大な被害をもたらした阪神・淡路大震災や東日本大震災の教訓から，自然現象である自然災害を未然に防止することが果たして可能であるのかどうかということを踏まえ，「防災から減災へ」という発想が生まれました．減災は「被害の軽減を図ること」で，被害をゼロにすることを目的にせず，被害を少しでも小さくする取り組みです[1]．被害をなくそうという防災の考え方は，小規模な災害には適用しますが，東日本大震災のような大規模災害には，被害を最小限にするという減災の考え方が求められるといわれます[1]．

防災・減災の考え方と災害看護からみる活動現場

a 防災計画の位置づけと階層

災害対策基本法に基づき，防災を含めて，災害時における対応が行われます．そのため，事前に防災計画を立案し，その計画に沿って実施するという枠組みが定められています．よって防災計画は，災害に対する基本的な政策となり，防災計画には以下のような階層があります[2]．

① 国の中央防災会議：防災基本計画の作成．
② 指定行政機関や指定公共機関*1：防災業務計画の作成（① 防災基本計画に基づく）
③ 都道府県：都道府県地域防災計画の作成（① 防災基本計画に基づき，② 防災業務計画に矛盾しないように）
④ 市町村：市町村地域防災計画の作成（① 防災基本計画に基づき，② 防災業務計画と ③ 都道府県地域防災計画に矛盾しないように）

市町村レベルの地域防災計画の例として，武蔵野市の地域防災計画を図4-C-1に示しま

---

*1：指定行政機関の1つである厚生労働省が，防災基本計画を基に「厚生労働省防災業務計画」を作成し，指定公共機関の1つである日本赤十字社が「日本赤十字社防災業務計画」を作成している．指定公共機関としては日本赤十字社のほかに，日本銀行や日本放送協会（NHK）などが含まれている．

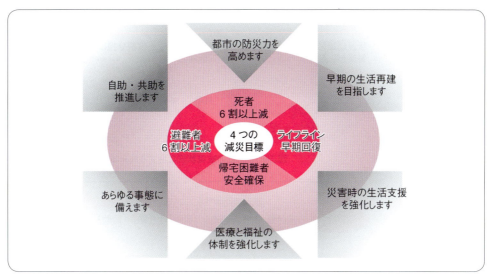

図4-C-1　武蔵野市の地域防災計画（平成25年修正）
(http://www.city.musashino.lg.jp/shisei_joho/sesaku_keikaku/bousaianzenbu/1008088.html)

す．この計画では，4つの減災目標に対して6つの事前対策が設定されており，その1つに「自助，共助の推進」が含まれています．

b 防災の基本3体制のめざすもの

防災に対する取り組みでは，「自助」「共助」「公助」の3つを組み合わせることが欠かせません．

- **自助**：自分で自分の命を守ること．
- **共助**：家族や近隣の地域コミュニティーで助け合い，地域を守ること．
- **公助**：都道府県や市町村の行政による支援や援助（自助や共助では解決できない課題などを組織的に取り組む）

災害の被害を小さくするためには，平時から各自が防災を意識するとともに安全策を考え，災害時には速やかに行動に移すことができるように，行政とも協力しながら総合的に災害対策を推進していくことが求められます．「自助」「共助」「公助」は防災の基本3体制と呼ばれ，災害に対する備えとしてこの体制を構築しておくことが重要です．

内閣府が実施した「防災に関する世論調査」の2002（平成14）年度の調査と2013（平成25）年度の調査を比較すると，国民が重点を置くべきだと考えている防災政策に関する質問で，「公助に重点を置くべき」は24.9％から8.3％へと減少し，「公助，共助，自助のバランスが取れた対応をすべき」が37.5％から56.3％と増加しました．このことは，東日本大震災を経験したことで，防災に対する意識が変化し，今後も発生が予想されている災害に備えるために，自助・共助を行っていくことの重要性に対する認識が高まってきているからだと考えられます[3]．

加藤は武蔵野地域防災セミナーの中で，自助，共助は地域の状況認識に基づき自律的に防災対策を推進し，公助は防災施策の適正化という立場にあるが，共通していることは地

図4-C-2　「自助」「共助」「公助」のあるべき姿
(加藤孝明:「自助」,「共助」,「公助」のあるべき姿.「地域ではじめる防災まちづくり.官民学との連携」,2017年度武蔵野地域防災セミナー,2017)

域で予測される被災状況を共有認識しながら，地域防災の現状を共有認識することだと述べています（図4-C-2）[4]．

　言い換えると，「自助」「共助」「公助」のそれぞれが役割を十二分に果たさないと，防災は効果的に機能しないということです．特に共助である地域の防災対策，地域防災は要になります．近年，1人で避難することが困難な高齢者が逃げ遅れるなどして災害の犠牲になることが増えています．急速な高齢化が進む現状を踏まえ，日頃から要配慮者である高齢者の住居を事前に把握したり，どのように安否確認や避難誘導を行うかという具体的な体制づくりを地域の中で整備しておくことで，災害時に速やかな避難支援をすることができます．

　このように防災力の向上のためには，地域の人々との協働が不可欠です．そして，地域住民と各関係機関が防災活動をともに行う（協働する）ことで，一市民として自己防災，地域防災への意識が高まるだけでなく，連帯感や結束が生まれます．また，それが必要な知識，技術の習得や向上につながるのです．

2　災害に備えた病院防災

　「災害に備えた病院防災」という項のタイトルは，「事前に災害に対する備えをして，病院が巻き込まれる災いを防ぐこと」と読み解くことができます．

　病院防災のための正当な方法は，病院という人の集まる場所とその仕組みを理解し，巻き込まれる災害を可能な限り想定することです．その一方で，災害時に病院がすべきことを考えると，災害という非日常においても日常と同じく，病院という道具と職員という資源を使って患者を守ることが唯一の仕事だと気づきます．普段の私たちは，エアコンや照明などによる適切な環境の中，電気も水も消耗品も無制限に使用可能であり，エレベーターによる上下階の移動も容易で，携帯端末を使えばナースコールの応答や職員間の連絡も円滑に

できます．また，処方・検査や食事のオーダーも電子カルテなどで簡単に対応でき，患者の照合もバーコードを用いているためミスが起こりにくくなっています．しかし，そのような日常は災害に遭うと一変します．慣れ親しんだ利便性の高い道具が使用できなくなった状況になっても，患者の安全を守りつつ，医療・看護の提供を続ける必要が出てきます．しかし，それらを行うことがとても困難なことは明らかですので，私たち医療従事者は，災害時の医療・看護の提供のあり方について周到に準備しなければなりません．

阪神・淡路大震災（1995年）の経験は日本の災害医療の大きな変革の契機となり，災害医療の標準化のための方策の1つとして災害拠点病院の整備が始まりました．当時の厚生省は災害拠点病院の運営要件として，① 重症外傷患者の24時間受け入れと搬出ができること，② 人員や物資の輸送拠点となれること，③ 消防機関と一緒に活動できる医療救護班の派遣体制があること，④ ヘリコプターに同乗できる医師を派遣すること，などを設定しました．この結果，医療救護班や搬送の体制は整備されたものの，続く新潟県中越地震（2004年）では，統一した医療の窓口がなく，派遣された救護班と地域医療との調整において混乱を招いたことから，災害医療コーディネーターの必要性が指摘されることになりました（p.50参照）．そして病院内の安全な場所に患者を移動させるだけでなく，時に全病院避難という状況が発生することが示されました．その状況の克明な活動記録である新潟県中越地震の活動記録[1]からは，まず「安全確保」，次に「診療の維持」，その後に「病院機能の立て直し」という流れを学ぶことができます．その後，2011年に起きた東日本大震災における津波災害[2]や2016年に熊本で起きた震災[3]での対応でも同様の苦労がありました．さらには，災害時の物資補給は，災害拠点病院といえども困窮することが明確となり，2012（平成24）年以降の災害拠点病院の要件として，医薬品のみならず食料・水および燃料などの備蓄目標が設定されています．

本項では「病院が被災するとどうなるのか？」を阪神・淡路大震災から続く先達の貴重な経験から学び，被災地内の病院として必要となる病院防災について考えていきます．その根幹の考え方は，災害時にはまず施設内にいる入院患者と来院者への対応が必要で，外からの患者の受け入れはその次の事柄であること，つまり「目の前にいる患者への医療継続をどうするのか」という課題への準備をいかに推進していくかということです．

ⓐ 病院防災の考え方

医療施設は病棟だけではないので，病棟を支える多部門も含めた全体として医療継続を考える必要があります．発災とともに医療施設の業務能力は一時的に低下してしまいます．業務能力を迅速に正常化させ，さらには活性化させる活動の基本的な考え方を図4-C-3に示します．発災前の通常業務ができている医療施設の能力を，業務能力の基準と想定します．発災直後の行動は，① 安全確保を最優先に行います．その次に院内全体で点検と報告を行います．施設内でモノが倒れたり，エレベーターが止まったりなどの被害が出ることで業務能力は一時低下していきます．それに対して，災害対策本部では ② 情報管理を行って被災状況を把握していきます．業務能力の低下を最小限にすべく，入院患者の生命を守る以外の診療・看護内容の一時縮小の決定を行い通知します．施設全体の次の目標は通常業務レベルまで業務能力を復帰させ，地域に貢献する医療機能が維持できるように体制を整え

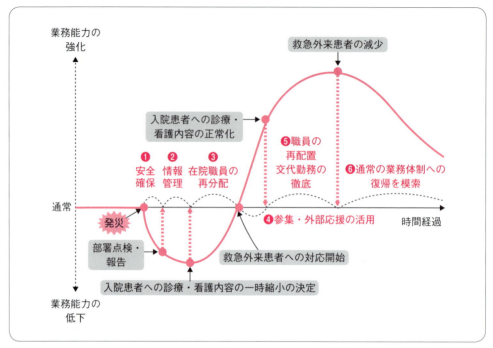

図4-C-3　発災以降の業務能力の推移

①〜②は日中であれば30分以内，夜間・休日であれば60分以内に完了することを目標とする．
③以降は病院の被災程度や地域の状況を鑑みて決定していく．

(©Hiroo Disaster Management Group（HDMG）)

ることです．そのためには，余力のある部署から被害があり対応や復旧に人手を必要とする部署への③在院職員の再配分が必要となります．再配分の一部を救急外来に振り向けることにより，救急外来患者への対応を開始できるようになります．その後に，④参集職員・外部からの応援人員の活用をしながら，一時縮小させていた入院患者への診療・看護内容の正常化を図り，⑤職員の再配置と交代勤務の徹底をすることで業務能力を通常よりも強化していきます．そして救急外来患者の減少を契機に，⑥通常の業務体制への復帰を模索していくこととなります（図4-C-3）．

　以上のような行動を病院全体が一丸となって行うためには，病棟や部署という現場と災害対策本部という病院の中枢の間を結ぶ連絡体制について強く意識する必要があります．報告・連絡では，発信元と送付先および発信時刻が報告内容と同じ価値を持つ重要な要素となるため，事前に共通の報告・連絡書式を定めておく必要があります．

　病院防災の準備とは，図4-C-3の①〜⑥の流れを具体的にする活動とともに，現場と本部との間の双方向の連絡体制を整備するということです．

　災害直後に施設内にいる患者への医療継続のためには，①患者の安全を確保する職員の安全確保ができること，②各部署の被災状況を点検し，それぞれの部署で業務継続が可能かどうかを判断し，報告書を作成できること，③通常業務を整理してそれぞれの患者にとって必要最低限の医療・看護だけを提供し，業務の一時縮小する決断ができること，の3つの大きな活動が特に重要です．中でも，病棟の業務内容には優先順位があり，a)患者の生

命と安全の確保，b) 水・食糧の確保，c) 緊急臨時勤務体制の継続，d) 感染予防対策の順に優先して行い，余裕が出てきたら，e) 生活不活発病予防や肺塞栓などの予防に努めるようにします．

その一方で，災害時の医療提供の形態についての整理も大切です．災害時業務の特徴は，1) すべき仕事が突然に増えるが，2) 対応する人員は限られており，3) 交代勤務もままならない，という需要と供給のアンバランスです．そのため，患者1人ひとりへの医療提供は病棟や部署全体で担当するという形態，つまり日常診療と同じチーム活動が大前提であることを確認します．さらに，災害時は混乱している状況となるため，日常業務よりもより一層はっきりとした指示と"ほうれんそう（報告・連絡・相談）"の関係性を守る必要があります．

b 業務継続計画（BCP）の考え方に基づいた災害対策とマニュアル整備

1）BCPとは

過去の災害経験から災害拠点病院という役割[4]が設定されています．実災害で災害拠点病院が機能するためには，拠点病院以外の病院も普段の地域医療の中で果たしていた役割を多少でも継続していく必要性があります．この災害時に業務継続する計画を，業務継続計画（business continuity plan：BCP）と呼びます．BCPは，緊急時においても顧客からの信用・従業員の雇用・地域経済の活力の3つを守るために営利企業がそれぞれの事業の継続性を担保するために導入されてきました[5]．その目的は「不測の事態」に対する具体的な被害想定と重要業務を絞り込み，必要な措置を行うための「備え」として重要業務に対する被害想定と対策を策定し，組織構築や再編および職員教育をすることです[6]．

地域医療の担い手である病院も，患者の信用・従業員の雇用・地域医療の継続性を守るために「BCPの考え方に基づいた災害対策マニュアル」を作成する必要性が説かれています[7]．特に災害拠点病院では，「業務継続計画を整備し，計画に基づいた，被災を想定した研修・訓練を実施すること」という新しい要件が2017（平成29）年3月に追加されました[8]．

2）BCPの考え方に基づいた病院での災害対策

病院のBCP作成には，災害時の病院の重要業務となる以下の4つの事項を事前に文字化することが必要です．

① 入院患者の生命を守る以外の診療・看護内容の一時縮小する範囲．

② 在院職員の再配分と参集職員・外部からの応援人員の有効活用の方法．

③ 一時縮小させていた入院患者への診療・看護内容の正常化に向けた優先順位．

④ 災害により増加または発生した業務への対応責任の所在．

同時にライフラインへの備えを行うことが必要です．過去の災害でライフラインの途絶や燃料の不足，医薬品などの物資の供給不足などで診療機能に影響が出た医療機関が発生したことを受けて，1) 通常の電力使用量の6割程度を賄える能力をもった自家発電機と3日分程度の燃料を備蓄し，2) 衛星電話・衛星インターネットを利用できる環境を整え，3) 飲料・食糧・医薬品などを3日分程度備蓄することが求められるようになりました[9]．実際には，重油・酸素・食料などを供給してくれる外部業者と事前に災害時の連携について話し合って協定などを結んでおくことが必要です．また，電子カルテなどの情報システムが使えなくなる事態も想定し，紙カルテで運用するなどのシステムダウン時の手順も確認しておく必要

があります.

　病院BCP作成の進め方は，① 対応方針を決定し計画を立てる，② マニュアルとアクションカードを策定する，③ 計画と策定したツールを用いて教育・研修・訓練を行い，④ 時に実践する，⑤ 訓練・実践の検証をする，⑥ 計画と策定したツールを改善する，という構図となります．マニュアル整備に当てはめると，マニュアルを整備する（Plan）→訓練でツールを使ってみる（Do）→アンケートなどを参考にして検証する（Check）→マニュアルの見直してみる（Act），という **PDCAサイクル** を続けていくことにほかなりません.

3) マニュアルの内容

　対応方針に基づきつくられたマニュアルは，教育・研修・訓練や実践の根拠になるため，「BCPの考え方に基づいた災害対策」の第一歩で核となる活動はマニュアル策定です．必要なマニュアルの内容は，a) 組織の基本方針，b) 非常参集などの基準，c) 安全確保の方法，d) 運営組織図と報告連絡体制図，e) リソース（インフラ・備品・人材）の一覧表，f) 初動期対応のフローチャート，g) 具体的な行動指標となるアクションカードを含んでいる必要があります.

　それぞれの項目では具体的な要素が提示される必要があり，参集基準を例にとると，「県内最大震度6弱，県外最大震度6強では，病院からの連絡がなくとも自主的に参集する」となります．また，実際の対応の時間的整理と関係性を理解するためには，フロー図（**図4-C-4，5**）を入れることが効果的です.

　これらのフロー図全体を行動レベルで整理し，携帯できるようにアクションカードを事前作成しておくことも有用です．フロー図の中に，各種アクションカードを使う時期も同時に示しておきましょう．自分たちが使っているツールが全体対応のどこに関与するかを理解することができるようになります.

　アクションカードとは，初動期の行動を整理した事前指示書であり，災害対応に必要な具体的な方法を職員に提示することを目的として作成します（p.155，**図4-C-6**）．たとえば，火災に対応するためには，「初期消火」「避難誘導」「通報と応援者への依頼」の3つの活動が少なくとも必要となります．「初期消火」という活動の中では「火事の発見を大声で告げる」「火元の患者を逃がす」「消火器を集めてきて放出する」など複数の行動が必要となります．アクションカードに記載されている各種行動を，災害時に部署にいる人員全員で手分けをして順番に実現化していきます．上記の「初期消火」という活動では，"火事"と叫ぶ人，患者を逃がす人，消火器を集めてくる人など必要な行動を分担するようにします.

　アクションカードの準備において考慮したほうがよいことが2つあります．1つめは，看護師長といった通常業務での役職や職責による個人カードを用意している施設もありますが，災害時に必要な活動を整理した目的別のカードを用意するほうが有効に活用できることです．もう1つは，カードに記載されている行動をその場にいる人達全員で協力して積み重ねて活動を進めるわけですから，協力・共同訓練が必要となります.

[c] マニュアルの活かし方

1) 訓練の目的と内容

　つくったマニュアルが役に立つのかを判定する方法は"試す"ことです．試すためにはマ

C. 静穏期における災害看護の取り組み 153

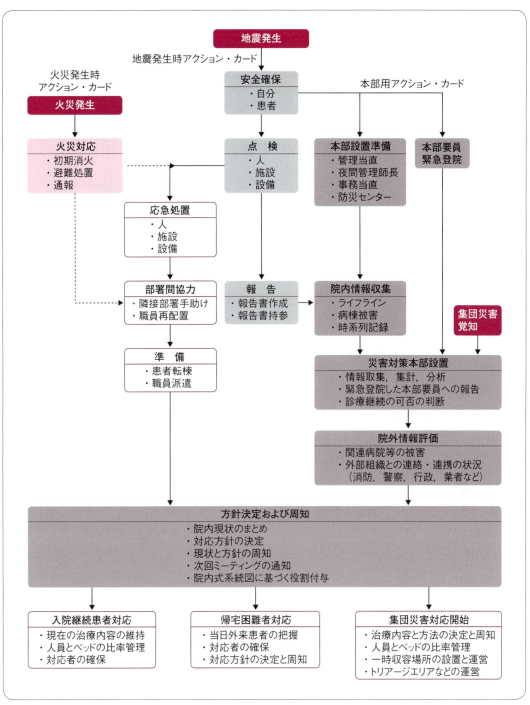

図4-C-4 災害対応のフロー図の例

ニュアル内容をおさらいできる訓練を企画する必要があります．ただし，災害の形や被害は千差万別であることから，実際の災害対応では，マニュアルを参考にした臨機応変な対応が必要となります．"臨機応変"を支える考え方は「オールハザードアプローチ」[*1]と呼ばれ

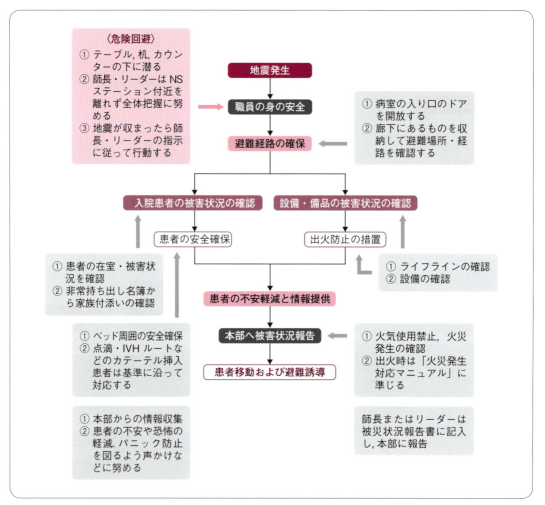

図4-C-5　「看護部の地震発生時の初動対応（避難判断）」フローチャート

(小千谷総合病院 看護部活動記録「大規模災害対策規程」, p.78〜81)

ます．日本の災害医療の中では，次の"**CSCATTT**[10)]"が代表的な手段として採用されていますので，学んでおくとよいでしょう．

　CSCATTTを取り入れた病院訓練を企画する場合には，救急外来における多数傷病者受け入れ訓練のようなトリアージ・治療・搬送（TTT：triage, treatment, transportation）に重点を置くことも大切ですが，それ以上に病院全体として必要な，運営組織図を用いた指揮命令系統の明確化（C：command），活動者と場所の安全確認（S：safety），報告連絡体制

---

*1：オールハザードアプローチとは，さまざまな種類の災害や事故・事件（ハザード）に対して，同じ方法を適用しながら解決していくという考え方と行動様式（アプローチ）のこと．以前は災害ごとのマニュアルをつくり訓練していたが，近年はハザードの種類が多くなったり，いくつかの災害や事故・事件が重なり合って起きたりするようになってきた（例：東日本大震災における福島県の地震・津波災害と原子力災害や大規模火災と化学物質の流出など）．これら課題を克服するために，いかなる災害対応にも共通する対策や手法を準備・訓練しておいて，実際の災害や想定外の事態に対応するときには，心と頭の柔らかさを保つことで，状況を考慮した判断・意思決定して，対策や手法を修正するというアプローチを採用する必要がある．

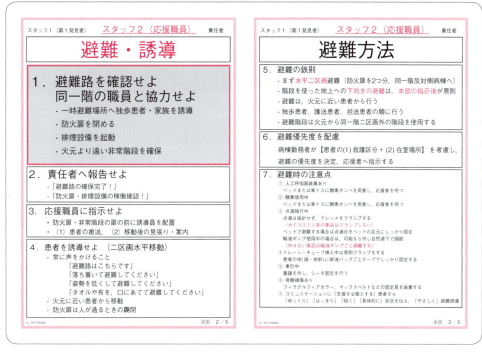

図4-C-6　火災対応のアクションカードの例（避難・誘導）
アクションカード内の記載は，最初の行動は大きな文字と太い枠と灰色の背景で強調しておく．次からの行動は，少しずつ小さな文字と細い枠にしていく．

(©Hiroo Disaster Management Group (HDMG))

の確認（C：communication），状況把握・分析および方針決定・周知（A：assessment）という，緊急時にも病院運営ができる体制構築そのものの訓練を行う必要があります．つまり患者に対する医療対応（TTT：トリアージ，治療，搬送）の前に，病院が組織的に対応できるための仕組み（CSCA：指揮命令，安全，情報，評価）を組み上げるアプローチを訓練で実践・検証していくことが必要です．

具体的には，病院全体がかかわる総合防災訓練として，活動場所の安全を確認・確保できるのか（S），現場から災害対策本部へ適切な報告ができるのか（C＆C），報告を受けた災害対策本部は，情報を収集し，状況把握・分析し，遅滞なく方針決定をして，的確な方法を用いて現場に対し方針の周知を行えるのか（A），といったようにCSCAに重点を置いた目標設定にした企画をしましょう．

これらの取り組みを積み重ねながら，災害時にCSCAの仕組みが発揮できるように，①CSCAの概念や仕組みを共有すること，②院内の他部署間の連携体制を構築すること，さらには，③外部組織・業者（酸素などの医療ガス供給会社・薬局など）との連携も，総合防災訓練の目的に加えて試していくことも大切です．

2）訓練企画のポイント

病院が組織として成長していくためには，まず第一に訓練とそこからのフィードバックをマニュアルとアクションカードの改訂につなげていくPDCAサイクルの仕組みが必要です．

2つめのポイントは，病院全体で取り組むテーマと各部署固有の課題のバランスをとるこ

とも必要です．たとえば「情報管理」を病院全体のテーマに選び，「部署の点検報告→報告書の収集と分析→方針決定→周知→災害対応」といった情報管理の一連の流れを検証し，マニュアルの改訂につなげるという全体企画をします．その一方で，各部署個有の課題に対する検証として活動手順を確認するか否かは，各部署の選択に任せておき，その結果をアクションカードの改訂案として個別に提案できるような企画を組み合わせるといった具合です．

3つめのポイントは，訓練規模の大小にかかわらず**“失敗の事前体験”**の提供を目的とするという心構えです．職員たちが**失敗経験**を事前に共有しておくと，実対応の際にはパニックにならずにすみます．また，「施設の持っている対応方法の概要を把握する」ことを各職員の獲得目標とすれば，実災害の際には，アクションカードの中からおおよそは理解している対応方法を見つけ出して各自が自律して災害対応を進めていけるようになります．

最後のポイントは，災害直後に患者と職員の命と心身を守るために必要な技術を，日常業務の隙間時間に学べるような企画を提供することです．具体的には，① ヘルメットを正しく装着する，② ヘッドライトだけで夜間の病棟を回ってバイタルチェックをしてみる，③ 病棟の被害状況をチェックして報告する，④ 報告された情報をもとに報告書を作成する，⑤ 節約できる電気製品をリストアップする，などがあります．各職員が自発的に日常の隙間の5分や10分といった時間を使った「隙間訓練」を積み上げていくことが患者を守るためには最も効果的です．

ここまで病院防災を達成するための準備について述べてきました．病院防災の核である「患者の安全を守る体制」のためには，マニュアルとアクションカードの準備，それらのツールを使った訓練を企画・実行・評価していくこと，災害対策本部の情報管理演習，そして食糧・薬剤の備蓄管理など，病院内の多くの人々が力を合わせて積み上げなくてはならないさまざまな準備があります．なかでも看護部門は，患者と直接かかわる機会と時間の多い職種です．ですから，まず看護部門が率先して，アクションカードなどの現場活動用の道具を使って自立して活動できる体制をつくっていきましょう．

体制を整えると同時に，「人は忘れる」を前提にし，そして「普段できないことはできない」という経験則も忘れずに，少しずつ防災対策を日常の1コマとして業務に組み込んでいってください．

3 地域防災

a 地域防災のために災害看護が取り組む視点

地域の人たちが自分たちが暮らす地域における災害に対する課題を共有し，自主的に，かつ協働的に取り組む被害軽減のための活動が地域防災です．地域防災には，以下の3つの特性があります[1]．

① **協働性・相互扶助**：近隣住民との協働，助け合い（運命共同体としての助け合い・支え合い）

② **密着性・地域配慮**：地域の実情に即した体制の構築と運用で地域に根差す

③ **自発性・率先任意**：自主・自発，地域の主体性を促し，自覚的で率先的な地域ガバナンスの発揮

　これらを踏まえた上で，災害看護では，災害サイクルの超急性期，急性期，慢性期，復興期のみならず，静穏期の看護にも注目して学習することが重要です．

　静穏期における看護活動の1つに，地域に密着し，地域特性に応じた自発的で協働的な被害軽減の取り組みのための連携があります．看護職は，地域（社会）の要請に応えるべく，各団体や機関と連絡をとり，協力して防災活動に率先して取り組む必要があります．それにより，専門知識や技術を地域住民が学べるようにし，また，病院，消防署，行政機関との連携が円滑に進むように働きかけます．加えて援助者側である看護職と地域住民の自主防災組織が連携し，日頃から顔の見える信頼関係を築くことで，地域の結束力が高まり，住民それぞれの防災意識を向上させることができます．なお，自主防災組織とは，「災害対策基本法」第5条2で規定される地域住民による任意の防災活動のための組織を指しています．静穏期に自主防災組織をしっかりしたものにしておくと，災害発生時の迅速な避難や傷病者の救護につながります[2]．

　看護職が地域の中で防災活動を行う際に大切にすべき2つの視点は，① 教育機関（大学など）や病院がもつ防災教育についての知識・技術を地域に伝えていく方法を考えることと，② 地域住民の自主防災組織がもつ具体的な方策や課題を教育機関に取り込んでいく方法を考えることです．この2つの視点を同時に意識することで，地域の防災活動がより実践的なものになると思われます．

[b] 学校防災における3つの視点

　学校防災については，教育機関である特性を踏まえて**表4-C-1**にあげた3つの視点から考えていくことが重要だといわれています[3]．

表4-C-1　学校防災における3つの視点

視点	学校防災に関する法律や提言など
①危機管理の視点	・学校保健安全法：児童・生徒・学生の安全確保の義務付け ・同法第29条：危険等発生時対処要領の作成および周知，訓練の実施 ・消防法第8条：防火管理者の配置，消防計画の立案，訓練の実施 ・改正消防法第36条：防災管理者の選任および防災計画，訓練の実施（南海トラフ地震等の大規模震災への対応）
②地域施設の視点	・災害対策基本法第42条で定められている地域防災計画（市町村作成）：学校施設（特に公立学校）を一時避難場所あるいは避難所に指定
③防災教育の視点	・文部科学省「「生きる力」を育む防災教育の展開」（2013年3月改訂）：①防災教育，②防災管理，③災害安全に関する組織活動を学校防災の意義とねらいとし，現場における対策を推進
※その他 （施設整備と教職員の役割，地域防災の推進）	・文部科学省による学校施設の整備に関する緊急提言：①学校施設の安全性の確保，②地域の拠点としての学校施設の機能の確保，③電力供給の減少等に対応するための学校施設の省エネルギー対策 ・文部科学省「学校防災マニュアル（地震・津波災害）作成の手引き」（2012年）：①災害発生時にどのように対応するのかについて教職員の役割を明確にし，防災体制を確立すること，②その内容を地域などに周知することで，地域全体で災害に対する意識を高め，体制を整備し推進を図ることの2点を記載

① **危機管理の視点**：学校は児童・生徒・学生の安全確保のための対策・訓練の実施が法律で義務付けられています．
② **地域施設の視点**：大規模災害が発生した際に，学校施設を避難所として提供し，施設管理者が運営の一部を担うことがあります．避難所の開設や運営を行うことになった場合は，行政および施設管理者は，地域住民とネットワークの充実や協働をすることが重要です．
③ **防災教育の視点**：東日本大震災の経験から，従来より行われてきた火災訓練を，より実践的な「生きる力」を育成するための防災教育にすることが求められています．

また，施設の設置者や管理者は学校の建物の耐震化を進めるだけでなく，耐震のレベルについても把握しておく必要があります．

さらに学校防災を推進するために，学校防災マニュアルを作成しておくことが重要です．文部科学省は，2012（平成24）年に「学校防災マニュアル（地震・津波災害）作成の手引き」[4]を作成し，ホームページ上で公開をしています．各学校で，児童や生徒の安全を確保するために，職員が講じるべき措置や手順を定めた「危機管理マニュアル」を作成するにあたって参考となる手引きです．

事例：「釜石の奇跡」～東日本大震災における子どもたちの避難行動

　平時からの防災教育により，岩手県釜石市の小中学生が自主避難し，ほぼ全員が津波を回避できたことが片田敏孝によって以下のように報告された[5]．
　釜石市の鵜住居地区にある釜石東中学校では，地震で校内放送の設備が壊れてしまった．しかし，生徒たちは自主的に避難を始め，「津波が来るぞ」と叫びながら指定避難所の「グループホーム ございしょの里」まで移動した．近隣の鵜住居小学校の児童たちも日頃より避難訓練を一緒に行っており，後に続いた．避難場所に到着すると裏手の崖が崩壊寸前で，ある男子生徒がさらに高台へ移動することを提案し，そこに避難した．避難途中で幼稚園児たちに遭遇し，彼らを助けながら一緒に避難した．ございしょの里は波にさらわれてしまい，高台にたどり着いたギリギリのところで子どもたちは助かった[5]．
　震災の数年前から，片田は，「想定にとらわれるな」「その状況下において最善を尽くせ」「率先避難者たれ（まず逃げる）」の「避難3原則」を教えてきたという[6]．相手は自然であることから，想定にとらわれず，そのときにできる最善の行動をとり，自分の命を守り抜くことに専心することで，子どもたちは自らの命だけでなく周りの人々の命も救うことができた．この事例は「釜石の奇跡」といわれており，日頃の防災教育が重要であることが再認識された．

4 自分および家族を災害から守るための備え

　災害対策（危機管理）の基本は，守るべきものを明確にすることからはじまると考えます．まず，守るべきものの第一は自分と家族の命です．災害救護業務に携わる限り，災害発生時には家族と一緒にいられない場合を想定しており，筆者が不在時に災害が発生しても，家族が困らないよう準備しておくことを自分に課しています．看護職の方々も被災することがありますので，まず自分と家族を守るための備えを考える必要があります．

　「大地震の揺れで命が助かったら，その後生き残れるかは自分の才覚である」といわれています．自分自身や大切な人を守るために，災害への備えを進めてください．

a 自宅の備え

　地震対策として，自宅の安全性を確認することが重要です．1981（昭和56）年に建物の強度（耐震基準）を定める建築基準法が大きく変わりました．これまで発生した地震では古い建物の多くに大きな被害が出ています．古い家であれば耐震診断を受け，少なくとも寝室やリビングなどには最低限の耐震補強を施すことをお勧めします．費用がかかりますが，都道府県や市区町村では耐震診断や耐震改修工事の助成制度があります．まずはお住まいの自治体窓口に問い合わせてうまく制度を利用してください．家も年月の経過とともに経年劣化するので点検・整備が必要です．そして，補修や再建の助けとなる地震保険への加入などを検討し実施してください（地震保険にかかる費用は所得税，個人住民税から控除の対象になります）．

1) 家具の転倒・落下・移動防止対策

　家の耐震性と同時に，部屋の安全性を高めることも重要です．固定していない家具や落下物は凶器となります．東京消防庁が実施した地震による負傷原因調査では，約30〜50％の人が，家具類の転倒・落下・移動によるものでした[1]．

　高層ビルでは長周期地震動により低層階よりも高層階の揺れが大きくなる可能性があります．10階以上の高層ビルの高層階では，長周期地震動によると考えられる家具類の移動は，階層が高くなるほど多く発生している傾向が確認されています[1]．

　家具類の落下・転倒は，直接，下敷きになるほか，つまずいて転んだり割れた食器やガラスなどで足や手を負傷する原因となります．地震発生時に負傷すると，火をすぐ消すことができなくなるほか，火災から逃げ遅れ，家族の救出・救護の支障となるなど被害を大きくします．家具が倒れず落下物で負傷しなければ，周囲で救出・救護を必要とする人を助けることもできます．

　自分や大切な家族の命を守るため，家具類の転倒防止対策を講じることは最も重要な減災対策の1つといえます．

　大地震が発生すると家具は倒れるものと考えて，日頃から家具の固定や配置の見直しで家の中に安全な空間を作ることが大切です（図4-C-7）[2]．

2) 水の備蓄と有効活用

　国や自治体は災害時飲料水の備蓄を「1人1日3Lを3日分」としています．給水車による給水は発災から4日後以降と考え，いかにして家に水を備蓄しておくかを考えます．普段から電気ポットやヤカンなどあらゆるものに水をためる習慣をつけることが重要です．日頃，実践していないことを災害時に初めて行うことはできません．

飲料水：生水はミネラルウォーター，それ以外は沸かした水を飲むことを原則とします．

雑用水：食器の洗浄，掃除，トイレの排水など飲料以外に使用する水です．ラップを食器にかける，汚れは紙で拭くなどしてなるべく簡易な洗浄ですませるなど，水をなるべく使わず再利用する工夫をしましょう．

　水使用の優先順位としては，① 飲料，② 手洗い・洗面，③ 食器洗浄，④ 清掃，⑤ トイレの排水となります．手洗いや洗面，食器洗浄や掃除に使った汚水をバケツなどにためて最後にトイレの排水に使用すれば有効活用できます．家の中で生活用水をためることので

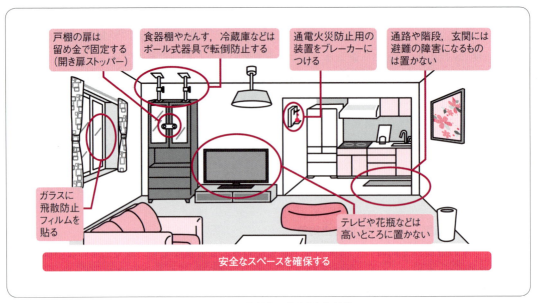

図4-C-7　家具類の転倒防止対策
（東京消防庁：家具類の転倒・落下・移動防止対策ハンドブックを参考に作成）

きるお風呂の水やトイレのタンクの水の活用を考えてください．風呂には200～300Lの貯水が可能です（くみ置きする習慣．ただし，小さい子どもの溺水事故には注意が必要）．トイレの給水タンクも新鮮な水が確保されています．断水したら水洗トイレを使用せず，給水タンクの水も確保したほうがよいでしょう．洋式便器にかける非常用トイレを使用すれば，水を使わずに用が足せます．また，給水車からの給水を受けることを想定して，蓋つきバケツやポリタンク（10L）やペットボトル容器（2～3L）を準備しておくことが必要です．

3) 食糧の備蓄 ─ 災害時の食事は大変重要

　非常食は，発災当初は大変便利です．味も以前に比べれば格段によくなりました．しかし，毎食，非常食ばかりでは飽きてしまいます．普段食べ慣れない非常食を食べ続けるのは，それだけでもストレスがたまります．食糧は非常食として備蓄するのではなく，普段食べ慣れているものを常に多めに買ってストックし，古いものから消費し随時補充することを実行してください（ランニングストック）．賞味期限を気にすることなく，アレルギーなどへの対応もできます．ただし，ストックは缶詰や麺類や乾物類など常温保存の食品が原則です．

　災害時に停電しても冷蔵庫を活用します．扉を開けなければすぐには冷蔵庫の温度は上がりません．「冷凍室」から氷や冷凍食品を取り出し，「冷蔵室」の最上段にできるだけ多く詰め込む，保冷剤や凍らせたペットボトルを入れる方法もあります．冷蔵庫に入っているものは，冷凍食品を移した冷凍庫へ移動させます．そして，なるべく冷蔵庫を開けないようにすると，数日間は冷蔵庫として使えます．そのためにも冷蔵庫には転倒防止対策が必要です．

　被災直後は忙しく，緊張しているために1日3食は食べられないかもしれません．当初は1日2食でも十分です．しかし，体力の消耗が激しいので，食べられるときに食べてください．特に高層住宅ではエレベーターが停止すると移動手段は階段だけになります．ライフラ

インが復旧するまでの間，生活物資を確保するため居住階と地上を階段で往復するか，備蓄物資を消費しながら生活しなければなりません．超高層住宅では，重い荷物を持って階段を往復するのは困難です．エレベーターが停止することを想定して余分に準備することをお勧めします．

ライフラインが途絶した状況であっても，なるべく普段と変わらないような生活を送るために必要な準備を進めましょう．

b 安否の確認

災害発生後，自分の安全が確認できたら次に気になるのが家族の安否です．大災害時には，その直後から「家族は大丈夫か？」，「親戚は？」，「友だちは？」と多くの人が電話をかけます．東日本大震災でも多くの人が携帯電話の通話による安否確認を試みましたが，音声通話はほとんどできませんでした．何度もかけ直して，それがまた混雑の原因となり回線がつながらない状態（輻輳）となりました．大規模災害時には通信事業者は一般通話を制限する輻輳規制をかけます．輻輳規制の対象から除外される電話を『災害時優先電話』といい，警察や消防など関係機関への重要通話を確保することになっています．

市民が使える災害優先電話は公衆電話ですが，近年携帯電話の普及により街中にある公衆電話は少なくなっています．日頃から公衆電話がどこにあるか確かめておくこと，10円玉を数枚用意しておくことが必要です．

また，固定電話から安否情報を録音・確認できる災害用伝言ダイヤルや携帯電話から安否情報を登録・確認できる災害用伝言サービス，TwitterやFacebookなどのSNS（social networking service，ソーシャルネットワーキングサービス）に自分の状況を投稿することで，SNS上でつながりのある友人などに安否を知らせることができます．

また，「Google パーソンファインダー」という氏名による安否情報の検索や登録ができる安否確認システムが新たに開発されています（https://google.org/personfinder/japan）．

「電話番号」または「氏名」を入力することで，各社の災害用伝言板および報道機関，企業・団体が提供する安否情報を対象に一括で検索し，結果をまとめて確認することができる「J-anpi」（https://anpi.jp/top）もあります．

ただし，これらのシステムをうまく活用するためには，日頃から，どのように安否確認を行うかを話し合い，家族全員が利用できる方法を把握しておく必要があります．自宅や勤務先周辺の緊急避難場所を把握し，被災時に落ち合う場所を定めておくなど，事前準備が必要です．

災害時にどの通信手段が使えるかというのは実際に災害が起きてみないとわかりません．安否確認方法を複数準備しておくことが重要です．使用方法については，各サービスのホームページに掲載されていますので確認してください．

c 安全な避難行動

近年，局所的な豪雨や大型台風による大規模な災害が全国各地で発生し，被害が頻発しています．こうした災害は地震とは異なり，徐々に危険が迫ってきます．日頃から気象情報に細心の注意を払うとともに，自宅周辺の危険箇所を確認し，いざというときに避難するための安全な場所や避難ルートを知っておくことが大切です．

避難は住んでいる場所や建物の強度，避難する時間帯や避難時の気象条件などによりとるべき行動が異なります．災害から命を守るため，居住地，勤務地の危険性をハザードマップで確認して個々の事情に合った避難行動が必要です．

2016（平成28）年の台風第10号による水害では，岩手県岩泉町の高齢者施設において避難準備情報の意味するところが伝わっておらず，適切な避難行動がとられませんでした．この教訓から，2017（平成29）年1月，国は『避難勧告等に関するガイドライン』を改定しました．高齢者などが避難を開始する段階であることを明確にするなどの理由から，避難準備情報を避難準備・高齢者等避難開始，避難指示を避難指示（緊急）に変更しました[3]．

d 近隣との協力

阪神・淡路大震災では，家の下敷きになった人々の多くを助け出したのは，家族や近所の人たちでした．津波や火災の延焼など生命の危険があれば，直ちに安全な場所に避難すべきですが，自分の安全が確保できたら，隣人と力を合わせて火を消し，生き埋めになった人を救うことが大切です．災害から逃げるだけではなく，隣人と協力して災害と闘う勇気も必要です．

被害を受けるのも，被害を最小限にとどめるのも人間です．危機としっかり向き合い，克服しようとしなければ，安全・安心な暮らしは確保できません．

安全は与えられるものではなく，自ら得るものだと思います．とはいえ，対策を無理に行うものではなく，「生活の知恵」として自然に備えるようにならなければ，なかなか進まないのも事実です．

問題は，「どうして災害に備えようとしないのか？」ということです．人間には，辛いことや悲しいことは考えようとしない，災害が起きても自分は助かる，と思うような「正常性バイアス（normalcy bias）」と呼ばれる心理的な傾向があります．自分だけは大丈夫というような根拠のない希望や願望は捨てて，「生き残ってから」のことよりも「まず，ケガをしないで生き残るため／死なないための努力」を最優先すべきです．

そのためには被害を想像することが大切です．宝くじにあたる確率よりも，はるかに高い確率で災害が襲ってくること，災害が起きたらどうなるかということを知ることです．

ぜひ，平常時に地震の被災体験ができる施設に行って理解を深めてください．災害を防ぐことはできませんが，1人ひとりの準備で被害を最小限に食い止めることはできるはずです．

column

看護と連携する地域防災活動

　看護と連携した地域防災活動の例として，武蔵野地域防災活動ネットワークの活動を紹介します（図4-C-8）．主な活動は，筆者らが2004年から年10〜12回のペースで継続的に開催している地域防災セミナーの企画運営です．このネットワークでは，「民」「官」「学」の三者が連携して活動をしています．「民」は自主防災組織（地域住民による任意の防災組織）や地域住民を指し，「官」は行政機関の武蔵野市および武蔵野市民防災協会を指し，「学」は筆者が所属していた日本赤十字看護大学（教員の有志，学生災害救護ボランティアサークルを含む）を意味します．地域住民や学生が一緒に防災活動を行うと，地域を担う一市民としての自覚が高まり，それが自己防災や地域防災の意識を向上させ，それらに必要な知識・技術の習得へのモチベーションとなります．また，災害時の地域行政のシステムについての理解も深まります．

　セミナーのプログラムは，講義形式をなるべく最小限にし，住民参加型のシミュレーション形式とすることで，参加者間での交流にもつながっています．研究活動で開発した災害時の要配慮者トリアージの判断基準を持って，住民でもできる要配慮者トリアージのシミュレーションも展開しています．このトリアージの判断基準は武蔵野市の地域防災計画にも採択されていますので，災害時の実際の運用の検討にもつなげています．さらに2016年度から避難所支援活動協力員養成講座にシフトしました．その目的は避難所開設の支援，避難所や在宅避難での要配慮者への支援，病院や福祉避難所への移動支援などで，地域と住民をケアする視点を持つ看護職が大きな役割を果たすことが期待されます．同時に，防災活動でシミュレーションをすることで看護職の意識も高まり，知識・技術がより実践的に豊かになっていきます．

　この活動の中で，「民」「官」「学」（自主防災組織，行政，大学など）がそれぞれ持つ資源（災害に関する教材や災害に詳しい人材）を共有し有効活用することで，連携体制をさらに強固に，円滑にすることができています．また，このような災害を想定した地域における平時の活動が，関連機関との信頼関係を構築し，必要な知識・技術を身につけることにつながり，災害時に迅速な対応ができる基盤と備えになります．

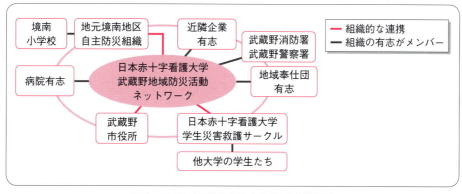

図4-C-8　看護が連携する地域防災活動

（小原真理子：地域における災害時の組織体制．ナーシング・グラフィカ　看護の統合と実践③ 災害看護 第4版，酒井明子，ほか 編，p.82, メディカ出版, 2017）

164 第4章 災害サイクル別の看護活動

✎ 引用・参考文献 （番号が付いてるものは引用文献や本文対応の参考文献. その他は項目全体の参考文献）

A-1. 被災地病院の災害発生時における看護の役割

1) Massachusetts Department of Public Health：Massachusetts Department of Public Health Hospital Evacuation Toolkit. 2014.
2) 滝下幸栄, ほか：専門職としての看護の現状と課題. 京都府立医科大学医誌, 120 (6), 437-444, 2011.
3) 杉山千佳, ほか：岩手県沿岸北部地震の体験から見えた初期対応の課題. 日本集団災害医学会誌, 13 (3)：347, 2008.

A-2. 避難所における看護の役割（a, b）

1) 南 裕子, 山本あい子 編：災害看護学習テキスト 概論編. p.53-55, 日本看護協会出版会, 2007.
2) 内木美恵：避難所の立ち上げと被災者の受け入れ. 系統看護学講座 災害看護学・国際看護学 第3版, 浦田喜久子, 小原真理子 編, p.84-89, 医学書院, 2015.
3) 黒田裕子, 神崎初美：事例を通して学ぶ～避難所・仮設住宅の看護ケア. p.91-109, 日本看護協会出版会, 2012.
4) 黒田裕子：避難所における看護の役割. 災害看護 ― 心得ておきたい基本的な知識 改訂2版, 小原真理子, 酒井明子 監修, p.135-143, 南山堂, 2012.
5) 窪田直美：避難所における看護. 看護学テキストNiCE 災害看護（改訂第3版）― 看護の専門知識を統合して実践につなげる, 酒井明子, 菊池志津子 編, p.135-139, 南江堂, 2018.
6) 災害救助実務研究会 編著：災害救助の運用と実務 平成26年版. p.304, 第一法規, 2014.
7) 内閣府（防災担当）：福祉避難所の確保・運営ガイドライン（平成28年4月）（http://www.bousai.go.jp/taisaku/hinanjo/pdf/1604hinanjo_hukushi_guideline.pdf）.【2019年2月20日閲覧】

A-2-c. 要配慮者トリアージを活用した居住場所の配置

1) 復興庁（東日本大震災に関する検討会）：東日本大震災における震災関連死に関する報告（平成24年3月31日現在調査結果）, 2012年8月21日.
2) 小原真理子, ほか：災害時における要援護者トリアージの開発. 文部科学省基盤研究B研究成果報告書, 2014.
・ 上田耕蔵：東日本大震災, 医療と介護に何が起こったのか ― 震災関連死を減らすために. 萌文社, 2012.
・ 小原真理子：要援護者の避難所生活の支援に関する新たな取り組み. 系統看護学講座 災害看護学・国際看護学 第3版, 浦田喜久子, 小原真理子 編, p.90-92, 医学書院, 2015.
・ 小原真理子：災害時の要配慮者への対応と地域コミュニティの課題. コミュニティケア 2017年11月臨時増刊号, p.18-25, 日本看護協会出版会, 2017.
・ 小原真理子：地域防災と災害看護から考える自然災害時における要配慮者支援のあり方. 労働の科学, 72 (12) 8-13, 2017.

A-2-column：災害時のトイレにかかわる法律

・ 永井幸寿：7. トイレと法律. シュミレーションで学ぶ 避難所の立ち上げから管理運営 HAPPY ― エマルゴトレインシステム手法を用いて ―, 山崎達枝 監修, p.124-129, 荘道社, 2016.

A-3・4. 巡回診療・現場救護所における看護の役割

・ 山口孝治：多数傷病者の受け入れに備えて ― ERにおけるトリアージの全基礎知識. ER magazine, 1 (5), 2004.
・ 小原真理子：災害看護の定義・概念. 特集 自然災害・事故・テロ時の看護. インターナショナルナーシングレビュー, 臨時増刊号121, 2005.

B-1. 災害復興と看護

1) 林 春男：いのちを守る地震防災学. p.116, 岩波書店, 2003.
2) 林 春男：いのちを守る地震防災学. p.117, 岩波書店, 2003.
3) 林 春男：いのちを守る地震防災学. p.140, 岩波書店, 2003.
4) 小原真理子：慢性期・復興期. 系統看護学講座 災害看護学・国際看護学, 日本赤十字社事業局看護部 編, p.89-99, 医学書院, 2010.

B-2. 応急仮設住宅・在宅における生活者への支援

1) 新村 出 編：広辞苑 第7版. p.1245, 岩波書店, 2018.
2) 平山洋介, ほか：東日本大震災後の住宅確保に関する被災者の実態・意向変化. 日本建築学会計画系論文集, 79 (696)：461-467, 2014.
3) 岸本幸臣, 宮崎陽子：復興公営住宅居住者の人的交流に関する研究. 日本生理人類学会誌, 6 (2)：49-56, 2001.
・ 室崎益輝：東日本大震災における住宅再建の現状と課題. けんざい, 233：2-7, 2011.
・ 室崎益輝：東日本大震災後の生活再建に向けて. 人間福祉学研究, 6 (1)：9-18, 2013.
・ 酒井明子：東日本大震災急性期における高齢者の健康問題が及ぼす影響と看護. Geriatric Medicine, 50 (3)：309-312, 2012.

C-1. 防災・減災の考え方と災害看護からみる活動現場

1) 室崎益輝：防災の新しい考え方. ナーシング・グラフィカ 看護の統合と実践③ 災害看護 第4版, 酒井明子, ほか 編, p70, メディカ出版, 2017.
2) 津久井 進：防災計画と医療計画. ナーシング・グラフィカ 看護の統合と実践③ 災害看護 第4版, 酒井明子, ほか 編, p51, メディカ出版, 2017.
3) 内閣府（防災担当）：国民が重点を置くべきだと考えている防災対策. 地区防災計画ガイドライン（概要）（平成26年3月）（http://www.bousai.go.jp/kyoiku/pdf/guideline_summary.pdf）.【2019年2月20日閲覧】

引用・参考文献　165

4) 加藤孝明：「自助」,「共助」,「公助」のあるべき姿.「地域ではじめる防災まちづくり,官民学との連携」,2017年度武蔵野地域防災セミナー,2017.

C-2. 災害に備えた病院防災

1) 小千谷総合病院看護部：新潟県中越大震災 小千谷総合病院看護部活動記録 ─ その時,看護は……. p.137, 2007.
2) 久志本成樹 監修：石巻赤十字病院,気仙沼市立病院,東北大学病院が救った命. p.184, アスペクト, 2011.
3) 中村太造：熊本地震 ─ 老健施設7日間の奮闘記. p.70, インプレスR&D, 2016.
4) 厚生労働省：災害時における医療体制の充実強化について（平成24年3月）.
5) 経済産業省中小企業庁：「中小企業BCP策定運用指針 第2版」（平成24年3月）.
6) 中尾博之：災害に対する準備：BCP,病院防災計画,災害訓練. 救急医学, 40（3）：258-263, 2016.
7) 「BCPの考え方に基づいた病院災害対応計画作成の手引き」［平成24年度厚生労働科学研究費補助金（地域医療基盤開発推進研究事業）「東日本大震災における疾病構造と死因に関する研究」分担研究「BCPの考え方に基づいた病院災害対応計画についての研究」平成25年3月］.
8) 厚生労働省：災害拠点病院指定要件の一部改正について（平成29年3月）.
9) 厚生労働省 災害医療等のあり方に関する検討会：災害医療等のあり方に関する検討会報告書（平成23年10月）.
10) Advanced Life Support Group, 小栗顕二, ほか訳：MIMMS 大事故災害への医療対応 現場活動と医療支援 ─ イギリス発,世界標準 ─ . 永井書店, 2005.
・ 中島 康：アクション・カードで減災対策 全面改定. p.128, 日総研出版, 2016.

C-3. 地域防災

1) 室崎益輝：地域防災力の向上と地区防災計画（www.kiis.or.jp/tikubousai/pdf/140306_1.pdf）.【2019年2月20日閲覧】
2) 小原真理子：地域住民との連携. 看護学テキストNiCE 災害看護（改訂第3版）─ 看護の専門知識を統合して実践につなげる,酒井明子, 菊池志津子 編, p.49-54, 南江堂, 2018.
3) 川口 淳：学校における災害時の組織体制. ナーシング・グラフィカ 看護の統合と実践 ③ 災害看護 第4版, 酒井明子, ほか編, p.83-85, メディカ出版, 2017.
4) 文部科学省：「学校防災マニュアル（地震・津波災害）作成の手引き」の作成について（http://www.mext.go.jp/a_menu/kenko/anzen/1323513.htm）.【2019年2月20日閲覧】
5) 片田敏孝：小中学生の生存率99.8％は奇跡じゃない「想定外」を生き抜く力（http://wedge.ismedia.jp/articles/-/1312?page=4）.【2019年2月20日閲覧】
6) 片田敏孝：想定外を生き抜く力～大津波から生き抜いた釜石市の児童・生徒の主体的な行動に学ぶ～（http://www.bousaihaku.com/bousai_img/data/higashinihon25_4-2-3c.pdf）.【2019年2月20日閲覧】

C-4. 自分および家族を災害から守るための備え

1) 気象庁：長周期地震動について（https://www.data.jma.go.jp/svd/eqev/data/choshuki/choshuki_eq1.html）.【2019年2月20日閲覧】
2) 東京消防庁：家具類の転倒・落下・移動防止対策ハンドブック（http://www.tfd.metro.tokyo.jp/hp-bousaika/kaguten/handbook/）.【2019年2月20日閲覧】
3) 内閣府：避難勧告等に関するガイドラインの改定（平成29年1月31日）（http://www.bousai.go.jp/oukyu/hinankankoku/h28_hinankankoku_guideline/pdf/kaiteigaiyo.pdf）.【2019年2月20日閲覧】

C-column：看護と連携する地域防災活動

・ 小原真理子：武蔵野地域防災活動ネットワーク発足の経緯と活動の一歩. 地域防災と災害看護教育,武蔵野地域防災活動ネットワーク15周年活動報告書, p.1-5, 2016.

第5章

災害サイクルに共通した実践的な知識

　この章では，要配慮者への看護，災害時の保健活動，避難所のアセスメント，国際救援活動と看護などについて，災害時の実践的な知識や技術を学びます．

　災害時には，さまざまな支援者が支援活動を行います．過去の災害時にはどのような看護職者がどのような役割を担い，活動を実践したのでしょうか．それぞれの専門性を活かした活動を学ぶことにより，連携や協働が円滑になります．

　特に災害時には，避難行動や避難生活に支援が必要な要配慮者の特性を捉え，医療依存度の高い患者へは災害発生時の対応や平時からの災害対策が重要となります．それぞれの対象の特性に合わせた具体的な看護ケアの方法について学習を深めてください．

　そして，地域での保健活動や国際援助活動の実際から，国内・国外において災害看護活動を行うために，災害サイクルに共通する実践的な知識や技術を深め，平時から何を備えたらよいか考えましょう．

A. 要配慮者への看護

　2006（平成18）年3月に内閣府は，避難勧告の発令・伝達や高齢者の避難支援について「災害時要援護者への避難支援ガイドライン」を策定しました．災害時の一連の行動をとるのに支援を要する人々として高齢者，障害者（内臓疾患を含む），外国人，乳幼児，妊婦などを「災害時要援護者」と定義し，その取り組みを市町村に周知していました．

　しかし，2011（平成23）年の東日本大震災の教訓を踏まえ，2013（平成25）年6月の災害対策基本法の一部改正により，"要配慮者"を「災害時において，高齢者，障害者，乳幼児その他の特に配慮を要する者」（災害対策基本法第8条第2項第15号）と定義しています．また，「その他，特に配慮を要する者」として，妊産婦，傷病者，内部障害者，難病患者などが想定されています（「避難行動要支援者」についてはp.95を参照）．

　"要配慮者"に誰が該当するかというのは，災害発生の時間経過とともに変化することがあります．たとえば，要介護状態，障害者の人は発災前から要配慮者ですが，避難中に受傷して避難支援が必要になることや発災前は要配慮者に該当しなかった人が，避難所に避難後に要配慮者になる場合があります．具体的には，避難所に来たときは1人で歩行できたのですが，歩けなくなった場合が該当します．このことを図5-A-1に示します．

　災害時には，直接的な被害による死亡と災害関連死の2つに大別されます．災害関連死になりやすい人々が要配慮者になります．要配慮者の「生命と身体」と「暮らし」を守る避難生活の支援が必要となります．

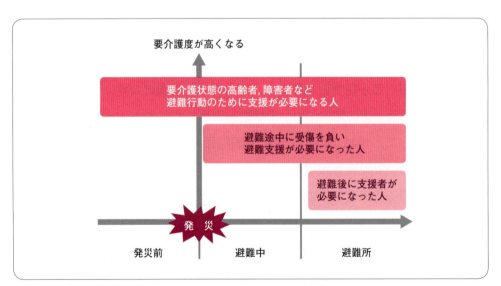

図5-A-1　時間経過と要配慮者
（内閣府：災害時要援護者の避難支援に関する検討会 第5回.【資料1】「災害時要援護者の避難支援に関する検討会報告書（案）」（平成25年3月26日），p.15より作成）

この項目では，要配慮者のそれぞれの特性および災害時の被災状況，アセスメントの方法，時間軸で必要な看護ケアの内容，備えておく物品や機材の取り扱いの方法，災害看護教育，支援体制づくりなど具体的な災害時の対応について述べていきます．

高齢者，障害者，乳幼児，妊産婦，外国人

a 高齢者

高齢者の中には，豊かな人生経験から得た智恵を発揮して住民のこころのよりどころとなっている方もいますが，防災対策上の高齢者は，要配慮者と位置づけられています．

1) 突発的な環境の激変への反応

高齢者は，突然起こった災害による生活環境の変化に適応できない場合が，若い健常者よりも多く見られます．そこで，何よりもその高齢者の立場と目線に合わせて，直面している問題状況を共有することが大切です．その高齢者の健康状態，被災状況，被災からの時間的経緯，家族構成や人間関係など，状況全体を見ながら対処することが望まれます．

(i) 被災直後 ― 避難所生活などから生じる問題

① 決まりきった日常生活習慣が保てないことによる心身の不調

しごく当然に行っていた日常生活習慣が保てないことで，種々の心身不調や症状が起きてきます．たとえば，食べ慣れない食事や，塩分や炭水化物などの自己制限と合わない場合など，摂取量は減り，食欲不振，胃腸障害，下痢や便秘などが生じます．また，トイレ環境（遠い，段差，寒いなど）により，尿意を抑制するための飲水制限，その結果の脱水症状は，生命の危険にもつながりかねません．狭いところで長時間同じ姿勢で過ごすことによる血栓症も要注意です．さらに，よく眠れない日が続くと，見当識レベルの低下やせん妄を引き起こし認知症になる場合もあります．誰もが行っているごく基本的な営みは，それぞれ相互に関連していますので，気になる事象を的確にアセスメントして適切な対応を早めに行う必要があります．

② 受診・服薬中断による不安

持病などで続けていた受診や薬の内服が，被災によって中断したことへの不安はかなり大きいものがあります．主治医の存在やカルテは不明でも，できるだけ早く医療につないで，必要な処方や指導が受けられるようにします．

(ii) 時間的経緯によって起きる問題の多様性

災害の程度，現在置かれている状況などが次第に明らかになってくると，それまでとは異なった反応が見られるようになります．近親者や隣人の安否，住宅の倒壊や流失，浸水などによって受ける心理的なダメージの修復を図ることにはかなりの時間を要しますが，さまざまなこころの動きや体調の変化に対応して適切な支援をすることが求められます．

① 応急仮設住宅での生活

避難所とは異なり，限られたスペースではあっても一応のプライバシーが保たれ，何とか自分らしい暮らしに近づけた日々が可能となって，一時的に落ち着きます．ただ，馴染みのない新たな近隣関係や親子，夫婦関係など，滞在月数に伴ってしばしば問題になってく

るのが人間関係です．閉じこもりや運動不足などによる心身への影響も考慮し，寝たきりや持病の悪化をきたさないよう見守る必要があります．

② 中・長期にわたる問題 ― 加齢に伴う心身の反応と社会的環境

避難所から仮設住宅での生活を経て，自宅や災害公営住宅などへの移転など，年単位で変化する環境への適応を図りながら加齢を重ねる高齢者です．自宅での生活が始まっても，家族構成の変化で独居を余儀なくし孤立感を募らせる場合も多くあります．刻々と変化する悲嘆に寄り添う看護師の支援は重要です．同時に自治体をはじめ，コミュニティなどでの相互見守りを継続的に行う仕組みづくりが求められます．

2) 災害時の高齢者ケアの共通項

(i) 環境への配慮

住環境の悪さ，とりわけ水回りやトイレ環境などの衛生状態の悪化は感染症の危険だけではなく，生命の安全にも影響しますので，発災直後からこれらを意識した対策が必須です．また，同居家族は自らも被災し，親・祖父母などに寄り添うことが困難な場合が多く，親身になって支える人的環境への配慮も高齢者のケアには欠かせません．

(ii) こころのケアは信頼関係を築くことから

信頼関係なしにこころのケアはあり得ません．急がず焦らず，どのような場面でも誠実に対応し，約束は必ず守って不快な気分にさせないことです．信頼関係は，心地よい身体ケアが媒介することが多くあることを忘れないようにしましょう．どんなに些細なことでも，繰り返し話す内容でもすべてを受け入れて聴く努力をします．目を合わせて頷き共感しながら積極的に向き合う態度が重要です．その過程で高齢者自身が自分の気持ちに気づき，自分で回答を導き出すことも少なくないからです．認知症（p.186参照）の場合には，何回も訪れて話しかけ，馴染みの関係をつくることが大切です．

(iii) 身体面からのアプローチを重視

高齢者の多くは肩や首筋が凝っていて，膝痛などが起居動作を不自由にしている場合が多くあります．看護本来の方法を駆使して惜しみなく身体面のケアをしましょう．足浴や手浴，熱い湯でしぼったタオルを肩に当てるなど気持ちのよいケアを工夫し，楽しく身体を動かす方法などを伝え広めることも運動不足の解消や，生活習慣病の予防に通じます．

b 障害者

約7割の障害者手帳所持者[*1]は定期的なサービス（ホームヘルプサービス・通所）を利用していないため，災害発生後に事業所から安否確認が行われずに，直面している問題の把握が難しいことが課題です．熊本地震（2016年4月17日）では，サービスを利用していない65歳未満の障害者手帳所持者への戸別訪問による安否確認とニーズ調査は，被災地行政と外部民間組織（熊本相談支援事業連絡協議会，日本相談支援員協会と日本障害者フォーラム）により，2016年5月9日～6月28日の間に行われましたが，約半数は不在などで面会を果たせませんでした．訪問看護などの利用者に対しては，災害時の避難方法，避難生活，

[*1]：身体障害者手帳は身体障害者福祉法によるサービス受給資格を示し，視覚，聴覚，肢体，内部（心臓，腎臓，消化器，呼吸器，膀胱直腸，HIVによる免疫不全症候群）の種別がある．

A．要配慮者への看護　171

支援の求め方について平時から打ち合わせをしておくことが有効です．

①身体障害者

1）災害に備えるポイント

(i) 一般情報の提供

印刷物やテレビなどから一般的な情報を入手しにくい人には，災害時の医療体制や障害者支援団体に関する情報を提供し，点字・録音図書・インターネット・手話などによる入手や入手技能の獲得を事前に支援します．災害時の医療体制や障害者支援団体に関する情報も有用です．

(ii) 個別避難計画の作成

障害による特殊性への対処を含めた**個別避難計画**を立てます．地域で避難行動の支援者をみつけるだけでなく，① 薬3日分とお薬手帳の写しを常に携帯，② 家には薬のほかにカテーテルなどの衛生用品は2週間分を準備，③ 補装具などの機種名・型番・入手先の写しを持ち出しバッグに入れる，④ 停電・断水に対する代替手段の準備（足踏み式吸引器や補助電源），⑤ 補助栄養・衛生用品などの入手先の確認，⑥ 遠隔避難先の準備と家族と離れている場合を想定し，災害発生後のサービス提供（訪問看護，ヘルパー）の見込みを得ることも重要です．

(iii) 地域防災訓練への参加

障害があると，回覧板が見えない，会話がしにくい，集会場所に行けないなどの理由で町内会や訓練に参加しにくいことがあります．**地域の防災訓練**に医療職者の支援を得て参加することで，地域に認知されます．また看護師などは，避難所に**福祉避難室**を設営することに貢献できます．

(iv) 外出・旅行

外出や旅行は避難生活の事前訓練としても有効です．初めての場所に移動して寝ること，初めて会う人と会話し，時には介助を依頼することを経験できます．

2）災害発生時

支援を受けることを遠慮しがちな障害者には，早期に避難情報を伝達し避難を支援すること，居宅を訪問し物資や情報を提供することで，家族の負担を軽減する工夫をします．また，避難所では，**表5-A-1**のような配慮が求められます．

表5-A-1　避難所での配慮の例

障　害	配慮の例
視覚障害	掲示物の読み上げ，周囲の環境の説明，トイレや配給場所への移動手引き，壁面を通路として確保，ガイドヘルパーの手配
聴覚障害	アナウンスの掲示・筆談・手話通訳，夜間でも筆談できる明るい場所の設定
肢体不自由	90 cm幅の通路，スロープ，車椅子で利用できるトイレ，介助，オムツ交換などのための間仕切り，褥瘡予防のためのベッド，マット
内部障害	医療の確保（医薬品の入手，遠隔避難の手配など）

172 第5章 災害サイクルに共通した実践的な知識

②知的障害者・発達障害者

知的障害のある人に対して，自治体が発行する療育手帳の名称と障害の程度区分の規定は知的障害者福祉法にはなく，自治体ごとに異なります．おおむね，知能指数70〜75が療育手帳取得の上限です．

発達障害は，「自閉症，アスペルガー症候群その他の広汎性発達障害，学習障害，注意欠陥多動性障害その他これに類する脳機能の障害であってその症状が通常低年齢において発現するもの」（発達障害者支援法）と記載されています．しかし，発達障害の障害者手帳制度はなく，知能指数が低い場合には療育手帳を，症状がある場合は精神障害者保健福祉手帳を取得してサービスを利用しています．また，障害者総合支援法は障害者手帳の等級とは異なる障害支援区分により，サービスを発達障害，高次脳機能障害，難病の人にも提供します．

わが国の障害者手帳所持者数は全人口の約5％ですが，世界保健機関（WHO）は全人口の15％に何らかの障害があると推計しています．つまり，障害者手帳の認定基準と同等の困難があるが指定された疾患に該当しない人，認定基準は満たしていないが平時の生活に困難がある人は，障害者手帳所持者の2倍は存在していると考えられます．知的障害や発達障害で常備薬が処方されている人には，来院の際に，災害時の避難方法，避難生活，医療的対処，支援の求め方についてあらかじめ打ち合わせをしておくことが有効です．

1) 災害に備えるポイント

(i) 一般情報の提供と訓練

危険な状況や避難の必要性を自然に習得することが難しい場合には，事前に具体的な避難動作の練習を繰り返すことが有効です．たとえば，地震があったら頭を守って伏せる，「みぎ」「ひだり」「ふせる」「あたま」「まもる」などの基本的な言葉に従って動く練習です．

(ii) 個別避難計画の作成

障害による特殊性への対処を含めた個別の避難計画は重要です．薬3日分とお薬手帳の写し，個別の対処法や連絡先を書いたカードや手帳を作成して常に携帯し，こだわりのある物や食べ物，コミュニケーションに必要なカードや筆記具を持ち出しバッグに入れます．災害発生時に家族と離れている場合の想定も必要です．また，支援を求める方法の練習も必要です．困ったときに，名前や連絡先を書いたカードを見せて保護者に連絡をしてもらったり，「静かに，ゆっくり話してください」「一緒に避難所に行ってください」などと書いたカードを見せて対処を依頼する練習があります．

(iii) 地域防災訓練への参加

地域の防災訓練に医療職者の支援を得て参加することで，知的障害者・発達障害者は避難所の環境に慣れ，地域住民は知的障害者・発達障害者を認識し，その行動に慣れることができます．小学校などの一次避難所の体育館で，掲示物の表記方法や1人用のテントを置く場所の相談をするのも，医療職者が仲介すると円滑に進みます．

(iv) 外出・旅行

外出や旅行は避難生活の事前訓練としても有効です．いつもと異なる場所での振る舞いや食べること，寝ることを練習できます．

A. 要配慮者への看護　173

2) 災害発生時

　早期に避難情報を伝達し避難を支援すること，医療ケアの確保，自宅避難者に物資や情報を提供すること，家族の負担を軽減させる手伝い，遠慮なく支援を受けることができるような援助の申し出に配慮します．避難所では以下の配慮が有効です．

・安心するように静かな話しかけ．
・アナウンスや掲示物の内容を，平易な言葉で，繰り返し説明．
・感覚過敏への対応（アイマスク，ノイズキャンセリングヘッドホン，間仕切り，別室）と危険防止．
・親・保護者が配給に並ぶ際などに障害児（者）の保育・見守り．

③精神障害者（在宅療養中）

　「平成30年版　障害者白書」（内閣府）によると，精神障害者392万4千人のうち，およそ9割が在宅で療養されています．また，36.7％が65歳以上の高齢者でもあります．精神保健医療福祉施策として，長期入院精神障害者の地域移行への取り組みがなされていますが，そのサポート体制は決して十分とはいえません．ここでは，その障害特性に応じた災害時の対応と看護支援について述べます．

1) 災害発生時の行動

　東日本大震災の発災時，大きな揺れや押し寄せる津波に対して，適切な危険回避行動をとるだけでなく，状況を冷静に判断し周囲の人々をも救った人がいました．避難行動においては，精神疾患を持つだけで支援が必要であるとは限りません．しかし，周囲の声や防災放送を認識しているにもかかわらず，危険が迫っていることを察知できない人や，恐怖から精神的な動揺が大きく適切な行動をとれない人もいます．

2) 服薬の継続

　精神疾患を持つ人の多くは，服薬を継続することで症状をコントロールされていて，一定期間の服薬の中断は，症状の再燃につながります．過去の震災では，非常時に持ち出すよう準備してあった薬も，大きな揺れで散乱した室内から見つけ出せなかったり，津波で流されてしまったりしたと聞きます．さらに，服薬の重要性を理解されているがゆえ，薬のない状況が不安を増強させます．医療機関の被災や，交通機関の寸断により受診できなかったり，被災前の処方内容（薬剤名・処方量）がわからず困ったと聞きます．また，余震をおそれ，処方されている睡眠薬を服用できず，生活リズムを崩すこともあります．そのような心情を理解し，服薬が中断しないよう支援することが必要です．それとともに，症状が再燃したり悪化した場合は，できるだけ早く医療救護班やDPAT（災害派遣精神医療チーム）などの医療チームにつなげることが重要です．

　平時より，すぐに持ち出せる準備と併せて，お薬手帳の携帯や離れて住む家族や知人に処方内容を保管しておいてもらうなどしておくとよいと思われます．また，携帯電話に薬や処方箋の写真を保存しておくことや，電子お薬手帳アプリの活用も役立ちそうです．

3) 避難生活

　周囲に迷惑をかけたくないという思いや，集団生活のストレスなどから避難所を離れ，支援がいき届かなかったり，一見してその障害がわからないことで多くのストレスに曝されて

いました．症状を再燃させないよう，早期の情報収集が不可欠です．家族と一緒に過ごせる別室の確保や，通所している施設の関係者などと過ごすことができるような配慮が望まれます．

4) 人間関係の変化

非常時においては，潜在していた問題が浮き彫りになるといいます．両親などキーパーソンとなる家族を亡くされたことや，避難生活においてともに過ごす時間や空間の変化が誘因となり，家族関係が破綻することもあります．

変化した背景を十分知った上で個々の援助を行うことが必要であり，疎外感や孤独感に寄り添い，崩壊してしまった家族によるサポート体制を補うような人・場所・時間の提供が望まれます．通所していた施設や作業所に戻ることは，体験を共有でき，こころの拠り所を得ることにもなり，可能な限り早く戻れるような支援が必要です．

5) 平時における地域の支援体制の構築

平時から，医療や福祉サービスなど，何らかのつながりを持つことや，援助の手が即座に確実に届くよう，周囲にいる住民との良好な関係を築くことができるような支援が望まれます．

c 乳幼児（子ども）

1) 災害時の子どもの特徴

ここでは，災害対策基本法の「要配慮者」の定義に則り，乳幼児（0〜6歳）の子どもを中心に述べます．

子どもは自然災害において死亡する危険性が大人より高く，災害によってケガをする可能性も高いといわれています．さらに，災害による環境の変化（たとえば，家族構成員が変わったり，愛着のあるおもちゃ（大切なもの）や，友人・学校・親しんだ環境を失ったり，不慣れな避難施設での生活など）は，子どもに大きなストレスを与えるとともに，身体・情緒発達に大きな影響を与えます．

2) 災害時の子どもの反応

乳幼児期の子どもは，災害の衝撃体験や死について大人のように理解することは困難です．また，子どもは災害の状況とともに，親や身近な大人の反応に影響を受けています．さらに，災害時に親と分離されることで，心的外傷が助長されることもあります．以下に，子どもにみられる反応を示します．

乳 児

〔身体面〕脱水症状（風邪などの発熱と哺乳力の低下による）／オムツかぶれ，湿疹．

〔精神面〕ぐずる／ミルクを飲まない／チック様（まぶたや肩がピクピクする）の症状が出る．

幼 児

〔身体面〕頭痛・腹痛／風邪／吐き気や疲労感／喘息やアトピーの悪化．

〔精神面〕1人になることや暗闇を怖がる／物音への過敏な反応／「赤ちゃんがえり」（後追い，離れない，甘える）／不眠・夜泣き・おねしょ／食欲不振・過食／無気力／感情の起伏が激しい／「災害ごっこ」をする．

3) 精神症状

心的外傷を受けた子どもが，**心的外傷後ストレス障害**（post traumatic stress disorder：

PTSD）を発症する可能性は，0.4％という研究データがあります[1]．そしてストレスが長引くことにより，PTSDの発症を高めるといわれています．

4）被災した子どもへの対応

　子どもへの対応は，遊びを通じた介入，やりとりを通じて観察します．保護者へは，彼ら自身の不眠，身体の不調（頭痛，腹痛，吐き気，めまいなど），不安やいら立ち，神経過敏，抑うつ，集中応力の低下，子どもとのかかわりに戸惑いがないかなど，こころの評価とケアが必要となります．子どものためにも，被災者である保護者が「安心できる存在」になれるように保護者の心理状態を理解し，保護者の不安を少しでも解決できるためにケアし，彼らが心身ともに安定し慈愛に満ちた態度で子どもに接することができるようサポートすることが重要です．

　子どもに対して大切なことは，「ただじっと側にいること」です．① 子どもを安心させてあげる，② 話をじっくり聞いてあげる，③ 子どもの活動の場を確保することが目標となります．

　また，災害時には大人が子どもに注意を向けることが難しくなるために，子どもが安心して過ごす心地よい空間や遊びの場が必要となります．そのために，子どもたちが自由に過ごせる空間，子どもたち同士の交流が促されるような空間が大切となります．さらに，家族の人々が慈愛に満ちた態度で側にいることが子どもにとっては必要なことです．被災直後は，退行的な行動を容認しながら見守り，ある程度生活が落ち着いた頃に躾によって元の生活に戻すことが望ましいです．

　そして，何より大切なことが"遊び"です．安心できる環境で，大人のリードで思いやりに包まれながらの遊びは，子どもの恐怖と不安を和らげ，喜びを生み出すことにより回復を促進するといわれています．

　さらに喪失を経験した子どもは，「自分の行動が悪かったから災害にあったのだ」という罪悪感を抱きやすいため，信頼できる大人がスキンシップをとりながら，何が起きたのか事実を伝える細やかな対応が大切となります．

5）東日本大震災による福島県の子どもの例

　東日本大震災では，被災地3県で亡くなった未成年者は879人，親を亡くした遺児・孤児は1,500人を超えました（2013年発表）．

　福島県の避難者数は，43,214人（2018年11月）で県内10,054人，県外33,147人（総数に避難先不明者13人含む）[2] です．福島県は，津波の被害と放射線の影響による避難を余儀なくされています．今回のような，重複被害による影響は，環境の変化のみならず，放射線の影響の恐れから野外活動を制限されてしまい，運動不足になるなどの生活習慣の変化にまで及んでいます．

　重複被害が子どもに与える影響は大きく，その実態を調査するため，福島県内の幼稚園におけるインタビュー調査を行いました（震災後4年目）．保護者と幼稚園教諭の気がかりなこととして「内部被ばくの心配」「外での遊びの制限による，普段2～3歳児が経験する，外遊びを経験できなかったことによる，からだとこころの成長がついていかない」，「外遊びしなかったことによる危険察知能力の低下」などがありました[3]．さらに2016年には，避難

176 第5章 災害サイクルに共通した実践的な知識

している中学生のいじめ問題がニュースとして取り上げられ，2017年4月に文部科学省より，福島第1原発事故による避難者への震災いじめが199件あったと発表がありました．このように東日本大震災から7年がたちますが，いじめの問題など課題は残っているため，継続的に子どもたちをケアしていく必要があります．

d 妊産婦

　災害時の妊産褥婦は生活環境の変化などで，平時に増して心身の健康維持が困難になり，適切な対応が必要となります．このような妊婦や褥婦のケアは「分娩施設における災害発生時の対応マニュアル作成ガイド」[1]，「助産師が行う災害時支援マニュアル」[2]などのガイドラインが整備されているため，そちらを参考にしていただきたいと思います．本項では災害時の出産への対応について述べます．

　東日本大震災を例に災害時の出産を取り巻く状況として，病院など出産を扱う施設では，電気，水道，ガスなど医療の提供に必要な設備の停止や，壁への亀裂や柱の倒壊そして施設ごと破壊されるなどの建物自体が大きなダメージを受けていました．そして，施設周辺では道路が寸断され，電話線の切断や電波塔の倒壊で連絡ができなくなるなど，産婦を受け入れられず，出産は出産予約をした施設以外の病院で行われていました[3~5]．また，避難所や自宅での応急的な出産もあり[6,7]，病院前（または病院外）分娩と呼ばれる病院など施設外での出産が増加し，宮城県では震災前年に比べて3倍[8]でした．加えて，緊急時には医療施設以外で，医師や助産師でなくても出産を介助しなくてはならない状況が起きていました[9]．

　災害時の急性期，特に電気や水道が止まり従来の設備が使用不可能になった施設，避難所や壊れかけた住宅，または病院への移動中の出産ついては，以下のような注意が必要です．

1）産婦の状態を確認する

　出産が差し迫っているかどうかをよく観察し，対応を検討します．

2）救急搬送を依頼する

　適切な病院など医療施設や出産を扱う施設外で，産婦の出産が非常に近いと予測した場合は，すぐに救急搬送を依頼します．出産が終わった後でも医療施設の受診は必要です．

3）周囲にいる医療従事者などを集め，相談しながら判断する

　1人の判断では，客観性を欠くことや決断に時間を要してしまうことが予測されます．また，緊急時には人手が必要となります．さらに後に自身の行った行為の是非について葛藤に駆られることがあるため[9]，複数で相談しながら進めます．

4）出産の場所を選ぶ

　施設の分娩室が使えない場合，または適切な病院など医療施設や出産を扱う施設へ搬送する時間がないと判断した場合は，出産ができる場所を探します．場所選択の視点は，二次災害の危険，感染，プライバシー，室温，明かりなどです．

5）状況を産婦や家族に伝え，不安を軽減するよう声をかける

　産婦に緊急事態であることを伝えます．夫や家族にも同じように伝え，緊急対応であることの理解を得ます．産婦に励ましの声をかけるなど産婦や家族へ配慮し，協力を得ます．

6）産婦の情報を集め出産時のリスクを予測する

　診療記録など産婦の情報を得る資料がない場合は，母子手帳および産婦，夫や家族に質

問して情報を集め，産婦および新生児に関してのリスクを予測します．感染症がある場合は，血液による感染の曝露への対策をとります．

7) 出産の介助を行うために必要な医療資器材などを準備する

出産時に最低限必要な医療資器材は，へその緒を止める臍帯クリップまたは清潔な紐，臍帯を切る清潔なはさみ，タオル大の布3枚程度です．布は，産婦の腰から下に敷く，新生児の羊水と血液をぬぐう，児を包むために使います．加えて臍帯の血流を止めるためコッヘル2本またはコッヘルの代用として紐が必要です．器材は消毒薬または煮沸や加熱などで消毒を行います．介助を行う者は血液で曝露しないよう手袋，エプロンなどが必要です．

8) 墜落産を避ける

適切な介助なしに産婦が立位で出産すると児が墜落し，これにより胎盤が無理やり剥がれ子宮反転や大出血を起こす恐れがあります．産婦を横臥位または仰臥位にします．

9) 新生児の母体外環境への適応を図る

胎児が母体外に出てきたら，タオルなどで水分をふき取り身体を乾燥させ，布でくるみ温めます．産婦に新生児を抱かせ，産婦の体温で児を温めることも考えます．泣きが弱い場合は温めたタイルで背部や体幹・四肢をやさしく擦るか，足底を優しく指で弾き，皮膚刺激を行います．

10) 出産時の記録を行う

出生に関しての届出が必要になるため，出産の時間，場所，母子の状態を紙に書き，母親に持たせ，届出を行うように説明します．

以上のように緊急事態での出産時の対応について説明しましたが，最も大切なことは母子の安全と健康です．まずは出産に適した施設での出産が行えるよう最大限努力することが重要であり，適した場所へ移動することが母子を危険にさらすと判断したときのみ，施設外での場所を選びます．加えて病院などの施設では，停電，分娩室が使えないこと，出産予約をしていない産婦が来院することなどを想定して，平時から出産に必要な医療資器材の準備，マニュアルの作成と訓練を行う必要があります．

e 外国人

1980年代以降の経済活動のグローバル化の進展などにより，日本に長期的に居住する外国人は増え続けています．これまでの災害で，多くの外国人が日本人と同様に被災をしてきました．ここでは，外国人へなぜ特別な配慮が必要なのか，どのような配慮が必要なのかを述べていきます．

1) 言語，情報 ― 多言語による情報の提供への取り組み

1995年に発災した阪神・淡路大震災では，発災当初，すべての情報は日本語でのみ発せられ，日本語に不自由な外国籍住民は必要な情報を正確かつ迅速に入手することができませんでした[1]．2015年に発生した関東・東北豪雨でも，日本語で放送された避難放送が理解できずに家屋に取り残された外国人もいました．日本語能力が高くない外国人の場合，日本語で発せられる避難情報や物資に関する情報など，基礎的な情報を得ることさえ困難に感じます．現在では，日本語が理解できない外国人に対して，多言語による情報提供の必要性が共通理解され，外国人への情報提供が多角的に行われるようになってきています．

しかし，情報が必要なすべての外国人へ伝えることは難しく，外国人の言葉の壁はなくなりません．情報を伝える方法として言葉だけでなく，身振り手振りなどのジェスチャーや筆談，イラストなどを活用し，彼らにもわかりやすく日本語を伝える工夫が必要です．また，日本語が理解できない外国人への，災害発生直後の情報伝達方法も今後の課題となります．

2) 文化の違い，文化の理解

(i) 食　事

発災直後は家屋の倒壊やライフラインや流通の停止により，食糧の確保が困難になります．また，避難所で供給される食事は一様であることが多く，宗教や食文化の理由により供給された食事を食べることができない外国人も少なくありません．そのため，宗教や食文化の違いを理解し，食品内容を明記するなど，誰もが安心して食事がとれるように配慮する必要があります．

(ii) 共同生活

東日本大震災時の避難所生活において，平等に物資が配られ自己中心的な行動をせず生活する姿が，日本人の尊敬すべき文化ととらえられる一方で，閉鎖された共同生活の中で，生活がシステム化され，就寝時間など細部にわたり規則で決められている生活に気詰まりを感じていた外国人もいました．また，日本人が辛さに耐える生活をしている姿をみて，悲しみや怒りの感情を吐き出せず抑え込みながら避難所生活を過ごし，感情表現の仕方が違うことに対し困惑した思いを抱いている外国人もいました．一方，お互いの苦しさを理解し，誰もが平等に助け合う関係を持つことができた外国人は，疎外感を感じずに避難所生活を送ることができていました．

外国人への看護活動では，身体的や精神的なケアだけでなく，相手の文化や心情，宗教などを尊重することが必要です．日本人にとって当たり前のことが，外国人には苦痛に感じることもあります．そのため，避難所で暮らす共同生活者として相手を理解したかかわりを持つことが求められます．

3) 孤立化への対応 — 外国人への公的な支援と平時からのネットワーク構築

現在，日本在住の外国人に対する主な公的支援機関は，各地域の国際交流協会が窓口になっています．東日本大震災では，被災地にある国際交流協会は正常に機能できませんでした．そのため，平時から地域とつながりが薄く，家族や知人が身近にいない外国人は，避難所のような集団生活において孤立した状態になりやすく，東日本大震災後の避難所においても，知人のいない中で孤独な思いを抱きながら避難所生活を送っていた外国人もいました．しかし，母国が同じもの同士で平時からネットワークを築いていた外国人は，災害時もお互いに連絡を取り安否確認を行い，助け合っていました．そのため，平時から外国人を巻き込んだネットワークの構築や，住民同士が知り合う機会をつくり，孤立する外国人がいないよう地域で支えていく必要があるといえます．

4) 外国人への災害教育

最近では，外国人参加型の防災訓練も各地で実施されるようになってきました．外国人は母国で災害を経験したり，日本のような防災教育を受けたりする機会が少ないことも，外国人住民の災害直後の行動や，避難所生活で戸惑う原因となります[2]．災害経験のない外

A. 要配慮者への看護　179

国人は災害に対して関心が低いことも考えられ，避難所や避難所生活のイメージがわきにくいでしょう．そのため，平時から地域の住民とともに防災・減災教育を進めていき，外国人の災害意識の向上や災害時の支援活動，地域住民との日頃からの連携へつなげていく必要があります．

2 その他の特に配慮を要する者

a 在宅酸素療法と在宅人工呼吸療法中の患者

慢性閉塞性肺疾患（chronic obstructive pulmonary disease：COPD）の患者（以下，療養者）は，肺の機能が低下することから身体の酸素が不足し，二酸化炭素が貯留します．しかし，酸素機器や人工呼吸器を使用することにより，在宅で生活をすることができます．また，症状や程度により，在宅酸素療法（home oxygen therapy：HOT）と在宅人工呼吸療法の2つの方法があります[1]．要配慮者の中でも，これらの療法を受けている療養者は，安否確認や搬送の優先順位が高くなります．HOTには酸素供給装置，人工呼吸療法の機器には電源が必要となります．大規模災害が発生し，停電して機器が作動せず，酸素が供給できない場合や酸素ボンベの予備がない場合には，療養者の生命の危機に直結します．ここでは，東日本大震災における報告を交えて，HOTと在宅人工呼吸療法の療養者の生命を守る災害対策を述べます．

1) 災害時におけるHOTの療養者の状況

東日本大震災では，長時間の停電や医療機関の機能喪失などの要因により，宮城県石巻地方のHOTの療養者約250人のうち33人（13.2%）が死亡しました．災害医療拠点となった石巻赤十字病院は院内に「HOTセンター」を開設しましたが，ほかの医療機関の患者が52%を占め，患者情報がスムーズに収集できず，適切な酸素管理や後方支援に支障が出た[2]と報告されています．

2) 看護師の役割

看護師による退院指導および訪問時に，療養者および介護者へ災害発生後72時間分は使用できるように使用中の医療機器の機能や正しい管理方法，緊急時のトラブルシューティングを指導します．HOTと在宅人工呼吸療法の機器の使用に際して，酸素チューブの周囲2m以内に火気を近づけないことや避難先の環境が平時と違う場所であるため，酸素チューブが折れ曲がって酸素の供給が閉塞しないよう[3]に説明しておきます．また，災害時には，肺炎やインフルエンザなどの呼吸器感染症に罹患しやすくなります．看護師の役割として，災害発生時に落ち着いて対応できるように療養者および介護者のセルフケア能力を高めることや，感染症および合併症の予防を行い，療法を継続できることが重要となります．

3) 災害時における対応ポイント

(i) 発災時の療養者の行動

① 発災により停電し，酸素供給装置が作動しなくなった場合は，速やかに携帯用酸素ボンベに切り替えます．また，酸素ボンベの使用時間をメモし，酸素ボンベの継続時間を把握します．酸素ボンベの消費を抑えるために，安全が確保されたらできるだけ安静を保

てるようにします[4].

② 発災時に呼吸が苦しくなったときの対処として，落ち着いて，口すぼめ呼吸などの深呼吸や腹式呼吸を行い，呼吸を整えること[4]が必要です．しかし，息切れなどの症状が改善しない場合は，介護者や周りの人に伝えて早急に医療機関を受診することを指導しておきます．

(ii) 災害時の安否確認や搬送の優先順位

HOTと在宅人工呼吸療法の療養者は，要配慮者の中でも**安否確認**を最優先します．酸素の供給や機器の作動の有無が生命に直結するからです．複数の在宅サービス担当者が同じ療法者の安否確認を行うことがあるので，<u>緊急時の連絡方法や避難先をあらかじめ決めておく</u>ことも必要です．在宅療養者の搬送については，予備のバッテリーや携帯型酸素ボンベがある場合は時間の猶予がありますが，供給の見込みが立たない場合は，早急に酸素療法が継続できる病院への搬送が必要になりますので，搬送先を事前に主治医と療養者および介護者と相談して決定しておきます．

(iii) 平時からの備え

① 災害時の停電による酸素療法作動停止を想定して，自宅には外部バッテリー（事前に充電），予備の携帯用酸素ボンベ，バッグバルブマスク，吸入器，吸引器（手動式，足踏み式，バッテリー内蔵型）を用意します．また，IPPV（invasive positive pressure ventilation，侵襲的陽圧換気）およびNPPV（non-invasive positive pressure ventilation，非侵襲的陽圧換気療法）などの人工呼吸器を装着する療養者は，内部バッテリーの駆動時間（約3〜6時間）を確認し，外部バッテリーは12時間程度駆動するもの，マスクと回路の予備，加温加湿器，蒸留水などを常備することを説明しておきます．

② 平時から<u>呼吸リハビリテーション</u>の指導を行い，呼吸法を習得してもらうと緊急時に活用できます．

③ 医療機関への搬送時には，酸素療法の指示などの医療情報が記載された緊急時の申し送りカードや緊急医療手帳，お薬手帳，医薬品を携帯すると災害時に適切な医療・看護を迅速に受けることに役立つ[5]ため平時から携帯するように指導します．

④ 災害時の備えは，平時から在宅酸素供給業者や医療機関との**ネットワーク**が不可欠です．在宅酸素供給業者の帝人ファーマ株式会社では，「D-MAP」と呼ばれる災害対応支援マップシステムにより安否確認と必要な物資の提供を行っています[6]．一方，在宅酸素供給業者が自宅へ訪問しても避難先がわからず，酸素を供給できなかったことが東日本大震災の際に発生し，今後の課題となりました．そこで，在宅酸素供給業者へ平時から「複数の連絡先」や「予測される避難先」を伝えておきます．また，電力会社との事前の取り決めとして，早期の停電の復旧を行うことや計画停電時には回避してもらうなど平時から地域全体で取り組むことが療養者の生命を守ることにつながります．

b 糖尿病患者

糖尿病の患者は，一般に外見上は健康にみえるので，健常者との区別がつきにくいという特徴があります．災害時に避難所生活を余儀なくされた場合には，自己管理を行いたくても，集団生活のストレスや食糧不足・過多から薬剤の適正な治療の継続が難しくなりま

す．糖尿病による低血糖および高血糖による意識障害が発生することがありますので，糖尿病であることを周囲に伝えることが必要となります．

1) 糖尿病による意識障害

糖尿病は，絶対的インスリンの欠乏により発症する1型糖尿病と，食べ過ぎ，運動不足，ストレスなどの生活環境に起因する2型糖尿病に分類されます[1]．糖尿病の治療には，食事療法，薬物療法，運動療法があり，これらの治療により血糖コントロールが可能です．しかし，災害時にはこの治療をさまざまな環境要因から継続することが困難になります．1型糖尿病では薬剤不足によるインスリンの絶対的欠乏による高血糖になる場合があり，2型糖尿病では感染や脱水が誘因となることで高血糖になり，意識障害を発症して昏睡に至ることがあります．また，糖尿病の治療薬が効きすぎる場合にも低血糖になり，意識障害を起こすこともあります[2]．平時から体調不良になった場合の迅速な対応が必要になりますが，災害時は特に薬剤や補食の不足などが予測されますので平時からの備えが必要です．

2) 災害時の糖尿病患者の事例

大規模災害後には糖尿病が悪化することが報告されています．東日本大震災では，避難に伴いインスリン製剤や経口血糖降下薬を忘れたり，持参した薬が不足したり，薬の名前や量がわからないケースがありました．また，食糧不足または炊き出しなどで配給が多く高カロリーとなるケース，低血糖を起こしてしまいそうだが補食がないケース，そして避難場所と自宅を長時間歩いて移動しなければならないためにカロリー不足になるケースなど糖尿病患者にとって平時とは異なる深刻な状況が発生しました．さらに内因性インスリン分泌能低下患者，具体的には空腹時血中Cペプチド（CPR）の値が低い人は，血糖コントロールが悪化しやすいことが報告されています[3]．平時から血糖コントロールが悪化しやすいタイプ（分類）の糖尿病患者は，災害時には，糖尿病が悪化しやすいことを自覚することが必要です．

3) 災害時のケア

(i) 気をつけたい糖尿病患者の症状と対応

① 糖尿病患者の以下の症状に注意します．冷汗，頭痛，振戦，顔面蒼白，頻脈，けいれん，意識障害などが発生した場合には低血糖（70 mg/dL未満）を予測します．

低血糖の対応として，意識があり，経口摂取が可能な場合は，ブドウ糖5～10 gを摂取します．意識がなく，経口摂取が不可能な場合は，砂糖を口唇と歯肉の間に塗り付け，直ちに救護所や医療機関を受診します．

② 糖尿病患者が感染症や外傷，ストレスにより体調を崩すこと，食糧の供給不足や食欲不振のため食事ができないことをシックデイ（sick day）[2]といいますが，高血糖や脱水が持続すると昏睡を引き起こすことがあるので糖尿病患者の体調の変化には十分注意します．

③ 糖尿病患者の足に，座りダコやほんの小さな傷などによる感染に伴う壊死，寒いときの循環不全に伴う壊死などが発症することがあります．毎日，足の変化や傷がないかを観察をし，入浴や足浴などを行い，清潔を保つことが予防になります．

(ii) 糖尿病の治療の継続

① 薬物療法（経口糖尿病薬・インスリン療法）を受けている人は，食糧と水を備蓄しておく

ことと，被災の状況により，治療の継続のために一時的に被災地外へ避難することを考えることも指導しておきましょう．

② 災害の急性期には，食糧の確保と炭水化物などに偏った栄養の摂取を防ぐことが必要です．また，支援が行き届き，食糧が豊富になった場合には，高カロリーに注意し，食べすぎない，食事を残すことも必要となります．また，脱水により血糖コントロールが乱れることがあるので十分な水分補給が必要となります．

③ 薬物療法の継続として平時からインスリンや経口血糖降下薬3日分を携帯し，14日分は災害用に備蓄します．特に1型糖尿病の人はインスリン製剤や血糖測定器などの備品を用意しておきましょう．食糧が不足している場合には，インスリンや経口血糖降下薬の減量や中止をすることがあります．平時からかかりつけ医と相談し，緊急時を想定してシミュレーションをしておくとよいでしょう．

④ 糖尿病手帳，お薬手帳，どこの病院にかかっているかなど医療機関情報を携帯してもらうようにしましょう．

⑤ 運動療法として，朝のラジオ体操や散歩など適度で定期的な運動は必要ですが，激しい運動は控えましょう．避難先などの役割の中で過度な運動を要する活動は，担当できないことを周囲に伝えることも必要です．

c 透析患者

1) 透析看護における災害対策

血液透析では，透析の機械を稼動させるための安定した電力と1人あたり120 Lの水を必要とするため，大規模災害でライフラインに問題が生じると透析施設が機能しなくなるリスクが高まります．また，非災害時の透析拒否患者では，透析を中止した後に生きられる日数が，5.12日（標準偏差 = 3.02，研究対象人数 = 76）であるため[1]，被災後も速やかで定期的な透析を必要とします．ゆえに，血液透析患者は医療ニーズの高い要配慮者であり，透析施設と行政による優先的な支援が必要となるのです．

しかし，患者の高齢化や主となる原疾患の糖尿病性腎症への変化などから，自施設での透析の可否を調べ，不可能な場合は実施可能な施設を探すなどして，災害後の初回透析を積極的に行うことができない患者が増えてきました．そのため，初回透析では，来所した患者だけではなく，積極的に透析患者を見つけ出し，透析につなげる支援が必要となります．また，看護師は，平時に患者，医師，臨床工学技士，行政などの関係機関・関係職種，民生委員や地域住民とともに，災害時を想定した訓練や準備を定期的に行えるよう企画・調整をする役割を担います．

一方，腹膜透析では，透析液と器材を業者との連携で確保し，バッグを交換する場所を確保することでセルフケアが可能となります．電気が使えない場合でも，ゆっくりと重力を用いながら時間をかけることで，交換は可能です．ここでは，透析患者の97％を占める血液透析患者（以下，透析患者）のための支援を中心に記します．

2) 東日本大震災での教訓

(i) 透析時の対策

透析施設における4つの災害対策（① 監視装置のキャスターのロック解除，② 透析ベッ

ドのキャスターのロック，③RO装置のワイヤー固定，④壁面とのフレキシブルチューブによる連結）をしていれば，震度5強までの地震に対して緊急離脱する必要がないことがわかっています[2]．東日本大震災で被災したA病院では，震度6強の地震でも透析中の抜針事故が生じることはなく，被災2日後から透析を行うことが可能でした．さらに，日頃行っているトイレ時の離脱も緊急離脱訓練となっており，返血をした上での緊急離脱も行えました．また，被災前から，「自立した患者から初めに避難してもらい，搬送患者を最後に避難させる」ように避難訓練で心がけていましたが，被災時にもこの方法は有効であることがわかりました．

(ii) 非透析時の対策

まず，患者がいつもの施設で透析が可能なのか，できない場合，どこで実施可能なのかという情報を把握する必要があります．被災時に伝言ダイヤルを用いた情報提供を行った施設もありましたが，多くの患者が情報を得られず規模の大きな病院に直接透析を依頼しました．速やかな透析のためには，被災時は第一に自分の施設で方針を確認し，スタッフの指示で動くことができるような事前の教育が必要です．

また，避難所には，最高で9日間透析を受けられず，慢性疾患の有無を聞かれて初めて手をあげ，緊急透析を受けることができた患者がいました．そのため，避難所での具体的な声のかけ方や積極的な支援が大切であることがわかりました．

(iii) 情報ネットワークの実際と支援

被災後，日本透析医会災害時情報ネットワークがすぐに立ち上がり，日本全国から支援の手が差し伸べられました．3つの学会が支援物資を現地に送り，ボランティアも派遣されました．しかしながら，被災病院の停電により実態把握は困難でした．有効であったのは，MCA無線，衛星電話，NHKなどの報道と，実際にタクシーなどを使用して現場に出向いたことでした．それらの情報を用いて，透析患者に透析可能な施設とのやり取りと情報提供が行われました．一方，被災施設や被災患者による情報発信が困難であるとき，どのように情報を得て必要な支援をしていくかは，今後の課題とされました．

(iv) 臨時透析，避難透析の支援

臨時透析では，「透析条件とドライウェイト（透析終了時の目標体重）」を覚えていない患者が多く，受け入れた施設のスタッフは困惑しました．そのため，「透析患者カード」の携行や透析条件を自分で言えるような支援が必要です．

また，多くの患者を救うために，24時間体制で1人2時間程度の短時間の透析にしたため，飲食の摂取には通常以上の注意が必要になりました．さらに，透析患者は避難生活でのストレスに弱く，災害関連死につながる可能性が高いため，被災地外で数か月の間，安定した透析を受けることができる疎開透析を見据えた支援も必要です．

d ストーマ保有者（消化管系ストーマ，尿路系ストーマを造設している患者）

ストーマ保有者（オストメイト）への支援は，災害急性期には人命救助が優先されるため，緊急度は低くなります．しかし，災害時にはストーマ用装具（以下，装具）の入手が困難になることや，ストーマや周囲のスキントラブルが発生することがありますので，看護職者はオストメイトへ平時から災害時を想定したセルフケアや装具の備えを説明することが重要です．

184 第5章　災害サイクルに共通した実践的な知識

1) ストーマとストーマ用装具の種類

消化管の排泄口を消化器系ストーマ（人工肛門），尿路の排泄口を尿路系ストーマ（人工膀胱）といいます．消化器系ストーマの特徴はガスが排出され，便の匂いがあることです．尿路系ストーマの特徴は，尿が持続的に流出していることやカテーテル管理が必要になることです．そのため装具を装着して便や尿などの排泄物を貯留します．装具には，① 皮膚保護材としての面板とストーマと装具の隙間を埋めるペースト状の保護材，② ストーマ袋，③ 付属品として粘着剥離剤（リムーバー），皮膚被膜剤などがあります．

2) ストーマ周囲の皮膚と全身状態の観察のポイント

装具の交換時におけるストーマ周囲の観察のポイントは，① ストーマの大きさや高さ，粘膜の色，② ストーマ周囲の皮膚の状態：発赤・腫脹・びらんの有無，皮膚のしわや凹みの有無，皮膚とストーマ接合部の異常の有無，③ ストーマと皮膚の間の状態です．また，患者の体重の変化や腹部膨満の有無などの腹部症状，食事内容を含めた栄養状態から全身状態を観察します．

3) 災害時に発生したオストメイトの状況

東日本大震災の発災時に，オストメイトは，避難所で個室を確保することや装具の入手が困難なことから，集団生活の中で排泄物により，衣服を突然汚しても着替えもシャワーもないという恐怖を感じ，食事や水分を制限し，先の見えない不安を抱えていた[1]という事例がありました．装具の交換には，避難所に派遣された看護師や保健師に指導を受けて，交換の調整をしていました．

4) 災害時のストーマケアのポイント

(i) 災害発生時の対応

① 水が使用できない場合におけるストーマ周囲の皮膚の管理：スキンケア用の水が使用できない場合は，皮膚剥離剤や皮膚保湿・清浄剤（リモイス®クレンズ）を使用したり，支援物資のウェットティッシュや身体拭きタオルを代用したりして，便を拭きとることもできます．ストーマ周囲のスキントラブルが改善しない場合には，救護所や病院などで相談することを説明しておきます．

② 水分補給と食事：尿路系ストーマの保有者は，特に食事制限はなく，水分補給を十分に行いますが，飲みすぎはストーマの交換回数が増えるので適量を飲水します．消化器系ストーマの保有者のへの食事は，消化が悪い食品として，海藻類やこんにゃく，ガスをつくりやすい食品としてごぼうやイモ類があげられます．そのため，排便の状態に応じて食事の工夫を提案することも必要です．

③ ストーマの交換場所：避難所で安心してストーマの交換ができる場所の確保が必要です．避難所内のトイレ以外にも福祉避難室や更衣室の利用も検討します．

(ii) 平時からの装具の備蓄とケアの方法

① 装具の準備：避難時の「手持ち用装具」として，2週間分の装具，排泄物の廃棄用として不透明のビニール袋などが必要です．また，装具の備蓄場所は自宅だけではなく，親戚や知人宅にも協力を依頼して分散して置くことを勧めておきます．一般に災害時に配布される装具の面板は，フリーカットタイプが多くなりますので，ストーマ用のはさみと

サイズの型紙を用意します．ほかにいつも使用している装具名や種類，購入先をメモし，保険証や身体障害者手帳，内服薬（お薬手帳）なども持ち出せる準備をしておきます．

② 排便の方法：人工肛門からの排便方法には，自然排便法と強制排便法があります．災害時には，水や排便の場所の確保が難しくなるため，洗腸などを行う強制排便法が困難になります．そのため，平時から自然排便法に慣れておくように指導します．

5) ストーマケア関連協会や供給業者の災害時の対策，および病院間との連携

阪神・淡路大震災や東日本大震災を教訓にして，公益社団法人 日本オストミー協会や日本ストーマ用品協会では，装具を災害時緊急輸送物資として緊急配送を依頼しています．平時から供給業者や病院間においても，災害時には優先して入手できるように物資や専門職の災害時の協力協定を結んでおくことが望まれます．

e 褥瘡が発生している患者

褥瘡の発生要因は，「外力」「湿潤」「栄養」「自立」である[1]と報告されています．避難生活を送る中で，身体機能が低下している高齢者だけではなく，徐々に生活不活発病を発病することで，さまざまな人が褥瘡を発生しやすくなります．そのため，褥瘡発生要因の予防と対策が重要となります．

また，災害前からもともと，在宅療養をしている寝たきりの患者で褥瘡のある人は自宅避難をしていることが多く，災害後に在宅医療や訪問看護を受けることができずに褥瘡が悪化してしまうこともあります．褥瘡の悪化による感染症の危険性もあり，注意が必要です．ここでは，褥瘡発生要因の予防と対策，褥瘡ケアの実際について述べます．

1) 災害に備えるポイント

マットレスには，エアマットレス，電力を必要としないゲルやウレタンの体圧分散マットレス（以下，体圧分散マットレス）など，さまざまな種類があります．施設や在宅においては，電力停止によるエアマットレスの緊急対策方法や電動ベッド緊急時取り扱い方法[2]，水が使用できない場合の創部洗浄の指導をしておくことが重要です．エアマットレスは製品によって，緊急対策方法がそれぞれ異なるため，製品ごとの確認を行っておく必要があります．

2) 災害発生後の対応

(i) 外 力

避難所の床は硬く，段ボールや毛布を敷いて生活することなどで，避難者の活動性が低下し，体圧を高めます．物資が不足している中では，布団を重ねるなどして体圧を調整し，体位交換やポジショニングを行う必要があります．

(ii) 湿 潤

オムツ着用は皮膚の湿潤環境を招きやすく，ずれや摩擦を助長します．また，災害発生前はトイレ歩行をしていた高齢者が，自らオムツを着用し寝たきりになり，褥瘡が発生してしまうケースもあります．トイレ歩行ができる環境調整や排泄の自立に向けての支援が必要になります．

(iii) 栄 養

褥瘡の予防には，高エネルギー，高タンパク質の食事が有用ですが，災害時はビタミンやタンパク質の摂取が不足します．個々人の摂食機能に対応した食事の提供は困難であり，

186　第5章　災害サイクルに共通した実践的な知識

咀嚼や嚥下に問題がある被災者は食べられるものが限られ，十分な栄養をとることが難しくなります．保健師や栄養士と連携し，ゼリーや飲料などの栄養補助食品を検討する必要があります．

(iv) 自　立

避難所は過密状態になることが多く，その中で特に高齢者は転倒を恐れることで歩行することなどを避ける状態となり，生活不活発病を発病します．自立を促進するためにはベッドが有用ですが，段ボールベッドはカビなどが発生するなどの問題もあります．理学療法士や作業療法士と連携し，日中の活動性を高めるかかわりを行っていく必要があります．

3) 褥瘡ケアの実際

褥瘡ケアでは，褥瘡および創周囲の清潔ケアが重要です．避難所内に処置室などの場所をできる限り確保します．場所が確保できない場合は，カーテンや衣類などを用いてプライバシーを保護します．また，避難所などでは，医療班メンバーが交代してケアを継続するため，安全で簡潔なケアを行う必要があります．

(i) 支援物資がない場合

水や手袋がない場合は，ビニール袋などを手袋の代用として使用します．洗浄剤がない場合や水道水が使用できない場合は，ペットボトルの水を比較的きれいな布（ガーゼ，ウェットティッシュなど）にしみ込ませ，褥瘡の周囲を拭き取ります．また，ガーゼが準備できない場合は，不織布などの崩れにくく柔らかい素材やオムツなどを代用します．

(ii) 支援物資がある場合

水なしで洗浄できるスキンケア用品を使用し，褥瘡の周囲を洗浄します．飲用水不足が解消された場合は，褥瘡洗浄に飲用水，ペットボトルの水などを用います．洗浄用のシャワーボトルの代わりに紙コップを用いたり，ペットボトルの蓋に穴を開けて使用します．

医療救護チームと連携し，褥瘡を有する人が適切な医療が受けられるよう，早期に医療施設への受診を検討する必要があります．

f　認知症患者

認知症の患者は，平時でもコミュニケーションがとりにくいことがあります．災害時には心身の疲労や体調の変化により，認知症状が悪化することや被災している現状を理解できないことがあります．看護職は認知症の患者が避難行動や避難生活を送るために，同じ避難場所で生活をしている周囲の人から認知症の患者に対する正しい理解が受けられるよう，支援を行うことがポイントになります．

1) 認知症の種類と症状

認知症の種類には，脳血管性認知症，アルツハイマー型認知症，レビー小体型認知症，全頭側頭型認知症（ピック病）などがあります．認知症の症状には，大きく分けて中核症状と行動障害／精神症状（随伴症状）の2種類があります．中核症状は認知症の原因から起きる症状であり，認知症になると必ず起きる症状として記憶障害，見当識障害，言葉の障害，失認と失行，実行機能障害があげられます．行動障害／精神症状には，睡眠障害，妄想，暴言，暴力行為などというケア提供者が対応に困る症状が多く含まれています．このような症状は，環境の変化，身体の変化，ケアの要因から出現するといわれています[1]．

2) 災害時に起きた認知症患者の事例

東日本大震災の際，認知症の患者は地震によって大きく自宅が揺れるのが怖いため，そのときは自宅の外に避難しましたが，自宅が全壊していても地震や津波があったことを忘れて自宅に戻ろうとしました．また避難所では，「自宅へ帰りたい」と繰り返し言ったり，徘徊する症状がみられ，集団生活の場になじめず，半壊した自宅に戻ることや車中泊を選択しました．認知症の症状により，避難所などの生活環境の変化に対応できないことや服薬が継続できない場合は，一時的に認知が低下するなど，症状が悪化した事例が発生しました．

原子力発電所事故により避難勧告された地域では，すぐに避難を一緒にしようと家族が認知症の患者を説得しましたが，同意が得られず，家族は後ろ髪を引かれながら避難した事例がありました．認知症の患者は自宅を安全だと考え，その場から離れることを拒む傾向があります．迅速に判断を必要とされる災害時には，大きなハンディとなります．介護者がいる場合はまだよいのですが，介護者と離れた場合は身元がわからなくなる可能性があります[2]．

3) 災害時における観察のポイント

避難所生活においては，「認知症の悪化」や「せん妄の発症」を予防すること，そして早期に変化に気づくことが大切です．認知症ではなくても「夜中ごそごそ動く」「意識がぼんやりしている」「周囲を錯覚（勘違い）する」など，『せん妄』と呼ばれる一過性の脳機能障害が起こる恐れがあります[3]．そのため，認知症は抑うつ感情，精神運動の制止が軽く，さまざまな身体症状や記憶力低下，知的能力障害を訴える『高齢者うつ病』との鑑別が困難となることがあります．認知症の場合は，病気の進行の早さや病識のなさがポイントになります[2]．

4) 災害時の認知症患者のケア

認知症患者のケアの基本は，介護者や周囲の人に認知症を正しく理解してもらうことです．認知症の患者の自尊心を傷つけずに，相手のペースを守り，失敗を責めず，ストレスを与えず，周囲の環境を整えることが重要です．災害時には，平時のケアに準じた認知症ケア・介護が必要になります．具体的な支援の方法について以下に述べます．

① 「避難所生活が可能か」について認知症のアセスメントを行い，検討します．

② 「避難所生活」が可能な場合は介護者を確保し，認知症介護のポイントを指導します．

③ 周囲の避難者とのコミュニケーションの調整を行い，避難所での安全で安定した環境づくりを行います．徘徊者に対するボランティアを活用することも支援の方法の1つです．

④ 可能な限り生活リズムをつけ，混乱・困惑させないように穏やかな態度で接します．また，言動を否定せず，避難所生活を送る上で困難な箇所を介助します．

⑤ 本人や周囲が「避難所生活」を送ることが不可能もしくは困難な場合は，福祉避難室や福祉避難所への移動，介護保険施設への緊急ショートステイの手配を行います．また，介護保険サービスを受けている場合には，ケアマネジャーや地域包括支援センターへ相談します．

⑥ 健康管理として，薬物による治療は指示量を継続的に内服することが大切です．認知症患者は記憶力の低下が生じているため飲み忘れてしまったり，飲んだことを忘れて

飲み過ぎてしまったりする恐れがあります．そのため内服管理は，周囲の方のサポートが必要になります．

⑦ 介護を1人で行うには限界があります．医療職種だけでなく，地域で支援するチームケアが必要となります．

⑧ 認知症の患者の身体拘束・虐待は行わずに，自己決定権などの尊厳を守りましょう[3]．

B. 災害時の保健活動（保健師の災害時保健活動）

災害時の保健師の活動は，被災地域の過酷な状況の中で，被災者の生命と暮らしを守るための最善策を模索しつつ，継続的に支援していく地域活動です．

災害時には，3つの組織に属する保健師が活動します．① 被災地市町村保健師，② 都道府県から派遣される保健師，③ 厚生労働省の指示で被災地外から来る保健師などです．具体的な支援活動は以下のようになります．

① → 都道府県の本庁へ保健師の応援・派遣を依頼．管轄保健所へ情報発信・提供，連携．派遣保健師などの活動の指示および取りまとめ，業務の整理など．

② → 管内被災地市町村へのかかわり（情報収集や課題の分析など）．都道府県の本庁への情報提供（保健・医療・福祉ニーズの実態と課題）．被災地での派遣保健師の受け入れに関する具体的調整（オリエンテーションやミーティングの開催）．

③ → 被災地都道府県の派遣の正式な斡旋要請に基づき，派遣元自治体へ紹介，派遣調整の協力（例：避難所巡回，家庭訪問など）．

災害発生時には，各機関はそれぞれと連携を取りながら役割を担うことが求められます．また，被害が甚大で保健所が機能できない場合は，本庁と市町村は要請・受け入れ体制を強化します．

被災地域の自治体の保健師は，多種多様な人材・職能，組織などとの効率的な協働支援による活動の推進を図るための，マネジメント力やリーダーシップの発揮が求められます．

保健師は，日頃の保健活動において地域の特性，住民の健康課題を知り，住民や関係者と顔の見える関係づくりができていることが災害対応での強みとなります．

また，東日本大震災を契機に，災害時健康危機管理支援チーム（Disaster Healh Emergency Assistance Team：DHEAT）が発足しました（厚生労働省管轄）．DHEAT の任務は，被災都道府県などが担う急性期から慢性期までの「医療提供体制の再構築および避難所における保健予防活動と生活環境衛生の確保」に関する情報収集，分析評価，連絡調整などのマネジメント業務を支援することです．そして，スムーズな情報共有・連携で保健医療活動を効率的に行い，「防ぎ得た死と二次的な健康被害」を最小化することが目的です．

1 災害時の保健活動の内容

宮﨑によると，「発災後は，被災地の自治体機能が低下することもあり，保健師は被災者の健康支援を中心とした広範囲にわたる支援活動に従事する」とあります[1]．具体的には，以下のような役割があります．

190　第5章　災害サイクルに共通した実践的な知識

a 発災後の被災地における保健師の役割[1]

① 被災状況などの情報収集および発信

② 救護所における救護活動

・状況に応じた医療，保健，福祉のニーズに関するアセスメント

・救護所の被災者に必要な医薬品，医療品，衛生材料などの調達および医療処置の実施など

③ 自宅，避難所および応急仮設住宅などにおける健康管理

・全戸訪問による被災者の健康課題の把握

・感染症，食中毒，熱中症，急性肺血栓塞栓症（エコノミークラス症候群），生活不活発病の予防の視点からの環境整備，健康教育

・感染症患者発生時の対応（隔離，医療との連携，保健所との連携）

・健康状態が悪化した被災者への対応（医療との連携など）

・精神的な支援が必要な被災者のアセスメント，こころのケア活動との連携，医療との連携など

④ 福祉避難所の避難者への対応

・避難者へのアセスメントおよび入所の必要性の判断など

⑤ 保健師の派遣調整

・被害状況に基づいた国や県庁に対する保健師派遣の要請，保健師の派遣調整

⑥ 関係者との支援体制の調整

・支援チームの受け入れ調整および業務改善，関係職種との会議の開催など

b 時期別の支援内容

　時期によって保健師の役割や支援内容も変わります（図5-B-1）．特に，中長期支援において保健師が果たす役割は大きく，**二次的な健康被害**（心身の機能低下，生活習慣病などの発症や悪化への予防対策，こころのケアなど）への対応や**多職種**（地域のケアマネジャーや民生委員・児童委員，ボランティア団体など）との**連携・協働**した支援が重要になってきます．そして，被災地における健康ニーズの変化により，活動は「**保健活動**」から「**生活支援活動**」へと変化していきます．

　活動場所については，避難所が主となる時期は被災者の健康管理・予防活動が重要となります．避難所が縮小される中では，要支援者への継続支援，継続的な健康相談・集団健康教育，自宅への家庭訪問，通常保健指導などになります．応急仮設住宅においては，新たな環境から生じる健康課題の早期発見・予防，心身の健康ニーズの把握と対応，コミュニティ構築の支援，関係機関・職種，支援者との連携・調整，応急仮設住宅・自宅への家庭訪問，健康相談・教育などの活動です．復旧・復興期においては，継続した支援と地域の中に「サロン」や「まちの保健室」といった拠点をつくり，民生委員・児童委員や生活支援員，ボランティアなどと連携して取り組むことが大切です．

c 鳥取県中部地震における保健師活動

　被災地外の保健師（県外の都道府県や県内の市町からの派遣）は，発災（2016年10月21日）の翌日から被災地状況の把握，避難所の巡回，家庭訪問などの活動を開始しました（表5-B-1）[2]．

B. 災害時の保健活動（保健師の災害時保健活動）　191

避難所対応が主となる時期
・発災直後から数日のうちに避難所数はピークを迎え，その後徐々に減少していくことから，避難所の健康管理を担う応援者の迅速な投入が必要
・応援者，避難所管理者との連絡調整方法を確立する

→ ● **避難所の健康管理**
・個別的支援
・集団的支援
・環境整備
・ニーズ収集

避難所が縮小し地域での対応が主となる時期
・避難所が縮小し，地域での対応の必要性が高くなることから，応援者が受けもち地区制で活動できるよう体制をつくる

→ ● **避難所の健康管理の継続**
・個別的支援，ニーズ収集
● **地区活動**
・要援護者の把握
・地域全体のニーズ調査（健康調査）

仮設住宅入居後
・中長期的な健康支援ができるように地域内の有資格者の活用やボランティアなどの支援者育成を行い，支援が持続できるよう体制をつくる

→ ● **仮設住宅での健康管理**
・個別的支援，ニーズ集約
・コミュニティ単位の事業実施

復旧・復興期
・災害復興計画と連動した，地域の健康づくりの推進に向けて活動の実質化，体制づくりを行う

→ ● **地域の健康づくりに対して被災地のニーズに応じて多角的に関与**
・持続する健康課題，新たに浮上する健康課題への対応
・住民による主体的な健康づくりへの支援

図5-B-1　支援人材活用の時期・内容

（宮﨑美砂子：災害発生時の保健活動体制と対応について．厚生労働省 平成28年度保健師中央会議（平成28年7月22日）資料，p.29）

表5-B-1　被災地外からの保健師派遣チームの主な活動状況

期　日	活動項目	主な活動内容
発災2〜3日目	被災地状況の把握および避難所巡回	・現地状況の把握（ライフライン，不足物品など） ・避難所の衛生対策（手洗い，トイレ消毒） ・避難所の被災者の状況把握（人数・健康状態・要配慮者など）健康チェック，健康相談 ・車中生活者の把握，エコノミークラス症候群予防への対応など
発災4〜13日目 （災害関連死ゼロ 復興・生活再建の支援へ）	避難所巡回 地域巡回 家庭訪問	・避難所対応は上記のとおり．感染症予防対策の徹底など ・家庭訪問（電話連絡）を開始 　家屋の損壊状況などの生活環境の把握 　生活上の困りごとへの対応 　要支援者の把握と支援 ・エコノミークラス症候群・生活不活発化病・感染症などの予防 ・精神的ストレス・不安などへの対応 ★自治公民館長や民生委員との連携強化 ★精神保健福祉センター・発達障がい者支援センターなど専門チームとの連携
発災14日目	避難所巡回 要支援者の継続支援 保健事業の再開	・一度巡回して把握したハイリスク者の継続フォロー ・避難所を出て，自宅以外に居住している者のリスト化を実施 ・11/7からすべての被災市町で通常業務が再開（乳幼児健診など）

表中の★印は，多職種との連携部分を示す．

（植木芳美：平成28年度 鳥取県保健師大会 災害時の保健活動 〜 中部地震を振り返って〜．2016）

192　第5章　災害サイクルに共通した実践的な知識

なお，11月7日から被災地の市町では通常業務が再開されました．活動内容については，「二次的健康被害の予防」「生活環境の整備」「要支援者のリストアップと関係者との支援体制の整備」「心の相談への対応」などです．

2 多職種連携・協働について

　災害が発生すると，行政対応能力だけでは限界があります．行政と住民が助け合ったり，ボランティアや地域で活動するさまざまな組織や団体と連携・協働することが求められます．

　たとえば，保健・医療・福祉分野における専門職間の連携・協働です．災害支援ナースとのかかわりについては，県行政が県看護協会に派遣要請をします．主に避難所に常駐することになり，そこでそれぞれの役割と専門性を発揮することになります．

　また，地域包括支援センターは高齢者の支援を中心に活動します．そして，地域では民生委員，愛の輪協力員などが住民の安否確認を行います．これらの活動と情報交換・共有をします．地域の生活拠点である公民館は住民の避難所となるので，リーダーである公民館長（避難所運営責任者）との話し合いが必要となります．

　このように，さまざまな職種とのかかわりが求められてきます．災害時における多職種連携・協働を進めていくためには，日頃から「顔の見える関係づくり」を意識し築いていくことが重要であると考えます．

　また，多職種でかかわることで，自らの専門性に気づくことができ，仲間，地域のエンパワーメントにつながっていくものと思われます．

C. 避難所のアセスメント

　東日本大震災のような広域災害時[1,2]においては，多数の家屋に被害が発生し，家を失った多くの被災者が避難所で生活することになると予想されます．一方，被災地の行政・保健所・医療はおそらく1か月程度は著しく機能が低下すると思われます．このような状況下で避難所の避難者の健康管理を適切に行い，災害関連死を予防するためには，避難所の環境衛生状況や避難者の健康状態を正確に把握し，適切な対策を講じなければなりません．避難所アセスメントとは，このような避難所の状況を調査することを指します．

　広域災害時に出現する多数の避難所の状況を知るためのアセスメント，特に避難所迅速評価（ラピッドアセスメント）は，時間をかければかけるほど状況把握が遅れ，その結果，対応が後手を踏み，死者が増えるリスクはより大きくなります．より詳細な情報を得ようとして膨大な評価項目数を設定してしまうと，その分，アセスメント完了まで多大な時間がかかってしまうことになり，適切とはいえません．迅速な対応ができるかどうかが災害関連死の抑制に直結する状況下においては，対策計画策定の根拠となる避難所ラピッドアセスメントは，人命にかかわる最低限のコア項目に絞った調査とすべきです．

　また，団体や組織，職種ごとに異なったフォーマット（様式）やアセスメント評価項目を用いるのは，求められるデータの迅速な集約や一元管理，精度の観点から考えて適当ではありません．加えて，避難所アセスメントデータの収集・整理・評価・課題の抽出・対策の実行といった，一連の作業にかかる適正な組織体制や指揮命令系統も必要です．このことに関連して，2017年7月に厚生労働省より各都道府県知事あてに「大規模災害時の保健医療活動に係る体制の整備について」[3]の通知が発出されました．これによると，都道府県レベルに保健医療調整本部を置き，地域での活動は市町村と連携しながら保健所が主体となって派遣された保健医療活動を行うチームの統括や避難所への派遣調整を行うこととされ，また避難所アセスメントシート様式は「大規模災害における保健師の活動マニュアル」[4]にて提案されている様式を参考とすることが望ましいとされています．しかしながら，ここでは厚生労働科学研究「広域大規模災害時における地域保健支援・受援体制構築に関する研究」にて，筆者が分担研究者として提案した「避難所ラピッドアセスメントシート案」を紹介し，また上記の通知に則った避難所アセスメント体制についても触れたいと思います．

a 避難所ラピッドアセスメントシート

　このシート（表5-C-1）は，筆者が石巻赤十字病院勤務時代に遭遇した東日本大震災時に最大の被災地となった石巻圏において，全国からの救護チームを束ねる「石巻圏合同救護チーム」を組織し，当時，避難所マネジメントを含む災害対応を行った際に作成・使用したシートを基にしています[1,2]．その後さまざまな組織・立場の人々と意見交換を行いながら15回の改訂を重ね，本シートを作成しました．このシートは，①避難所の基礎情報（代表者情報，人数，連絡先など），②最低限生活する上で必要なライフライン・衛生環境に関

194　第5章　災害サイクルに共通した実践的な知識

表5-C-1　避難所ラピッドアセスメントシート（ver.16.4）

記載者名：	所属：	職名：	西暦　　年　　月　　日
＊アラート情報：□なし　□あり→			

組織	避難所名：		所在地：		避難所TEL： 避難所FAX：
	代表者氏名： 代表者の立場：		代表者電話番号： メールアドレス：		自主組織：有（　　　　）・無
	既医療支援	有・無	チーム数： 人数：　　　　人	□DMAT　□JMAT　□日赤　□大学　□国病 □AMAT　□都道府県　□リハ団体 □その他（　　　　　　　　）	

人数	収容人数：　　　　人 （昼：　　人/夜：　　人）	スペース密度：過密・適度・余裕 1人当たりの専有面積： 　m²くらい	要配慮者数：　　　人 ＊内訳は①へ	有症状者数：　　　人 ＊内訳は②へ

ライフライン・設備	↓（◎，○，△，×の基準は別紙参照）				
	電気	◎・○・△・×	水道：◎・○・△・×	通信	音声（通話）：◎・○・△・×（　　） データ通信：◎・○・△・×（　　）
	飲料水	◎・○・△・×	□水道 □給水車　□井戸　□ペットボトル　□その他：（　　　　　　　　　）		
	食事	◎・○・△・×			
	空調管理（換気・温湿度等）：適・不適		ごみ集積場所：有・無	喫煙所：有・無 （分煙：有・無）	ペット収容場所：有・無

公衆衛生環境	衛生環境	◎・○・△・×	生活用水（手洗い等）：◎・○・△・×	
			下水：□有　□無	土足：□可　□禁
	トイレ	◎・○・△・×	汲み取り：◎（十分または不要）・○・△・×	
	毛布等の寝具	◎・○・△・×		

①要配慮者	要援護者	全介助：　　人/一部介助：　　人/認知障害：　　人/外国人：　　人/ 乳児：　　人/幼児：　　人
		その他：　　人　内訳：
	要医療 サポート	在宅酸素：　　人/人工透析：　　人/ その他：　　人⇔（　　　　　　　　　　　　）

②有症状者内訳	外傷：　　人/下痢：　　人/嘔吐：　　人/発熱：　　人/ 咳：　　人/インフルエンザ：　　人
	その他：　　人　内訳：

専門的医療ニーズ	小児疾患	有（緊急）・有（≠緊急）・無	
	精神疾患	有（緊急）・有（≠緊急）・無	不眠・不安（　　）人　精神科疾患（　　）人
	周産期	有（緊急）・有（≠緊急）・無	妊婦（　　）人　産褥期（　　）人
	歯科	有（緊急）・有（≠緊急）・無	歯痛（　　）人　入れ歯紛失/破損（　　）人
	その他の 緊急医療ニーズ		
	その他		

（厚生労働科学研究「広域大規模災害時における地域保健支援・受援体制構築に関する研究」策定）

する情報（電気，飲料水，食事，通信環境，空調管理，生活用水，トイレ，寝具など），③医療ニーズに関する情報（要配慮者に関する情報，下痢などの有症状者に関する情報，小児疾患や精神疾患などの専門的医療ニーズに関する情報など）からなる3つのブロックで構成されています．数や名前などを記入する項目以外の各評価項目の評価は，「◎，○，△，×」の4段階（それぞれの評価基準については紙面の関係で省略）に単純化しました．これは災害対応に特にスピード感が求められる災害亜急性期において，避難所の評価，データ集計，対応を行うことを考え，詳細性よりも迅速性を優先したためです．

　各避難所のアセスメントデータをまとめて一覧表にし，評価項目ごとに問題のある避難所を抽出して項目ごとの対応計画を立てるとよいでしょう．

b 避難所アセスメント体制

　広域災害時には，被災地の保健所を含む行政は大きなダメージを受けると考えられますので，被災地の保健所単独で避難所アセスメントを実行するのは難しいでしょう．このような状況下では災害派遣医療チーム（Disaster Medical Assistance Team：DMAT）や日本赤十字社救護班をはじめ，さまざまな組織由来の多数の「救護チーム」が被災地に参集すると思われます．保健所単独でのアセスメントが難しい場合，これらの組織が個別に避難所アセスメントを行うことも予想されますが，それでは情報の収集・整理・分析の観点から考えてきわめて非効率です．また各避難所にとって「いろいろな組織が何度も同じことを聞きに来る」状況は大変な迷惑となるので，情報収集体制は一元化するべきと考えます．避難所の設置権限は被災地の市町村にありますので，当該市町村のもとに外部から参集した救護関係者が地域の活動を統括する保健所に集まり，「避難所アセスメント本部」のようなものを設置することが望まれます．

c 誰が避難所に赴きアセスメントを実施するべきか

　南海トラフ地震のような広域災害が起こった場合では[5]，被災地地元行政の保健医療関係者は物資調達やインフラ復旧の調整，衛生環境改善など，地元担当者として避難所運営に関するさまざまな業務に忙殺されると思われます．地元関係者の負担軽減という観点に立てば，外部の支援者が中心となって避難所に赴きアセスメントを実施することが適当と考えます．

　また同時にがれきが散乱し，ライフラインが途絶し，交通網もマヒするような状況が予想されます．このような現場で適切かつ安全にアセスメントを実施するためには，避難所の医療救護ニーズを的確に判断できる能力があり，きちんとした安全装備を持ち，救護車両などの自ら移動する手段を保有し，食料，飲料水，宿泊手段・場所などについて自己完結していることが求められるでしょう．

D. 連携について

1 連携とは

　Gunnによれば，「災害とは，重大かつ急激な出来事による人間とそれを取り巻く環境との広範な破壊の結果，被災地域がその対応に非常な努力を必要とし，時には外部や国際的な援助を必要とするほどの大規模な非常事態のこと」[1]と説明しています．この災害の定義の内容は実に重要なことを示唆しています．「広範な破壊の結果，被災地域がその対応に非常な努力を必要とし」の部分に，連携の意味が含まれています．東日本大震災を例にあげて考えてみることにします．

　2011年3月11日に発生した東日本大震災の死者・行方不明者は約2万人で，全半壊は約40万棟にも及びました．また，火災による焼失面積は65 haといわれています．この壊滅的な被害が何をもたらしたかというと，医療機関や介護福祉施設の壊滅，鉄道や道路の寸断，通信機能の途絶，物資の不足，行政機能の低下などでした．これらは，被災地域が大変な努力をしても対応できず，外部からの支援を必要とする状態になったことを示します．これにより，外部から多くの個人および団体が被災地支援に駆けつけることになります．どこで，どのような被害が発生し，どのような機能が低下したかによって，必要な物的・人的支援は変わります．

　被害が甚大であればあるほど，被災地内からの情報発信は困難になりますが，支援者は，不確実な情報であっても，被害状況を予測しつつ，迅速な支援を心がける必要があります．情報が得られないという理由や組織の制約によって，支援活動が停滞することがあってはならないからです．一刻も早い対応で，人的被害の拡大を防がねばなりません．このため，被災地での支援活動においては，想定外のことが発生していることを予測した上で，職種や組織を越えた支援および支援者間の連携が重要になってくるわけです．

　つまり，共有化された目的を持つ複数の人および機関が，単独では解決できない課題に対して主体的にかつ相互に協力関係を構築し，目的達成に向けて取り組むことが連携であるということです[2]．

2 他職種連携による活動の促進

　先に述べたように災害時には，職種や組織を越えた連携が重要になります．連携の際には，被災地や被災者の安心や安全が優先されます．連携の際に陥りやすいことは，支援者間での情報共有が優先され，被災地や被災者の刻々と変化する真のニーズに沿っていない場合があることです．各団体の支援者は自分たちの利益を優先する思考に陥っていないか，お

互いの役割が共有できているか，日々振り返り，他職種間との連携を促進する必要があります．つまり，活動の目的一致やお互いの情報共有が，継続的な相互関係による連携を促進していくことになります．

連携を阻害する要因として，最も問題になることは，**コミュニケーションの欠如**です．災害時には，県外から多くの災害関連団体が支援に入ります．情報が錯綜したり，情報伝達手段に限界があり，コミュニケーションが一方通行になりがちです．たとえば，他職種と同じ場所で別々に活動をしたり，連絡したりするだけの一時的なものは，真の連携とはいえません．なぜなら，被災者に対して，別々に複数のサービス提供者がかかわることは，被災者にとっては，何度も同じニーズを伝えることになるばかりか，職種によりニーズの捉え方や問題が異なるため，被災者は，あらゆる職種から異なった支援を受けることになり，ますます混乱を招く恐れがあるからです．職種間で目的の統一が図られていなければ，支援が過剰になったり不足したりするなど，公平性が保てなくなり，被災者同士の心理的な温度差の隔たりの拡大にもつながるため，他職種は自律的に連携した支援を促進していく必要があります．そのため，定型的あるいは非定型的なミーティングなどの機会をつくり，現状に対する意見を出し合って情報共有しながら問題をともに考えたり，ともに活動することが重要になります．また，災害時に，各災害関連機関が連携し，効率よく活動を展開するためには，お互いの役割を認識する必要があります．お互いの役割が理解できれば，お互いに専門性が発揮でき，被災地および被災者の意思決定を尊重した支援が行え，お互いに補完し合うことで継続的な支援が可能となり，さらに連携が深まることになります．

3　外部支援者による連携のあり方[2)]

原則，災害が発生した場合，まず市町村が主体となり災害対応を行いますが，災害の規模が大きく，市町村では対応困難なときは，都道府県や国が支援に入ります．被災地の都道府県からの支援要請だけでなく，要請がくる前に各関係機関からの派遣命令を受け被災地に赴くこともあります．特に，自衛隊や警察，消防は刻一刻と変わりゆく状況に柔軟に対応できるように速やかな派遣体制が構築されています．

熊本地震災害時にも，数多くの団体（DMAT，日赤救護班，日本看護協会，JMATやボランティアなど）が連携して支援活動を行いました．しかし，被災地内の支援者は被災者でもあるため，外部支援者の調整には，心身ともに限界があり，効率的な支援の展開には，外部支援者による調整が重要となります．避難所生活では医療ニーズが高く，被災者へのケアや感染症の予防など環境衛生の状況把握と改善が求められます．高齢者への支援，慢性疾患の増悪予防，内服薬の管理，生活不活発病予防などに対して，他職種連携が求められます．つまり，医師，看護職，介護職，薬剤師，栄養士，理学療法士，作業療法士，社会福祉士，民生委員，教員，ボランティアなどの多くの横断的な連携によって，被災者の命と生活が守られます．効果的で円滑な支援活動には，都道府県や市町村の災害対策本部から被災地の状況やニーズに関する情報を得ることが重要です．そして支援者間だけで情報交換せず，常に被災地とも共有します．被災した都道府県は，一気に多くの支援団体が被

災地に入ってくるので，各支援団体の活動を把握することが難しい場合が多々あります．外部支援者は，災害対策本部や地元の支援団体と協働した活動を行い，被災市町村・県の調整機能がスムーズに進むように留意します．そのためには，刻々と変化する被災地内の状況を日々把握することが重要です．被災地内のニーズを見極めない支援は，自己満足な支援となってしまう恐れがあります．平時から，協働した教育プログラムを組んだり，情報交換の場を設定するなど，ともに活動できる活動体制を検討する必要があります．

　以下は，東日本大震災の事例です．地震が発生した14時46分という時間は，高齢者がデイサービスを受け，帰り支度の途中の時間帯でした．あるいは，平日の日中であったので家族が勤務中で高齢者だけが自宅にいる時間でした．デイサービス中で助かった高齢者は，その介護者，家族，自宅をデイサービス利用中に失うことになり，高齢者は帰る家を失いました．また，慢性疾患の人たちは，薬やお薬手帳が津波に流され，市内7か所の薬局もすべて流出してしまったため，薬をもらうことができない状態となり，薬剤師がボランティアで対応しました．要介護高齢者への対応は，担当のケアマネジャーが施設入所へとつなぐ役割を果たしましたが，ケアマネジャーも亡くなって，対応できないケースもありました．また，全国から保健師や看護師が駆けつけ支援を行い，保健医療福祉の連絡会議を行いましたが，多くの団体による入れ替わりの支援であったため，今，支援団体がどこでどのような活動をしているかがわかりにくい状況でした．このため支援の全体像を黒板に書き出し，いつどのような支援者がきても，自分たちが協働する団体が一目でわかるように工夫されていました．社会福祉協議会では，多様な場で活動するボランティアの連絡調整および情報交換が行われました．ケアマネジャーやボランティアは，安否確認をして地域包括支援センターに報告し，デイケアサービスの利用も暫定的な審査で対応するなど，臨機応変な対応がとられました（図5-D-1）．自宅に取り残されている高齢者や，デイサービスからの帰宅が困難な高齢者のための宅老所的な福祉避難所を，外部支援者の保健師，看護師，介護士，ボランティアなどが協働して運営しました．地元の支援者の人手が不足していたためです．応急仮設住宅では，要支援者マップを作成し，外部支援者が活動しやすい体制が検討されていました．応急仮設住宅では，口腔ケアチームの歯科医師や歯科衛生士が活動し，社会福祉士会や社会福祉協議会の支援相談員，保健師は相談活動を行いました．医療専門職だけではなく，事務の方による記録様式の整理や申請様式の提供，窓口担当や外回り業務，サービス事業者による施設の修繕や水不足による井戸堀り，お風呂の対応も連携のもとでなされていきました．災害公営住宅の交流プラザでは，臨床心理士，看護師，診療所の医師が個別的な相談をしながら，集まった住民がみんなで料理をつくったり，知的障害の人たちの作業所で食事を販売したり，住民が集まって交流できる場をつくり，コミュニティづくりを行っていました．個別課題に対しては，警察，消防や民生委員や自治会長や自主防災の人々が対応していました．このように，多くの外部支援者は，災害の起こり方，地域の特性，被害状況に応じて，急性期から中長期を見通した支援の必要性を実感していくことになっていきました．

　熊本地震では，阿蘇管内で被災者支援に携わっている団体を統括する「阿蘇地区保健医療復興連絡会議（ADRO）」が，地震発生直後から立ち上がり，他県からの多くの災害支援

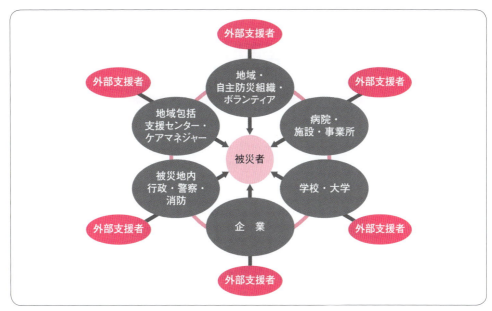

図5-D-1　被災者支援の相互連携
被災者へ外部支援者と各組織や団体が相互連携して支援を行う.

団体は，ADROの構成団体となり，支援者が一体となって被災地の保健医療活動を行いました．ADROの組織構成の長は保健所長で，ADRO事務局はDMATロジスティックチームおよび集団災害医学会コーディネートサポートチームが行いました．ADRO事務局では，支援チームの受付・振分班，情報収集・分析班，物資・環境班，ロジスティック班が組織的な活動を展開しました．このように外部支援者を統括し，調整を行う組織が立ち上がることで，感染症対策・深部静脈血栓症(DVT)対策・食品衛生対策・環境衛生対策など健康問題に対して連携した活動ができました．

4 地域の災害医療コーディネーターと看護職の連携

　現在，災害医療のコーディネーターは，災害医療の訓練を受けた医師が中心となっています．東日本大震災や先に述べた熊本地震においても適切な医療体制への助言や，被災地住民の健康維持のために外部支援者の受け入れ調整などを行い活躍しました．多くの支援者が活動すればするほど，支援者間で温度差も生じ，協働することによる問題も発生します．支援看護師は，日々の生活の問題が生じたときに地域医療コーディネーターに相談する機会は少なく，地域の保健所・保健師と調整する機会が多いかもしれません．被災地では，医療コーディネーターの存在を知り，支援体制がどのように変化していくかを知ることが重要です．そして，他職種間の連携のために看護職が生活の視点から調整機能を担うことによって協働における問題を解決していきます．今後は，医師以外の看護職も災害医療コーディネーターとなるための研修を受け，複雑化・多様化しながら多発している災害に対応できるような体制を検討すべきであると考えます．

E. 国際救援活動と看護

　国際救援活動は異なる国での活動で，世界の多様な政治体制，経済や開発状況，保健システムや医療水準，言語，文化，宗教，生活様式などに配慮した活動が求められます．

　国際援助活動を行う組織には，国連機関，政府機関（governmental organization：GO），国際／日本赤十字社，非政府組織（non governmental organization：NGO）または非営利団体（non profit organization：NPO）などがあります．

　世界の政治体制には，連邦共和制やイスラム共和制などがありますが民主主義国家がほとんどです．ただ，報道や表現の自由などの観点には相違がありますので情報の取り扱いには注意を要することもあります．被災国の経済や開発状況は災害による被害や人々の生活状況に直結します．**国際援助活動**は開発途上国で行われることが多く，社会の災害脆弱性によって被害が拡大することもあります．また，インフラの未整備や復旧の遅れ，治安状況によって援助者の安全が脅かされることもあります．情報収集を十分に行い，安全対策を講じる必要もあります．

　保健システムや医療水準も国によって異なります．原則として，被災国の医療水準を上回る医療支援を行うことは医療の継続性などの課題から推奨されません．日本ではみられない熱帯病や風土病に関する知識も必要となる場合もあります．また，もともとの脆弱性が健康被害に影響しますので，貧困や飢餓（きが），公衆衛生上の課題，ジェンダーの問題など平時の状況を踏まえて活動する必要があります．

　言語の違いに対しては通訳の協力を得ます．日本語と現地の言語との通訳が可能な場合もありますが，主には英語と現地の言語での通訳となります．さらに多言語国家では，英語，公用語，民族言語というプロセスでの通訳となることもあります．通訳を介しての診療は，時間を要することや十分な意思疎通が難しいという課題があります．文化，宗教，生活様式に関しては，日本とは違うという前提に立つことが必要です．相違点や類似点，人間の普遍性を意識し，相手の立場に立って共感的になる**異文化理解**が欠かせません．宗教や生活様式でのタブーなどについても情報を得て尊厳を傷つけないように注意します．宗教上の理由から足の切断やアルコール消毒が容認されない場合もありますし，女性の診療での特別な配慮が必要な場合もあります．日本人の価値観を押しつけることのないように注意します．

急性期の国際救援活動における看護の役割

　災害時の国際救援活動は，さまざまな機関が続々と被災地に入り援助活動を開始します．災害時の救援活動は，他機関と連携・協調しながら実施することが重要です．したがって，現場での活動に際しては，国際人道支援の動向についても把握しておく必要があります．

　国際人道支援は，**クラスターアプローチ**という手法が用いられるようになりました．クラ

スターアプローチとは，人道機関間のパートナーシップ構築によって現場における支援ギャップに対応しつつ支援活動の効果を高めるためのアプローチです．水と衛生や栄養など11のクラスターがあり，クラスターごとにリード・エージェンシーを指定しています．医療支援はヘルスクラスターに属し，ヘルスクラスターのリード・エージェンシーは世界保健機関（WHO）となります．WHOは被災者支援の質を確保するために，2015年からEMT認証（Emergency Medical Team Classification）および国際登録（Global Registry）制度を開始しました．EMTには外来診療やモバイル診療機能のタイプ1，手術や入院機能を有するタイプ2，高度医療の機能を有するタイプ3があり，独立行政法人国際協力機構（Japan International Cooperation Agency：JICA）の国際緊急援助隊（Japan Disaster Relief：JDR）医療チームは，EMTタイプ1，タイプ2の認証を受けています．さらにJICAが主導したワーキンググループが策定した災害医療情報の標準化手法（Minimum Data Set：MDS）が2017年に国際標準としてWHOにより採択されました．

また，2000年，平和構築における女性の参加に関する決議である「女性・平和・安全保障（Women, Peace and Security：WPS）に関する国連安保理決議第1325号」が国連安全保障理事会において採択され，女性の参画および紛争下での女性の保護・権利・特別のニーズへの対応に焦点を当てています．MDSにはジェンダーに関する項目が含まれていますので，被災地域全体の女性の保護・権利・特別のニーズへの対応が迅速に実施される可能性があります．

国際救援活動を行うには，支援者として迅速に反応する必要があります．災害の発生状況に常に敏感であることや迅速に派遣の意思決定ができるよう日頃から職場や家族などの理解を得て調整をしておく必要があります．また，国際救援活動のことだけにエネルギーを注ぐという態度ではなく，看護職としてのスキルアップやキャリア開発を行うことも活動の基盤となります．平時からの所属組織への貢献や役割発揮ということが，実は重要な派遣準備となることを心得ておく必要があります．

急性期に国際救護活動を行う組織は多くありますが，ここでは，JDRの活動について述べます．

a JDR医療チーム活動の概要と看護職の役割

政府機関としての活動となりますので，被災国政府からの支援要請を受けて日本国政府が派遣を決定します．これまでの派遣チームは，医師や看護師，医療調整員，業務調整員などの23人体制を基本としていました．看護職は7人で，そのうち1人がチーフナースとなります．活動の時期は，災害発生から2〜3日目以降から2週間ですが，甚大な被害では二次隊や三次隊が派遣されますので，その場合には全体としては災害発生から1か月前後の期間での活動となります．

JDR医療チームでは，より高度な医療支援を実現するために機能を拡充する準備を行い，2015年ネパール地震で初めて手術と入院機能を持つ46人体制のチームを派遣しました．今後は，被災状況や時期などによって変化する被災地のニーズに対応してタイプ1，タイプ2，機能の組み合わせによるモジュール型など多様な派遣形態が想定されています．

JDR医療チームは，自己完結型での活動となりますので医療資器材以外にも派遣メンバーの生活に必要なものなども現地へ持参します．サイト設営，資器材の組み立てや設置，派

遣メンバーの食事や宿泊地の確保など，すべてのことを限られた人員で行います．派遣期間中のすべての活動をチームで協力しあって実施しますので，テント設営や器具の取り扱いなど医療活動以外の技能の修得が必要となります．

外来診療を担当する看護職は，主には，診療の優先順位づけ，待合室での観察，診察室での診療補助，X線や各種検査の介助，必要な処置などを行います．また，看護診断に基づき，被災地で暮らす被災者が，治療計画を日常生活に適用できるように援助します．たとえば，脱水症状を有する被災者に輸液という治療を行ったとしても，避難生活を送る場で清潔な飲料水が入手できなければ再び脱水症状に陥ってしまいます．制限の多い被災地という環境での最善の対処方法を被災者や家族とともに考えながら必要な健康管理指導やソーシャルサポートの紹介につなげていきます．以上のような活動を行うためには，初期救急や二次救急，プライマリ・ヘルスケアでの実践力が求められます．

手術室や入院病棟を担当する看護職の役割は，日本の医療機関での役割と大きく変わることはありません．手術室であれば直接介助と間接介助，滅菌材料室での業務に準拠した役割となります．ただし，環境は大きく異なります．テントの手術室となりますので，室温管理や感染制御などに特別な配慮が必要となります．また，使用済みの手術器具の洗浄と滅菌，汚染水の廃棄，メスや針の処分といったことも課題となります．現地の医療機関や保健省などの協力を得て，最善策を講ずる必要があります．入院病棟では，ケアや食事の提供など，被災地の文化や宗教に配慮した対応が求められます[1]．

チーフナースは，主に診療活動や診療サイトのコーディネーターとして診療活動に関する情報，人員，器器材，診療環境の管理を行います．情報はできるだけ可視化して，チームメンバーとの共有を図ります．人員には，JDRメンバーと通訳やドライバーといった現地のボランティアも含まれます．その人員配置と役割分担の決定と調整，健康管理などを行います．手術機能と病棟機能を展開する場合には，夜勤者が必要となりますのでシフト管理も行います．また，診療サイトのレイアウトや動線に不具合はないかなどの環境管理，器器材の管理なども行います．チーフナースとして効果的に機能するためには，JDRの医療活動全般に精通していることも重要ですが，マネジメント能力，リーダーシップ，教育指導能力，コミュニケーション能力，交渉術なども必要とされます．

現地の多様なニーズに応えるために，提供できる看護の知識・技術・技能の幅を広げることが何よりもの事前準備となります．そのさまざまな局面での核となるのは，ケアリング[2]です．関心と気遣いを寄せ，科学的問題解決法を体系的に活用して安寧をもたらすことが看護の役割です．ロジカルに「考える力」がなければプロフェッショナルな活動はできませんので，自律した看護職であることが役割を発揮する上で非常に重要となります．

一方で，救援活動に関心を持つ人は，他者への共感性が高く，時として情緒的，独りよがりになりやすい傾向があります．援助は，援助者が援助したと主張するのではなく，援助された側が助けられたと感じるかどうかで援助は決まる[3]といわれます．自分がやりたいことを行うのではなく，被災国の人々のニーズに応え，被災国の人々の能力を信じて敬意を示し，尊厳を保つように配慮することもとても大切なことになります．

中長期の国際救援活動における看護の役割

2

　看護職は，健康と人々の安全・安心な社会に関心を持ちながら，地域に住んでいる専門職であり，平時も含め災害の備えから復興期のまちづくりまで，地域での包括的で全人的な活動が期待されています．その活動自体は，災害の規模，インフラの状況，災害に関する制度と市民の経験知，備えの状況によって異なり，毎回が未曾有の経験です．

　外部から国際救援活動を行う際は，その国の文化や社会に応じた支援，その地域の未来を考えながら持続可能な復興を支援していくことが大事であり，文化に配慮したり多様性に対応し得る実践には以下の4つのステップが必要と考えています．まず，その人々の生活や文化に対して，① 自文化との違い，危機，脆弱性に気づくこと（awareness），② そのことを批判するのではなく尊重すること（respect），そして③ コミュニケーション（communication）をとり，そこで初めて，④ 一緒に問題を解決していける（resolution）と考えます．ここにはモノやヒトに信頼関係があることが大前提となります．

　ここでは，実践の一例として，ネパール大地震（2015年4月）における科学技術振興機構（Japan Science and Technology Agency：JST）の国際的に大規模な災害に対して迅速に国際共同研究・調査を行う仕組み（J-RAPID program）による日本EpiNurse研究班とネパール看護協会の協働を紹介し，グローバル災害看護の中長期的な活動と注意点を概説します．

a 中長期に求められる災害看護の視点

1）地域特性への理解とアセスメント

　ネパールは建物の多くが崩壊しやすいレンガづくりで，もともと地盤も弱く，地震後は地滑りや崩落の危険もあって元の場所へ帰れない人が大勢発生しました．避難移住した人々は今までに経験したことのない生活環境で長期間暮らすことになりました．筆者らは現地や国連などの情報を分析したり，災害支援する組織や人々と意見交換を行い，今後の健康リスクやケアニーズを探りました．支援に入る際には，まず相手国の関連機関と連絡・調整をする必要がありますので，図5-E-1（上部）のようにネパール科学技術環境省と保健人口省を通してネパール看護協会と連絡を取りました．また，ネパールについて，山間地帯が多くインフラの整備が不十分なことなど，異文化理解の視点（社会情勢，地理的条件，民族性，宗教など）で情報収集を行いました．

　ネパールは山岳地帯が多く山間部に点在する農村から支援のある所へ人々が密集し，急激に人口密度が高くなり，日頃とまったく異なる生活を強いられ，衛生，栄養，心理的状況などが悪化することは明らかでした．特に雨期を迎える6月頃に感染症の流行が心配されました．そこで，避難移住による生活環境（文化・習慣・衛生観念を含む）の変化や人々の身体の徴候に関する情報を地域の看護師から送ってもらい，継続的にモニタリングしながら必要なケアへつなげることにしました．

2）支援活動の流れと現地の看護師（EpiNurse）の教育

　まず，被災地域に住んでいる看護師が避難移住者の生活環境や症状をアセスメントでき

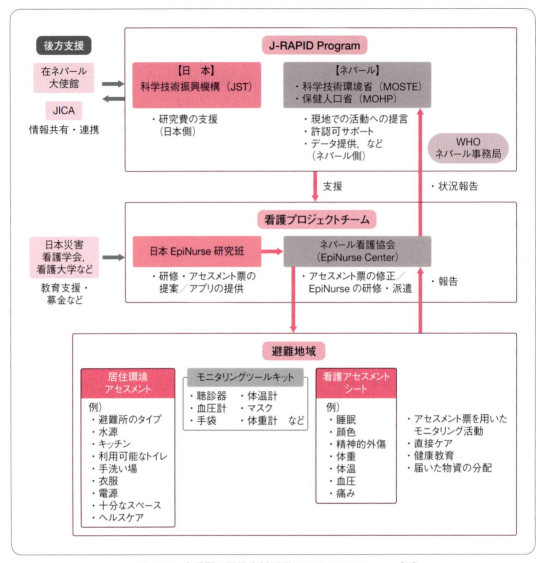

図5-E-1　中長期の国際支援活動におけるEpiNurseの育成

る基本的なシートを日本の研究班が提案しました．給水，排泄，食糧（栄養），生活環境，衛生，保健・医療サービスに関する行動などの項目について，日本で使用しているものから，ネパールの生活環境に合わせて修正しました．単に翻訳しただけでは現地の生活習慣や行動に沿わなかったり，解釈が違ったりするからです．たとえば，水源は水道，管井戸のほかに湧水，川など，燃料では灯油，LPガスのほかに牛糞，バイオガスなどがあります．災害時，避難先で衛生管理に必要な物品が不足する中で，汚染水が上流にないかなど，健康・衛生を守るために観察する必要があります．

また，ほかの組織と比較したり，もともと行われていたサーベイランス（調査）に報告できるよう，災害後のヘルスレポート項目でありWHOの標準指標であるSPEED（Surveillance in Post Extreme Emergencies and Disaster) や，ネパール保健人口省ですでに収集していた感染症サーベイランス項目であるEWARS（Early Warning Alert and Response System）も一緒にアセスメントすることにしました．

この活動を行う看護師をエピナース（EpiNurse ＝ Epidemiology ＋ Nurse．疫学的な思考ができる看護師という意味）と呼び，被災地のモニタリングを行い，支援するための対策本部（EpiNurse Center）を看護協会の中に整えました．ネパール看護協会が，被災地に住んでいる看護師25人に呼びかけ，首都カトマンズ市内でトレーニングを兼ねたワークショップを行いました．被災した広い範囲でそれぞれ活動する看護師が，一堂に会してコミュニケーションをとることで，共通の課題や，周囲の被害や対応の違いを共有する機会となりました．特にカトマンズ近郊と地理的にも社会的にもアクセスの悪い山間地域の支援の格差は明らかでした．

3）EpiNurse との実践

災害前から病気や障害を持った人たちは，災害後に十分な医療を受けられない場合，日が経つにつれて悪化します．看護は災害直後だけの量的な判断ではなく中長期にわたって質的に判断し，報告，予防することも求められます．開発したアセスメントシートでのモニタリングでは，2015年10月から2016年2月にかけて感染症のアウトブレイクは見られませんでしたが，細かく時間を追って見ていくと，同じ時期に離れた地域で共通して同じ症状が多く見られることがありました．原因を探っていくと，政治的な理由で燃料が届かず十分な調理ができなかった，ガソリン不足で支援物資が届かなかった，長期間に長時間にわたる停電が起きていたなどの生活環境において問題が見られました．災害そのものに対する支援は夏には終わっても人々の生活は変わらずテント暮らしであるのに，冬仕度の支援がなく耐えがたい寒さだったこと，支援があると生活できるが，急に途切れて生活が困窮するということを繰り返していたところもありました．また，看護師らが直接対処して報告には上がってこない努力が多々あったことも後日のインタビューでわかりました．

届いた結果を地図の上に記して比べてみると，衛生環境はカトマンズとそれ以外の地域で差があったり，日用品の配布の偏在も見て取れました．災害による健康被害ではなく，元から地域にあった課題の顕在化，悪化のようにも見えました．このような生活環境モニタリングは，災害直後から必要ですが，災害発生直後に急にトレーニングを受けることは非現実的なので平時からのモニタリングや訓練を行い，日頃から変動しやすい衛生環境を注視し，より良い方向へ改善しておくことも減災の1つです．

4）IT を取り入れて，問題解決を図る

インフラ基盤が弱いところに災害が起きると復旧が遅く，そこにある資源を最大限利用していくことを考えなければなりません．通信環境がない場合でもオフラインで作業し，音声通話やFAXなどで情報を送ったり，EpiNurse Centerのコールセンター機能を増やして，電話，FAX，ソーシャルネットワーキングサービス（SNS）などのメッセージング・ツールを駆使して情報収集を行う体制を整えました．また，日本のように細かい地図がない上に，道のないところや田んぼなどに人々が移動したことで，避難場所を特定するのが難しい状況でした．しかし，世界各地のボランティアによって被災状況が書き換えられたフリーの地

理情報データである「OpenStreetMap」を利用し，地震後にできた避難キャンプ，道路，遮断されている箇所などを即座に把握することができました．このように，細やかに現地の資源を現場に適合させることで山岳地帯や地方の農村部などインフラが整備されていない地域での迅速な情報収集と対応が可能となりました．

b 今後の課題と提案

　昨今，グローバル化した社会は目まぐるしく変化しています．海外で大災害が起きたときには，最新の事情として，インターネットやテレビ，電話を通してできる限りの情報収集をして被害の状況やニーズの把握をします．最近ではSNSも有効利用されていますが，発信している情報元によって信頼性が異なることもわきまえて判断することが大事です．一方，国や地域によって地域の看護職の知識やスキルもさまざまです．支援・受援を含めて看護師が最大限の能力を発揮するためには，災害時に支援に行くだけでなく現地での備えも同じように大事です．定期的な訓練はもちろんのこと，現任教育・基礎教育に災害看護を取り入れ，地元の看護師ができる限りの役割を担える知識や技術を備えることのほか，災害時に活躍できる職能や発言できる職位も必要ですし，長期的にかかわれば，施策まで提案できるように見ていくような活動とそれを支える国際協力が必要といえるでしょう．

column
災害看護における情報通信技術の役割

　近年は，IT（information technology）の進化により十数年前とは比べ物にならないほどの情報が送受信されています．災害看護を行う上で，直面している健康危機に対して迅速にモニタリングし，的確な活動をしていくことは急務と考えられます．そのために平時から健康課題別ではなく看護を基盤とし，地域の人々や地域が緊急事態において受ける影響を明らかにし，平時の膨大な情報から地域モニタリングを行い，その指標を地域の人々の安心につながるエビデンスとして表出していくことも必要です．

　地理空間情報技術は，このようなニーズに応える技術として期待されています．地理空間情報技術とは，あらゆる事物を緯度・経度などの位置座標に紐付けして，データを取得・管理・解析・可視化する技術の総称です．代表的な例には，全地球測位システム（Global Positioning System：GPS）があげられます．GPSは，人工衛星から発せられる測位信号を受信することで地球上での位置座標で測位する技術で，身近な例では携帯電話やスマートフォンに搭載されています．携帯電話やスマートフォン上で地図アプリを起動すれば，GPSで得られる自身の位置を地図上に示し，未知の土地であっても周囲の状況を認識できます．さらに，搭載されるカメラの撮影に緯度・経度の座標を付与し，見聞したことを位置で記録することで，文化や習慣といった地域特性との関連に一層正確な分析と洞察を与えます．

　近年では，インターネットを通じて位置情報と地図情報を相互にやり取りする仕組みが整備されています．携帯電話ネットワーク上のインターネットを使えば，収集した情報を即座に発信することで「どこで」「誰が」「どのような状況か」をリアルタイムに共有できます．このような発信と共有において，基盤となるインターネット技術にクラウド・コンピューティング（cloud computing，以下，クラウド）があげられます．クラウドとはインターネット上で情報の蓄積や管理を担う仮想的なコンピューターのことです．情報の収集と共有においては，関係者間で整合性を維持しつつ，最新に保つことが課題となりますが，情報をクラウド上にある唯一の共有データベースに蓄積・管理すれば，利用者は平時・緊急時にかかわらず，常に最新の情報を得られます．この仕組みを活かした情報収集・共有サービスがウシャヒディUshahidi（https://www.ushahidi.com/）で，2011年の東日本大震災では，被災者ニーズの投稿を収集・管理するプラットフォームとして，復旧・復興に大きく貢献しました（http://www.sinsai.info）．

　GPSなどの測位技術とスマートフォンの世界的な低コスト化にともない，世界中の誰でもこのような仕組みを通じて，位置に紐付けされた情報を収集・発信し，共有・利用できるようになってきました．地理空間情報の利活用は災害看護学で培われた理論の実運用に大きく貢献すると考えられます．

208 第5章　災害サイクルに共通した実践的な知識

🖊 引用・参考文献 （番号が付いてるものは引用文献や本文対応の参考文献，その他は項目全体の参考文献）

A-1-b.　障害者（① 身体障害者，② 知的障害者・発達障害者）
- 北村弥生, 河村 宏：アクセシビリティと災害. αシノドス. 180. 電子マガジン（http://synodos.jp/a-synodos）.【2019年2月20日閲覧】
- 東京都心身障害者福祉センター：防災のことを考えてみませんか〜防災マニュアル（障害当事者の方へ）〜（http://www.fukushihoken.metro.tokyo.jp/shinsho/saigai/saigaimanual/index.html）.【2019年2月20日閲覧】
- 社会福祉法人横浜市社会福祉協議会 障害者支援センター：セイフティーネットプロジェクト横浜（http://www.yokohamashakyo.jp/siencenter/safetynet/safetynet.html）.【2019年2月20日閲覧】
- 北村弥生：発達の遅れのある子に災害をどう教えるか. 教育と医学, 66 (3)：74-83, 2018.
- 本田恵子：被災地の子どもの心に寄り添う ― 臨床心理学からのアドバイス, 早稲田大学出版部, 2012.
- 矢守克也 ほか：発達科学ハンドブック7 災害・危機と人間. 新曜社, 2013.
- 京都市：「心のバリアフリー」ハンドブック〜支え合い, 助け合うことでバリアをなくしましょう！〜. 2014（http://www.city.kyoto.lg.jp/tokei/cmsfiles/contents/0000164/164199/barrier_free_handbook.pdf）.【2019年2月20日閲覧】

A-1-c.　乳幼児（子ども）
1) Copeland WE, et al：Traumatic events and posttraumatic stress in childhood. Arch Gen Psychiatry, 64 (5)：577-584, 2007.
2) 福島県災害対策本部：平成23年東北地方太平洋沖地震による被害状況即報（第1748報）. 平成30年12月5日.
3) 立石和子, ほか：福島県原子力発電事故により避難している子どもとその家族への介入 ― 福島県内の幼稚園に通う子どもの保護者へのインタビューから. 東京家政大学生活科学研究所研究報告, 第39集, p.83-87, 2016.
- 高橋 晶, 高橋祥友 編：災害精神医学入門 ― 災害に学び, 明日に備える. p.90-101, 金剛出版, 2015.
- 愛知県：「妊産婦・乳幼児を守る災害時ガイドライン」（http://www.pref.aichi.jp/uploaded/life/131410_118411_misc.pdf）.【2019年2月20日閲覧】
- 日本小児科学会, ほか：「子どもの心の対応マニュアル」（http://www.jpeds.or.jp/uploads/files/kodomonokokoronotaiou.pdf）.【2019年2月20日閲覧】

A-1-d.　妊産婦
1) 福井トシ子 編：分娩施設における災害発生時の対応マニュアル作成ガイド. 日本看護協会, 2013（https://www.nurse.or.jp/nursing/josan/oyakudachi/kanren/sasshi/pdf/saigaitaio_2013.pdf）.【2019年2月20日閲覧】
2) 日本助産師会 災害対策委員会 編：助産師が行う 災害時支援マニュアル 第2版. 日本助産師出版, 2013.
3) 福島明宗：東日本大震災と周産期；発生直後の状況, 経時的な改善状況, 岩手県 産科. 周産期医学, 42 (3)：281-290, 2012.
4) 藤森敬也, ほか：東日本大震災と周産期；発生直後の状況, 経時的な改善状況, 福島県 産科：震災直後の産科医療と妊娠動向. 周産期医学, 42 (3)：303-306, 2012.
5) 菅原準一：東日本大震災と周産期；発生直後の状況, 経時的な改善状況, 宮城県 産科. 周産期医学, 42 (3)：295-298, 2012.
6) 阿部清子：震災の中で出産を介助して. 3.11ドキュメント東日本大震災原発災害と被災地の保健師活動, 全国保健師活動研究会 編, p.56-61, 萌文社, 2012.
7) 関谷敏子：被災地で保健師として体験したこと. 3.11ドキュメント東日本大震災原発災害と被災地の保健師活動, 全国保健師活動研究会 編, p.56-61, 萌文社, 2012.
8) 菅原準一, ほか：宮城県における地震前後の周産期予測 平成24年度厚生労働科学研究費補助金（成育疾患克服等次世代育成基盤研究事業）「震災時の妊婦・褥婦の医療・保健的課題に関する研究」. 総括・分担研究報告書, p.33-38, 2012.
9) 塩野悦子, 菊地 栄：東日本大震災直後の施設外出産を介助した医療従事者の体験. 日本助産学会誌, 30 (1)：29-38, 2016.

A-1-e.　外国人
1) 土井佳彦：「多文化共生社会」における災害時外国人支援を考える ― 東海・東南海地震に備えて. 人間関係研究, 12：21-30, 2013.
2) 田村太郎：多文化共生と防災の取り組み ― 全国の事例から学ぶ導入のポイント. 自治体国際化フォーラム, 239, 2-7, 2009.

A-2-a.　在宅酸素療法と在宅人工呼吸療法中の患者
1) 独立行政法人 環境再生保全機構：在宅酸素療法と在宅人工呼吸療法（https://www.erca.go.jp/yobou/zensoku/copd/oxygen/index.html）.【2019年2月20日閲覧】
2) NEWS石巻かほく：石巻圏の在宅酸素療法患者支援 医療機関と行政連携, 4月から（2017.03.01）（http://ishinomaki.kahoku.co.jp/news/2017/03/20170301t13005.htm）.【2019年2月20日閲覧】
3) 河野由美 編：要点がわかる在宅看護論. PILAR PRESS, p.166-169, 2015.
4) 呼吸リハビリ.com：緊急時の対応（http://xn--mdki1ec0036bwla.com/kinkyu.html）.【2019年2月20日閲覧】
5) 日本神経学会：災害時の対処 ― 10. 難病ネットワーク, 福祉サービス, 災害時の対処, p.195（https://www.neurology-jp.org/guidelinem/pdf/als2013_10.pdf）.【2019年2月20日閲覧】
6) 帝人ファーマ株式会社：東日本大震災発生！そのとき帝人ファーマは ― 災害時の在宅医療支援（https://www.teijin-pharma.co.jp/project/story02.html）.【2019年2月20日閲覧】

A-2-b.　糖尿病患者
1) 齋藤宣彦：ここから始める糖尿病レクチュア. p.26, 文光堂, 2014.
2) 医療情報科学研究所 編：病気がみえる vol.3 第4版 糖尿病・代謝・内分泌. p.61, メディックメディア, 2014.

3) 田中満実子：自然災害後に内因性インスリン分泌能低下患者の血糖コントロールが悪化する. 東日本大震災研究, 2015.

A-2-c. 透析患者

1) 大平整爾：透析の拒否・継続・中止. 高齢者の透析, 前田貞亮, ほか 編, p.212-221, 日本メディカルセンター, 1995.
2) 赤塚東司雄：透析室の災害対策マニュアル. p.20-24, メディカ出版, 2008.

A-2-d. ストーマ保有者（消化管系ストーマ, 尿路系ストーマを造設している患者）

1) 小田切宏恵：災害時のオストメイト支援：東日本大震災の体験からの提言. 日本ストーマ・排泄リハビリテーション学会誌, 28 (3)：71-78, 2012.
・ 福元真一：東日本大震災における日本ストーマ用品協会の活動（災害時におけるストーマ・排泄ケア）. 日本ストーマ・排泄リハビリテーション学会誌, 28 (3)：103-112, 2012.
・ 岡崎美智子, ほか：根拠がわかる在宅看護学技術 第2版. p.396-407, メヂカルフレンド社, 2010.
・ これで解決！医療者のためのストーマケア・ナーシング（https://www.almediaweb.jp/stomacare/medical/contents/point/002.html）.【2019年2月20日閲覧】
・ 公益社団法人 日本オストミー協会（http://www.joa-net.org/）.【2019年2月20日閲覧】
・ ストーマ用品セーフティーネット連絡会：災害時対応の手引き（平成27年4月1日制定）（http://www.jsscr.jp/img/saigaimanual.pdf）.【2019年2月20日閲覧】

A-2-e. 褥瘡が発生している患者

1) 真田弘美, ほか：褥瘡発生要因の抽出とその評価. 日本褥瘡学会誌, 5 (1-2)：136-149, 2003.
2) 一般社団法人 日本創傷・オストミー・失禁管理学会災害対応委員会, ワーキンググループ 編：皮膚・排泄ケア領域における災害対応ガイドブック. p.2, 一般社団法人 日本創傷・オストミー・失禁管理学会, 2015.
・ 小原真理子, 酒井明子 監修：災害看護 ― 心得ておきたい基本的な知識 改訂2版, 南山堂, 2012.
・ 一般社団法人 日本褥瘡学会ホームページ：災害危機管理（http://jspu.org/jpn/disaster/index.html）.【2019年2月20日閲覧】
・ 一般社団法人 日本創傷・オストミー・失禁管理学会災害対応委員会, ワーキンググループ 編：皮膚・排泄ケア領域における災害対応ガイドブック. 一般社団法人 日本創傷・オストミー・失禁管理学会, 2015.

A-2-f. 認知症患者

1) 六角僚子：認知症ケアの基本対応. 認知症ケアの考え方と技術 第2版, 医学書院, p.13, 2015.
2) 高橋 晶, 高橋祥友 編：災害精神医学入門 ― 災害に学び, 明日に備える. p.112-116, 金剛出版, 2015.
3) 兵庫県立大学大学院看護学研究科／地域ケア開発研究所：21世紀COEプログラム「ユビキタス社会における災害看護拠点の形成」高齢者に必要な災害への備えと対処（http://www.coe-cnas.jp/group_senior/manual/manual01/index.pdf）.【2019年2月20日閲覧】

B. 災害時の保健活動（保健師の災害時保健活動）

1) 宮﨑美砂子：災害発生時の保健活動体制と対応について. 厚生労働省 平成28年度保健師中央会議（平成28年7月22日）資料.
2) 植木芳美：平成28年度 鳥取県保健大会 災害時の保健活動〜中部地震を振り返って〜. 2016.
・ 奥田博子：第9章 災害時の地域ケアシステムの構築による保健師の要支援者等への対応. 多職種連携で支える災害医療, 小井土雄一, 石井美恵子 編著, p.91-92, 医学書院, 2017.
・ 渋谷美智子：要援護者避難支援に備えた平時からの保健師活動. 保健師ジャーナル, 70 (9)：754-757, 2014.
・ 奥田博子：東日本大震災から5年を振り返る. 保健師ジャーナル, 72 (3)：184-189, 2016.
・ 厚生労働省：地域における保健師の保健活動について. 平成25年4月19日付け健発0419第1号.

C. 避難所のアセスメント

1) 石井 正：東日本大震災 石巻災害医療の全記録 ―「最大被災地」を医療崩壊から救った医師の7ヵ月. 講談社ブルーバックス, 2012.
2) Ishii T：Medical response to the Great East Japan Earthquake in Ishinomaki City. WPSAR, 2 (4)：10-16, 2011.
3) 厚生労働省：大規模災害時の保健医療活動に係る体制の整備について（平成29年7月5日）（https://www.mhlw.go.jp/file/06-Seisakujouhou-10600000-Daijinkanboukouseikagakuka/29.0705.hokenniryoukatsudoutaiseiseibi.pdf）.【2019年2月20日閲覧】
4) 日本公衆衛生協会, 全国保健師長会：大規模災害における保健師の活動マニュアル. 平成25年（http://www.nacphn.jp/02/pdf/saigai_H25_manual.pdf）.【2019年2月20日閲覧】
5) 中央防災会議：南海トラフ巨大地震対策について（最終報告）. 平成25年（http://www.bousai.go.jp/jishin/nankai/taisaku_wg/pdf/20130528_houkoku_s2.pdf）.【2019年2月20日閲覧】

D. 連携について

1) Gunn SW：災害医学用語事典 ― 和・英・仏・西語. 青野 允, ほか 監訳, p.26, へるす出版, 1992.
2) 酒井明子：5. 災害における連携. 看護学テキストNiCE 災害看護（改訂第3版）― 看護の専門知識を統合して実践につなげる, 酒井明子, 菊池志津子 編, p.47-49, 南江堂, 2018.
・吉池毅志, 栄 セツコ：保健医療福祉領域における「連携」の基本的概念整理 ― 精神保健福祉実践における「連携」に着目して. 桃山学院大学総合研究所紀要, 34 (3)：109-122, 2009.
・勝見 敦：災害医療コーディネーター. ナーシング・グラフィカ 看護の統合と実践 ③ 災害看護 第4版, 酒井明子, ほか 編, p.94-95, メディカ出版, 2017.
・山中京子：医療・保健・福祉領域における「連携」概念の検討と再構成. 社會問題研究, 53 (1)：1-22, 2003.

210 第5章 災害サイクルに共通した実践的な知識

E-1. 急性期の国際救援活動における看護の役割

1) 淺間正道 編著：異文化理解の座標軸 ― 概念的理解を超えて ― . 日本図書センター, 2000.

2) M. Simone Roach 著, 鈴木智之, ほか 訳：アクト・オブ・ケアリング ― ケアする存在としての人間. ゆみる出版, 1996.

3) E. H. Schein 著, 稲葉元吉, 尾川丈一 訳：プロセス・コンサルテーション ― 援助関係を築くこと. 白桃書房, 2002.

E-2. 中長期の国際救援活動における看護の役割

・ Pohkrel T, Kanbara S, et al：The Role of Nurses after Nepal Earthquake 2015, The Role of Nurses in Disaster Management in Asia Pacific. p.63-68, Springer International Publishing, 2017.

・ Pandy A, Kanbara S：Significance of Disaster Nursing in Nepal. Journal of Nepal Nursing Council, 10：53-55, 2016.

・ Kanbara S, Yamamoto Y, et al：Japanese experience of evolving nurses' roles in changing social contexts. International Nursing Review, 64（2）：181-186, 2017.

第 6 章

被災者と支援者に対する「こころのケア」

　災害という異常な出来事に遭遇すれば，誰もが「異常な出来事に対する正常な反応」が起こります．そして，多くの被災者は，自ら回復する力"レジリエンス"を持っており，その力を支援しながら接していきます．災害時のこころのケアは発災直後だけでなく，悲嘆の状況に応じて継続して支援することが必要です．

　この章では，災害時のストレス反応，悲嘆反応・喪失体験には個人差があり，時間的な経過によって反応も異なることを学びます．また，災害時のストレス反応を理解して，被災者への接し方（寄り添い・傾聴・共感）やこころのケア活動の実際を学びます．特にトラウマと，トラウマ反応が継続することで急性ストレス反応（ASR）や心的外傷後ストレス障害（PTSD）を呈することについて学習し，専門家（DPATなど）への紹介・相談についても学びます．

　そして遺族ケアでは，グリーフケアを学び，抑圧された悲嘆への配慮とともに，遺族の心理を理解しニーズに合わせて対応することの学習を深めてください．

212　第6章　被災者と支援者に対する「こころのケア」

A. 被災者の心理過程

　災害時に，人々は日常の生活とは異なる特別な出来事や状況に直面することになります．非日常的な体験は，それだけでストレスを生じさせるものです．したがって，災害時に生じるさまざまな反応は，被災者の誰にでも起こり得る正常なストレス反応で，特別なことではありません．人々の多くは，回復のためのバネ力と呼ばれる「レジリエンス」を持っており，災害というストレスを体験した後に，支援ニーズが満たされることで自らの力で回復していくことができると考えられています．したがって「被災者が自らの力を用いて回復する過程を支えること」が，こころのケアの基本的な考え方となります．すなわち，こころのケアは，こころの専門家による精神科的治療のみを指すのではなく，すべての支援者が担うことのできる支援です．そのため，本項では，災害時のストレスと被災者の心理過程について学びます．

1 ストレスとは

　ストレスという用語は，学術的には「外部環境からの刺激によって起こる歪みに対する非特異的な生体システムにおける反応」と定義されています[1]．さらに，ストレス（反応）を引き起こす外部環境からの刺激をストレッサー，一方，ストレッサーによって引き起こされた反応をストレス反応として区別することができます．

　ストレス反応は，たとえ同じ出来事（ストレッサー）を体験したとしても，すべての人に一律に反応が生じるのではなく，反応の程度，種類には個人差があります．反応に影響を及ぼす個人差には，性格，病気やケガ，経済状態などがあります．

　災害後に体験する代表的なストレッサーは，表6-A-1のように，身体的，あるいは心理的に危機的な体験としての「危機的ストレス」，避難生活で体験としての「避難ストレス」，災害後の生活再建の過程で生じる「生活再建ストレス」に分類することができます．

表6-A-1　被災後の代表的なストレス

ストレス分類	ストレッサー		
危機的ストレス	• 生死の危機にさらされる • 無力感に襲われる • 大事な人の危機に遭遇する	• 恐ろしい思いをする • 家を失う • 助けられなかった無念	• ケガをする • 思い出の品を失う
避難ストレス	• 食料・水・生活物資の不足 • 知らない人と過ごす • 病気やケガの人が側にいる	• トイレ・入浴の困難 • プライバシーの欠如	• 集団生活
生活再建ストレス	• 孤立感 • 再建に向けたさまざまな手続き	• 不公平感 • 新しい環境に適応する	• 終わりのなさ

（「前田　潤：災害時の被災者および援助者の心理．看護学テキストシリーズNiCE災害看護，酒井明子，菊池志津子編，p.100, 2008, 南江堂」より許諾を得て改変し転載）

2 被災ストレスと心的外傷（トラウマ）

災害に伴って生じる心理的反応は，ⓐ 非常に衝撃的な出来事（＝災害）そのものに対する**心的外傷（トラウマ）反応**，ⓑ 人，物，地域社会など，災害で失ったものに対する**喪失と悲嘆反応**，ⓒ 避難所などでの不自由な生活から生じる生活ストレスに大別することができます．被災者は，これらのうちの1つ，あるいは複数を同時に体験している場合もあります．

ⓐ 心的外傷（トラウマ）とトラウマ反応

トラウマとなり得る体験とは，自分や家族，そして親しい人の死傷にかかわる出来事を見聞きすることです．こうした出来事は，強烈な恐怖と戦慄，無力感を感じる体験となります．

トラウマ反応とは，体験が本人のこころの中で再現され，客観的には外傷の後にみえても，気持ちの中ではまだ体験のまっただ中にいる状態です．以下の3つが主要な症状です．

① 侵入：体験の記憶が本人の意志とは関係なく思いおこされ，そのときと同じ気持ちがよみがえります（その時の場面・音・臭い・感触）．

② 過覚醒：あらゆる物音や刺激に対して気持ちが張りつめてしまい，不安で落ち着くことができず，いらだちやすく，眠りづらくなります．

③ 麻痺：体験の記憶や実感が乏しくなり，周囲の人々や自分の将来から切り離されたように感じ，人々との自然な交流や将来の計画ができなくなります．

トラウマ反応は，多くは半年以内に回復するとされていますが，自然回復が見込めない場合は，出来事の体験後1か月を経過すると，**心的外傷後ストレス障害**（post traumatic stress disorder：**PTSD**）の診断がつく可能性もあり，後述の専門的な治療の対象となります．

ⓑ 喪失と悲嘆反応

自分にとって大切な存在である人々（家族，知人など）との死別，喪失による反応です．抑うつ感，悲しみ，イライラといった気分・感情面だけではなく，身体面，認知面にもストレス反応と同様の反応が生じます．通常，1～2年の時間の経過の中で徐々に回復するとされていますが，日常生活に支障が生じるほど重篤な反応が生じた際には，専門的な治療が必要となる場合があります．治療では，抑うつ反応を伴う場合は薬物療法も考慮されますが，主として喪失体験に対する捉え方を再整理していくことが含まれます．

また，被災者には，「**サバイバーズ・ギルド**」と呼ばれる「自分だけが生き残ったこと」に対する罪悪感がしばしば認められます．

ⓒ 生活ストレス

被災前の自宅の生活から，避難生活を開始したことに伴って生じる種々のストレスです．現在の住環境や対人関係にかかわる問題などが該当します．対応としては，通常のストレス対処を促すことになります．

3 時系列からみる被災者心理の変化

発災という出来事から，被災者の心理的状態を時系列に追うと，一般的なこころの状態

の反応としては，図6-A-1のようなゆれ動く経過をたどるといわれています[2]．

- **茫然自失期（発災直後～数時間）**：「自分の身に一体何があったのかわからない」といった状態です．現実感の喪失，恐怖を体験します．
- **警戒期（数時間後～数日間）**：高度の覚醒状態になり，注意力と警戒心が強まります．日常からは想像のできない力を発揮し，疲れを感じずに活動し続けるなど行動力が増します．
- **ハネムーン期（数日後～数か月）**：災害後の生活に一見適応したかのようにみえ，個人や地域社会の回復に積極的になり，愛他的な行動がみられるようになります．高い覚醒状態，高揚感が続いている状態であり，イライラや多弁，そして落ち着きのない行動などが現れます．また，災害直後の恐怖が再燃（恐怖感，吐き気，震えなど）することもあり，たとえば，地震災害では余震によって反応が誘発されたり，増幅されることがあります．
- **幻滅期（数か月後～数年間）**：災害直後の混乱が収まりはじめ，復旧に入り始める時期です．被災者の間での被害の程度の差異が明確になり，復旧から取り残された立場の人から恵まれた立場の人や支援者へ怒りを向ける傾向が認められます．環境の変化や疲労感から，無力感・倦怠感に苛まれるようになります．
- **再建期（数年間以降）**：復興に向けて生活のめどが立ち始める時期です．気分が安定し，生活や将来について考えることができるようになります．再体験が生じている可能性はありますが，繰り返しながらも回復していきます．現実問題としての余震，復興の遅れ，困難な場面で恐怖や不安を感じます．

また，表6-A-2に時経列に沿った被災者の「身体」「思考」「感情」「行動」の変化の流れを示します．ここでは，「急性期」「反応期」「修復期」と時期を区分し，時間も記載していますが，あくまで目安です．時期区分と時間経過は，災害の沈静化や被災者の生活再建の進行の度合いによって異なります．また，余震が続いたり，基盤となる生活環境が改善しない場合には，被災者の反応も回復しません．

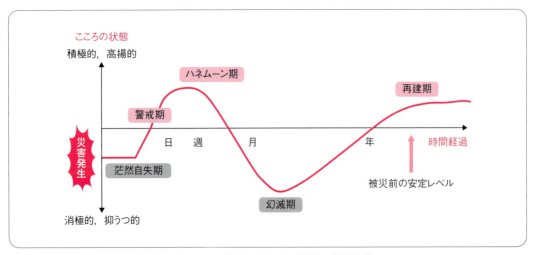

図6-A-1　災害とこころの状態の時間経過

（Beverley R：When Disaster Strikes：How Individuals and Communities Cope with Catastrophe. Basic Books, 1986 より作成）

表6-A-2 時間経過と被災者の反応

	身体	思考	感情	行動	主な特徴
発災直後から数日（急性期）	心拍数の増加 呼吸が速くなる 血圧の上昇 発汗や震え めまいや失神	合理的思考が困難 思考が狭くなる 集中力の低下 記憶力の低下 判断力の低下	茫然自失 恐怖感 不安感 悲しみ 怒り	イライラ 落ち着きがない 硬直化 非難がましい コミュニケーション能力の低下	闘争・逃走反応
1〜6週間（反応期）	頭痛 腰痛 疲労の蓄積 悪夢・睡眠障害	自分が置かれたつらい状況がわかってくる	悲しみとつらさ 恐怖がしばしばよみがえる 抑うつ感 喪失感 罪悪感 気分の高揚	被災現場に戻ることへの恐れ アルコール摂取量の増加	抑えていた感情がわき出してくる
1か月〜半年（修復期）	反応期と同じだが徐々に強度が減じていく	徐々に自立的な考えができるようになってくる	悲しみ 寂しさ 不安	被災現場に近づくことを避ける	日常生活や将来について考えられるようになるが災害の記憶がよみがえり、つらい思いをする
復興期	災害の出来事を振り返ってもストレス反応を起こすことなく経験を受け入れ、他のストレスに対応する準備ができている状態になるが、個々人により、回復過程に違いがある				

（日本赤十字社：ボランティアとこころのケア．平成29年7月 第3版，p.10より引用）

急性ストレス反応（ASR）と心的外傷後ストレス障害（PTSD）

災害時にみられる注意すべき反応や症状として、急性ストレス反応（acute stress reaction：ASR）と心的外傷後ストレス障害（PTSD）があげられます．

a 急性ストレス反応（ASR）

ASRとは、例外的に強い身体的・精神的ストレス（自然災害，事故，戦闘，暴力，強姦）を契機として生じる、通常は数時間から数日間の一過性のストレス反応です．症状は混合し、変動するという特徴があり、困惑状態に加え、抑うつ、不安、激怒、絶望、過活動、引きこもりが認められる場合があります．症状は、ストレスの多い環境から離れると急速に消失しますが、トラウマ体験後1か月以上にわたって症状が続きPTSDへと進展することがあります．PTSDになる人の約半数は初期にASRを呈しており、ASRからの経過観察は重要です．

b 心的外傷後ストレス障害（PTSD）

前述したようにトラウマに対する遷延した反応です．個人のパーソナリティ傾向や精神疾患の既往などの素因は、症状の悪化などに影響を及ぼす可能性はありますが、発症そのものには関係はありません．典型的な諸症状としては、トラウマを想起させる活動や状況の回避、侵入的回想（フラッシュバック），夢の中でのトラウマの再体験（白昼夢，悪夢）が生じ、自殺念慮もまれではありません．専門的な治療としては、薬物療法，心理療法（認知行動療法，ストレス免疫訓練など）が用いられます．

B. こころのトリアージと こころのケア活動

　こころのトリアージの目的は，多数の被災者が存在する中で，専門的支援（＝治療）の必要な人を見極め，彼らが専門的支援を受けられるようにすることです．また，こころのケア活動は，被災者が自らの力で回復していく過程を支えることが活動の主体となりますが，被災者のニーズに応じて，「災害・紛争等緊急時における精神保健・心理社会的支援に関するIASCガイドライン」の支援階層ピラミッド（p.221の図6-C-1参照）の下の階層から上の階層へと支援をつなぐことが重要な役割となります．

　災害，紛争，緊急時に支援にかかわるすべての支援者が用いることが国際的に推奨されている，サイコロジカル・ファーストエイド（psychological first aid：PFA，心理的応急処置）というものがあります．PFAは，「深刻なストレス状況にさらされた人々への人道的，支持的かつ実際に役立つ援助」[1]と定義されています．PFAには，被災者が回復するための促進要因を強化し，阻害要因を除去する被災者へのかかわり方が含まれています．

　PFAは，精神科医や臨床心理士・公認心理師などの精神保健の専門家の行う，いわゆる専門的な治療ではありません．PFAの根幹には，被災者の実際的なニーズを明確にし，それを満たすための支援を提供することによって，被災者自身が本来持っている回復力（レジリエンス）を高めることができるという考え方があります．すなわち，自らの力だけで対応できない状態にある被災者に対して，被災者の回復の過程を見守りながらこころのケアを提供し，こころのトリアージの結果，緊急性および必要性があれば，より専門性の高い支援を提供する仕組みとなっています．

こころのトリアージ分類

　災害時に心理社会的支援を行う「赤十字のこころのケア」では，ケアを行う際に表6-B-1に示すトリアージを提唱し，被災者を即座に専門家に紹介する「即時ケア群」，専門的な支援の必要性を見極めながら見守りを行う「待機ケア群」，そして通常の見守りを継続する「維持ケア群」の3段階に分類しています[2]．

　こころのトリアージにおいて，早急に専門家につなぐ必要がある人（「即時ケア群」）は下記のような人です[2]．

- 自分を傷つけたり，自殺する恐れのある人
- 他者を傷つける（暴言，暴力行為など）可能性がある人
- 日常生活に支障をきたしている人

表6-B-1 こころのトリアージ

トリアージ1 (即時ケア群)	・専門家に相談が必要な人 ・暴力行為がある人や自殺のおそれのある人 ・パニック状態，解離状態にある人
トリアージ2 (待機ケア群)	・ケアを行わないと即時ケア群になりそうな人 ・後日，相互支援やカウンセリングなどが必要な人 ・悲哀，悲嘆が強く引きこもりや過剰行動が見られる人
トリアージ3 (維持ケア群)	・ストレス処理法を伝えると自分で対処できそうな人 ・会話中心のコミュニケーションが維持できる人

(日本赤十字社：災害時のこころのケア．平成28年8月 第7刷，p.10-11より引用，一部改変)

こころのケア活動の実際

こころのケア活動の内容や提供方法は，被災地域，被災状況，活動時期，対象者によってさまざまです．また，ケア活動を行う場所については，被災者の自宅，避難所，仮設住宅，病院や診療所，コミュニティの集会場，子どもの遊び場，学校や幼稚園，保育所，県庁・市町村役場など，あらゆる場所で活動を行う可能性があります．

ここでは，こころのケア活動の実際について，時系列に沿って紹介します．

a 活動を開始するにあたって

1) 責任者への挨拶と自己紹介

被災地に到着し，支援を開始する前には，必ず被災地の行政，集団・組織の責任者(例：避難所の運営責任者，職場の責任者)へ挨拶と自己紹介を行い，こころのケア活動を行うことに対して「確認・許可・同意」を得てください．その際に，これまでの労をねぎらうような言葉を添えます．また，自己紹介では，氏名，所属，職種などや活動目的(何をするために来たのか，何を提供できるのか)，活動期間などを伝えます．

2) 情報収集と集団のアセスメント

地域の被災状況や集団の状況を事前に知っておくことは，非常に重要です．これらは，被災者本人が直接言うことができないことがあります．したがって，支援ニーズの高い地域や集団についての情報を収集し，全体的なアセスメントを行います．その結果に基づいて，何を優先してケアを提供するか，すなわち支援方針を決めます．情報の入手先としては，現地の災害対策本部，そして本部の会議に参加しているほかの支援団体・組織，あるいは直接現地(避難所の責任者，民生委員や青年団など)に赴くなどがあります．

たとえば，避難所のアセスメントの観点は，以下のように整理することができます．

例) 避難所のアセスメント

- 被災地域の特性(コミュニティの特性，地域環境の把握)
- 避難所に避難している人々の特徴(高齢者，子ども連れの若い世帯，障害を持つ人やその家族，ペットの同伴，その他，特に気になる人・問題がある人の有無など)
- 支援物資の充足度(衣食住などの生活基盤が整い，安心・安全が保証されている環境

であるか)

b こころのケア活動

　上記のような事前の準備を行った後に，個々の被災者へのケア活動を開始します．ケア活動を行う際に大切なことは，相手にさらなる害（二次的被害）を与えない接し方を心がけることです．そのための接し方としては，被災者の訴えに対する傾聴，支持と共感が基本的な態度です．

　ここでは，被災者への接し方の基本的な事項について，簡単に紹介します．

・**自己紹介**：普段，初対面の人と接するのと同じように挨拶から始め，「自分が何のために，ここにいるのか」について説明しましょう．いきなり支援を押しつけるようなことは，すべきではありません．

・**落ち着かせる**：支援のニーズを把握するためには，相手がコミュニケーションを行うための準備ができているかどうかを確認する必要があります．相手が興奮状態にあり，早口で話している，パニック状態や強い不安のため呼吸や言葉を発することができない，あるいは抑うつ状態や茫然自失状態にあり，表情が硬く，話しはじめることができない，という場合には，まずは，相手が落ち着くための手助けを行うことが必要です．たとえば，椅子にかけてもらう，暖かい毛布を肩にかける，水や飲料を口に含んでもらう，あるいは呼吸法や身体のリラクセーションを一緒に行うなどの働きかけを行うことが役に立ちます．

・**プライバシーへの配慮**：話をする際には，相手のプライバシーにも配慮しましょう．話ができる落ち着いた個室があれば理想的ですが，避難所などでそのような場所の確保が困難な場合には，仕切りを活用したり，周りの人とは少し離れた場所に誘導して話をするなどの方法をとることができます．

・**傾聴**：相手の話に耳を傾けます．矢継ぎ早に質問を浴びせるのではなく，自分の声，話すスピード，表情，身振り，姿勢などにも配慮し，相手に注意や関心を向けていることが，相手に伝わるようにしましょう．

・**支持**：被災者が自らとった対処や考えを否定せず，そのまま認めるようにしましょう．

・**共感**：相手の感情や考えに対して，相手がそう感じていることを受け止めます．ただし，自分と相手は違う感情を持っていることも認めましょう．他者と自分が，まったく同じ感情になることはできないものです．相手の感情を「つらいはずです」と決めつけたり，安易に「わかります」と言うことは，相手を傷つけたり，怒りを招く可能性があります．

・**つなぐ**：以上の被災者とのコミュニケーションの中で明らかになった支援ニーズを提供できる社会的資源につなぎます．つなぎ先としては，支援物資，情報，その他の専門的支援を提供する施設や機関（医療機関，福祉施設，相談機関など）があります．

　以上，個々の被災者を対象としたかかわり方について紹介をしましたが，こころのケア活動を行う際には，前述したように地域社会（コミュニティ）や集団を対象とする視点も重要です．外部からの支援者の直接的なケアではなく，地域の人々，すなわちコミュニティの共助を促すための間接的なケアにあたります．たとえば，地域の人々が集まる場としてのカフェ，お茶会，足湯，そしてリラックス体操といったイベントの開催などです．こうした

B. こころのトリアージとこころのケア活動　219

活動や場を体験することによって，被災者が語りやすい雰囲気をつくることができます．また，こうした活動には，できる限り被災地域の人々が主体となって活動を計画し，実行できるような配慮が重要です．活動を通じて，地域の人々同士が「つながり」をもっていることを感じられることが，コミュニティの活性化や回復を促進することになるのです．

3 こころのケア活動における全般的注意事項

　こころのケア活動を行う際の全般的な注意事項は，以下のように整理することができます．これらに留意しながらこころのケア活動を行います．
- 必ずしもすべての被災者がこころのケアを必要としているわけではありません．
- 相手の話したくないことを無理やり聞き出したり，感情を出させることが目的ではありません．
- 被災者のニーズに応じた実際的な支援活動を行います．
- 被災者のできることを奪わず，自分で問題を解決できるような手助けを心がけます．
- ケア活動の時点では，ニーズがなくとも，その後にニーズが生じる場合があるため，ニーズが生じたときに，被災者が自ら行動を起こすことができるように，被災地域における社会資源（つなぎ先）の情報を提示しておきます．

C. こころの専門家との連携

1 専門家との連携について

a 支援対象・支援ニーズ・支援の担い手（体制）

　災害後の急性期には，人々は，強い不安（パニック状態）や不眠，動悸など，一見すると異常な反応を示しているように見受けられますが，これらの反応は災害時に認められる正常なストレス反応です．大部分の人々は，自分の持つ力で自然に回復をしていきます．中長期的な経過において，PTSD症状や抑うつ状態，悲嘆反応の長期化など，メンタルヘルスの専門家の支援を必要とする人々の割合は約2割程度[1]です．これまで述べてきたように，こころのケアは専門家による治療的かかわり（精神科医療や心理カウンセリングなど）のみを指すのではなく，被災者のストレスを軽減し，被災者が自分の力で回復することを手助けするための支援です．しかし，被災者のストレス反応はその内容，強度ともに個々に異なり，支援ニーズも多岐にわたります．したがって，各対象者のニーズに応じた適切な支援を行うためには，こころの専門家との連携が必要となる場合があります．

　精神保健・心理社会的支援に関する国際的な指針として，機関間常設委員会（Inter-Agency Standing Committee：IASC）が作成した「災害・紛争等緊急時における精神保健・心理社会的支援に関するIASCガイドライン」[2]では，被災者の多岐にわたる支援ニーズと支援的介入について，階層ピラミッド（図6-C-1）を示して説明しています．ピラミッド底辺の長さは，支援対象となる人の大きさ（人数）を表します．また，底辺の階層（第一層）から順に支援ニーズが満たされることによって，より上層の支援ニーズの問題解決に対する基盤が作られます（各層の具体的な支援ニーズ，支援の対象者，支援の担い手・体制については，図6-C-1を参照）．

　図のピラミッドの最上層は「専門的な支援」のニーズを表し，最も少数の人々が精神保健の専門家による支援的介入（＝治療）が必要であることを示しています．この層の支援の担い手はメンタルヘルスの専門家であり，わが国では，精神科医師，精神科看護師，精神保健福祉士，臨床心理士・公認心理師などが該当します．さらに，2012年から，災害時に被災地域の精神科医療機関などが被害を受けて機能できない場合に，地域の精神保健医療をバックアップすることを目的として，国によって災害派遣精神医療チーム（Disaster Psychiatric Assistance Team：DPAT）が整備されました[3]．DPATは，精神科医師，看護師，業務調整員（必要に応じて精神保健福祉士，臨床心理技術者などを含む）から構成され，発災からおおむね48時間以内に被災地での活動を開始します．また，被災地域の精神保健医療の機能が回復するまでの一時的な期間，補完的な役割を担うチームであるため，発災直後からの急性期には，専門家的治療が必要とされる場合の連携先の1つとなります．

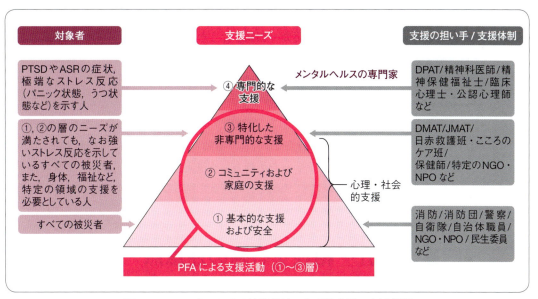

図6-C-1　日本における精神保健・心理的支援の支援体制

① 基本的な支援および安全：衣食住（衣服，食糧，避難所，水，基本的な保健ケア，感染症対策など）が整っており，安心・安全が確保されること．
② コミュニティおよび家庭の支援：信頼している友人や知人など地域社会の人々，家族からの働きかけや支え合い．
③ 特化した非専門的な支援：被災者の心理過程や，トラウマ予防やストレスの対処法などの心理教育を含む啓発活動，特定のニーズ（医療，福祉など）にかかわる支援．
④ 専門的な支援：メンタルヘルスにかかわる問題への積極的介入や支援（精神科治療，心理カウンセリングなど）

（「災害・紛争等緊急時における精神保健・心理社会的支援に関するIASCガイドライン」を基に作成）

b 専門家との連携を行う際のポイント

　通常は，こころのケアを行う中で，被災者の支援ニーズを見極め，見守り（経過観察）を続けるか，こころの専門家への紹介・相談を行うかを判断します．しかしながら，以下の場合は，急を要し，専門家の判断によってすぐに治療を開始，あるいは入院治療が必要とされることもあります．

　① 自分を傷つけたり，自殺の恐れのある人，② 他者を傷つける（暴力行為）可能性がある人，③ 日常生活に支障をきたしている人（アルコール，薬物などの使用を含む）など，このような人の情報をこころのケア活動を行っている日赤こころのケア班などから得て専門家につなぎます．具体的な連携先は，公的機関としては，精神保健福祉センター，保健所や保健センター，精神科病院（総合病院・単科），心療内科，民間クリニックや心理相談室などがあげられます．子どもであれば，児童相談所，教育相談所，スクールカウンセラー，子ども家庭支援センターなど，高齢者であれば，認知症疾患センターやケースワーカー，そして暴力行為がある場合には，警察に連絡し，対応を依頼することもあるでしょう．

　被災地内の支援者である場合は，これまでの社会的ネットワーク（関係性）を活かして，連携を行うことができるでしょう．被災地外からの支援者である場合は，**地域の社会資源**についての情報が十分把握できていない場合があります．その場合，被災地の災害対策本部，あるいは地域の精神保健福祉センターから連携先の情報（医療機関，相談機関，現在

222　第6章　被災者と支援者に対する「こころのケア」

の利用可否など）を入手することを試みてください.

　どの組織に, どのタイミングで紹介・相談を行うか迷う事例については, 災害対策本部ミーティングや医療ミーティング（中長期では, 保健ミーティング）など, 支援者が一堂に会する場では, どのような支援者・組織がどのような支援（内容）を行っているかについての情報交換や事前の相談を行うことができますので, 積極的に参加するとよいでしょう. こうした場での関係づくりは, 中長期的に, 地域の支援者・組織に支援をつなぐこと想定し, 円滑な引き継ぎと継続的なケアが行えるように, 活動の初期から意識して活動することが大切です. 紹介・相談をするなどといった活動方針を決定する際には, 地域の支援者にその場にいてもらう, 活動方針について説明を行い同意を得るなど, 被災地の人々の意見が反映されるようにすることが大切です.

2　専門家へ紹介・相談する際の注意点

　日本ではまだ精神科的な治療を受けることについて抵抗を示す人や偏見を持つ方がいます（スティグマ[*1]の問題）. 被災者のためによかれと思って行った行為であったとしても, 被災者自身にとって不本意な紹介は, その人の心を傷つけ, 回復を妨げる可能性があります. したがって, 専門家への紹介・相談を行う際には, 被災者自身の不安や気持ちの揺らぎを理解した対応が望まれます. 表6-C-1のように, 被災者自身の気持ちや決定を尊重することを心がけてください.

　それでも紹介・相談に対して拒否的な場合は, 被災者本人の気持ちを尊重し, 結論を急がせることや無理強いをしないことです. その一方で, 被災者が専門家とコンタクトを取りたいと思ったときに, すぐに行動ができるように連絡先と窓口を伝えておくとよいでしょう.

　最後に, 支援者自身が自分の力量や専門性を超えて支援を行うことは, 自分自身が負担に感じるだけではなく, 被災者のニーズに応じることができない点で適切な支援になり得ません. 専門家への紹介・相談をケアの選択肢の1つとして心に留めておくようにしましょう.

表6-C-1　専門家へ紹介・相談する際に配慮すること

- 紹介・相談を行う際には, 本人の同意を得る（子どもや認知症をもつ成人の場合は, 保護者, 家族, 後見人など）
- 紹介先を1つに決めず, 選択肢を提示して選んでもらうようにする.
  例）総合病院, クリニック（診療所）, 保健センター, 心理相談室など. また, 居住地域内外の希望なども確認する
- 個人情報の扱いに十分に注意を払う
- 本人が信頼している家族や親しい友人を通じて, 紹介する
- 支援者が紹介先まで付き添う
- 紹介の意図や紹介先で受けることのできる支援について, 具体的に説明する
  例）「あなたのことが心配である」という気持ちも伝えながら, 丁寧に説明する

＊1：スティグマとは, 他者や社会集団によって個人に押し付けられた負の表象・烙印・レッテルを指し, それによって, 当事者, 家族, 社会が適切な援助要請をできないなどの行動に影響を及ぼすものである.

D. 遺族ケア

1 悲嘆反応とは

　災害とは同時多発的な喪失体験ですが，なかでも大切な家族を失った遺族のこころの傷は大変深いものです．喪失体験の後に現れる悲嘆反応には，表6-D-1のようなプロセスがあげられます[1]．

　これらは順番に現れるとは限らず，行ったり来たりを繰り返したりもしますし，個人差も大きいです．

2 災害における遺族の心理

　大切な人を災害で喪った遺族にはさまざまな特徴があります．

　災害における死別は突然の別れです．また，通常の救急医療での死別との大きな違いは，災害時には医療の需要と供給のバランスが崩れ，十分な医療を受けられないということです．そして，災害では遺体の損傷が激しかったり，行方不明のままということもあり，遺体と対面できない場合は遺族にとっては死の受容が困難となります．さらに，家屋の倒壊や家財道具の喪失，自身の健康障害，経済的損失など複数の喪失体験が重なるため，ダメージがより大きくなったり，逆に死別そのものに向き合うことなく年月を費やし，悲嘆が身体疾患（症状）など抑圧された形で現れる可能性もあります．人為災害（大規模交通災害やテロなど）では，加害者の言動に傷つけられたり，補償へのジレンマなど，二次的なストレスも多く見られます．災害とはまさしくトラウマ体験ですので，災害の遺族はトラウマ反応と悲嘆反応が混在し，より複雑となります．

表6-D-1　悲嘆反応のプロセス

❶ ショック・茫然自失・感覚鈍麻（頭が真っ白になる）
❷ 混乱・興奮・パニック状態（泣き叫ぶなど）
❸ 事実の否認（死の事実を認められない，認めたくない）
❹ 怒り（時には第三者への理不尽な怒りや，家族への怒りも含む）
❺ 起こり得ないことを夢想し願う（奇跡を願うような気持ち）
❻ 後悔・自責（自身の責任でなくても自責感が大きくなる）
❼ 喪失した事実に直面し，落ち込む
❽ 絶望や深い悲しみ
❾ 喪失した事実を受け入れる，あきらめる
❿ 再適応（故人のいない環境に適応する）

（日本赤十字社：こころのケア研修マニュアル．p.35，日本赤十字社，2012
（改訂）を参考に作成）

DMORT(ディモート)とは

　DMORT(Disaster Mortuary Operational Response Team：ディモート)とは「災害死亡者家族支援チーム」と訳され，急性期の遺族支援を目的に遺体安置所などで活動するチームのことです．

a 日本DMORTの概要

　2005年4月に発生したJR福知山線脱線事故は，死者107人・負傷者555人の大惨事で，約90人のトリアージで黒タグと判断された傷病者は病院に搬送されず，そのことは遺族のこころにわだかまりを残しました．そうした遺族の無念の思いに応えるために，兵庫県の災害医療関係者を中心に，2006年に日本DMORT研究会が発足しました（なお，2017年7月より「一般社団法人 日本DMORT（理事長・吉永和正）」に組織改編）．アメリカで実際に活動するDMORTをモデルに，日本でも災害急性期からの遺族へのグリーフケア，遺体への対応，遺体・遺族にかかわる支援者のメンタルヘルスについて考えていくのが目的です．アメリカのDMORTでは遺体の身元確認が最も重要な任務ですが，日本DMORTは「災害急性期からの遺族支援」が主な役割となります．

　参加者は救急医，看護師，救急救命士（消防隊員），法医学者，心療内科医・精神科医，歯科医，臨床心理士，ソーシャルワーカー，災害医療チーム調整員，警察関係者，自衛隊関係者，行政職員（保健師），宗教家など多種多様で，全国にネットワークが広がっています．

b DMORTの役割と日本DMORTの活動

1) 現場DMORT

　災害派遣医療チーム（DMAT）や災害派遣精神医療チーム（DPAT）のように厚生労働省からの派遣システムをつくるのは困難ですが，さまざまな災害訓練にDMORTを取り入れる試みは，空港訓練や警察の訓練などで全国に広まっています．災害直後の悲嘆にくれる遺族に寄り添い，必要な情報を提供するDMORTの役割を中心になって担えるのは看護師（特に救急医療従事経験者）と思われます．2016年の熊本地震ではDMORTが熊本県警と連携しながら初めて遺体安置所で活動しましたが，主要メンバーは看護師でした．

2) 長期にわたる遺族支援のネットワークづくり

　DMATやDPAT，消防や警察など，急性期の災害医療を担う人材・組織と，その後の慢性期～復興期のグリーフケアを担う人材・組織（精神科医や臨床心理士，精神保健福祉センターや保健師など）との架け橋になれること，またネットワークを構築することを目指しています．

3) 黒タグや急性期からのグリーフケアについての啓発・研修活動

　2010年に「家族（遺族）支援マニュアル」を作成．東日本大震災後は改訂版が日本DMORTのホームページからダウンロードできるようになっています（http://dmort.jp/）．また，黒タグを装着する医療者側のストレスや遺体関連業務におけるメンタルケアについては，重村 淳 氏（防衛医科大学精神科）により「災害支援者メンタルヘルス・マニュアル」も作成され，同じくダウンロードできます．

D. 遺族ケア **225**

「DMORT養成研修会」は2010年9月〜2016年3月までに21回開催され，全国の災害医療関係者640人が受講しています．

4 災害遺族におけるグリーフケアのポイント

a 受容・傾聴・共感

遺族の個別の悲嘆反応を尊重しつつ，遺族にとって安心できる信頼関係を築くことが第一歩です．そして遺族のさまざまな思いを共感をもって傾聴することが大切ですが，下手な慰めの言葉よりは「黙ってそばにいる」だけで十分な場合もあります．遺族が自身の語りを通じて「ある種の納得を得る」ことが重要で，「そっと寄り添う」という姿勢です．

b 死亡時の状況の説明

遺族の中には「どこで，どのように最期を迎えたか」などの死亡時の状況を知りたがる方もおり，「死亡時の状況を配慮をもって説明する」ことがグリーフケアとなることもあります．また，死亡を確認した時刻（正確な死亡時刻ではないにせよ）や「心肺停止状態（を確認した）」という記載など，黒タグへの記載も重要です．遺族にとっては，自分の愛する家族が放置され見捨てられていたのではなく，「誰かが死を看取ってくれた」ことの意味は大きいからです．

c 抑圧された悲嘆への配慮

死別直後の遺族が想定外に冷静にふるまっていたり，元気そうに見えている場合もありますが，遺族が自身のこころを守るための防衛反応としてこころに蓋をしている可能性もあるので，不用意に悲嘆に踏み込んでいかないという配慮も必要です．

d 相手のニーズを尊重

さまざまな情報の提供や生活援助などの現実的・社会的なサポートが，精神的サポートよりも必要な場合もあります．独りよがりや自己満足ではなく，相手のニーズに合わせることが大切です．

column

喪失体験のある被災者へのかかわり

　先日，東日本大震災から7年が経過しました．今日を迎えるまでの間，月日の流れを早く感じた方も，遅く感じた方もいらっしゃることと思います．被災地がニュースに取り上げられる機会は，震災当時は多かったものの経過に伴い少なくなりました．そして現在の被災地の状況を知る情報源からは，「復興」という言葉がよく発信されていることが多いように感じています．震災当時の状況と現在を比較すると，被災地には新しい建物や道路ができてきていることから変化が感じられやすく，こういった目に見えるものからは被災地が復興してきているように感じることと思います．では，被災された方々の心情は？　というと，「復興」という言葉だけでは片付けられない目には見えないさまざまな想いを抱きながら今日を迎えられているのではないでしょうか．なかでも，あの日，大切な家族を失った悲しみは，震災当時から変わらず今もなお続いています．

　災害時のこころのケアには，被災された方々や支援される方々（あるいは支援された方々）への心理的サポートにあたり「サイコロジカル・ファーストエイド（psychological first aid：PFA）」[*1]という手引きがあります．これには，こころのケアを提供する支援者が避けるべき態度などが述べられていますが，支援者の基本姿勢として，遺族を含む被災された方々にかかわる際には，当事者にしかわからないこころの痛みが存在することを認識し理解すべきであると思います．以前，東日本大震災で支援をされた方から，「あなたに私の気持ちがわかりますか？」というような言葉を被災された方から投げかけられ，戸惑いを隠せなかったといったお話を伺ったことがあります．この言葉に対し，支援者の方の戸惑う気持ちに共感できると同時に，「私の気持ちがわかりますか？」と被災された方々が支援者に訴えかけたくなる気持ちについても，私自身被災した経験があるからこそ共感できる点があります．震災のような状況以外に，皆さんも日常の中でこの言葉を誰かにぶつけたくなったことがあるのではないでしょうか．人生で起こるどのような経験でも，経験された当事者であるその人にしかわからない本当の気持ちが存在しているのです．だからこそ，大切な人，たくさんの思い出が詰まった自宅や仕事などを一度に突然失った（多重喪失）気持ちや，自宅があるのに帰ることができない葛藤など，当事者が抱える本当の気持ちは当事者にしかわからないのです．支援にあたり，このような想いがどこか認識・理解されているようで，されていないように感じています．

　遺族を含めた被災された方々に対し，支援者である自分たちの言葉や態度で傷つけることがないよう，当事者にしかわからない気持ちが存在していることを忘れず，意識してかかわることが支援者に求められる基本姿勢であると考えます．そしてたとえ気持ちがわからず何と言葉を発したらよいか戸惑うことがあったとしても，何も言わずにただ傍にいることも大事なケアであり，寄り添うこころと態度が重要となると考えます．

---

*1：PFAとは，深刻な危機的出来事に見舞われた人（苦しんでいる人や助けが必要かもしれない人など）に対して行う，人道的，支持的かつ実際的な心理的支援および社会的支援のこと[1]（p.216も参照）．

E. 支援者のストレスと ストレスマネジメント

1 支援者の立場と役割

　災害における支援者は，大きく被災地外部からの支援者と被災地内の支援者に分けることができます．外部支援者は，原則的には被災地内の社会的資源が十分でない場合に，被災地からの要請やニーズに従って支援を行うことになります．よって，外部支援者は，一定期間支援活動を行った後には被災地を去る一時的な支援活動の担い手になります．一方，被災地内の支援者は，行政職員，医療従事者，福祉関係者，教育関係者など，多領域にわたりますが，いずれも被災地に居住しているため，支援者自身も被災している可能性があります．すなわち，"支援者でありながら被災者でもある"という二重の立場をとることになります．

　外部支援者の役割は，被災地域の社会的資源が通常と同程度の機能に回復するまで，その地域が災害により欠落した機能を補完し，地域の人々が自分自身で回復や復興をするための手助けをすることです．支援を提供する際に留意すべき重要な点は，自らが被災地から撤退した後，被災地域の誰がその支援活動や役割を担うことになるのか，という点です．たとえば，外部支援者が提供しうる最高水準の医療技術を提供した場合，地域の支援者が，同程度の技術水準を保つことができるのかどうかという質の維持の問題や，マンパワーがあるかという量の問題があります．したがって，両者の視点から，被災地のニーズに対する支援の提供内容や方法，技術水準などについて，十分考慮することが望まれます．

　一方，被災地内の支援者については，先述したように支援者としての役割に加え，自分自身が被災している場合，あるいは家族や知人が被災している状況に置かれている場合でも，地域の回復や復興に向けた担い手として，援助活動を優先せざるを得ない場合もあります．身体的にも，心理的にも大きな負担を抱える可能性があることに留意する必要があります．

2 支援者のストレスとストレス反応

a 支援者のストレス

　支援者が，その職務を通して日常的に心的外傷（トラウマ）を引き起こすような出来事や，その被災者に接することで生じるストレスの一部は，惨事ストレスと呼ばれています．これまで，災害支援者のストレスに関しては，支援自身，そして周囲の人々からも「訓練を受けている専門家だから，（メンタルヘルスの）問題は起きるはずがない」「支援者は，強くあるべき」などという思い込みや期待が先に立ち，実際に生じている多くの問題が見過ごされてきました．阪神・淡路大震災（1995年）を契機に，災害救援者である消防職員のメンタルヘ

危機的ストレス	累積的ストレス	基礎的ストレス
心的外傷（トラウマ）反応を生じさせるようなストレス	長時間の救援で蓄積されていくストレス	内部の人間関係などからくるストレス
・地震などによる自他の生命の危険 ・凄惨な現場の目撃 ・被災者の方々の経験を見聞きする ・ご遺体を扱う ・子どもなどの要配慮者のトリアージや救助 ・避難者，入院患者などを置き去りとする形となった退避	・使命感と現実の制約との間で葛藤を生じる（不全感・無力感） ・業務形態が慢性化することによる疲労 ・被災者から怒りなどの強い感情を向けられる ・倫理的なジレンマ	・特殊な状況下での共同生活 ・睡眠や休息が十分にとれない ・チーム内での人間関係の問題 ・役割の不明確感

図6-E-1　支援者のストレス

（日本赤十字社：災害時のこころのケア．p.27, 2004 を参考に作成）

ルスの問題に注目が集まり，実態調査や「緊急時メンタルヘルスサポートチーム」の設立が行われるなど，ようやく惨事ストレスの実態が明らかになり，対策が講じられるようになってきました．惨事ストレスは，消防職員だけではなく，災害現場で業務として支援にかかわる人々，すなわち，警察，自衛隊，海上保安庁，行政職員，そして医師や看護師などの医療従事者も体験するものです．

　大規模災害などで支援者が体験する**惨事ストレス**としては，死傷にかかわる凄惨な体験や目撃，遺体や遺族へのかかわり，二次災害の危険性のある中での活動，そして活動中の指揮系統の混乱などから十分な活動ができないこと，活動に対する周囲やマスコミからの批判や非難を受けることなどがあげられます．また，役割に対する使命感から自分自身のストレスを自覚しにくいといった特徴が見受けられます．枠組みを広げると，支援者のストレスとしては，大きく ① 危機的ストレス，② 累積的ストレス，③ 基礎的ストレスに分けることができます（**図6-E-1**）[1]．① 危機的ストレスとは，前述した惨事ストレスとほぼ同義に扱うことができますが，心的外傷（トラウマ）反応を生じさせるようなストレスに相当するものです．② 累積的ストレスは，長期間にわたる支援活動の中で蓄積されていくストレスです．不快で危険な環境での支援活動の困難さ，任務上のプレッシャー，被災者の無反応，あるいは過度な感情反応，特に怒りの感情をぶつけられる体験，そして倫理的なジレンマなどからくるストレスの蓄積を指します．③ 基礎的ストレスは，支援活動に際し，普段と異なる特別な状況下での生活そのものから生じるストレスです．

b 支援者のストレス反応

　支援者のストレス反応（**図6-E-2**）は，一過性の反応として生じる場合がほとんどであり，多くは時間経過とともに消失しますが，長引く場合は被災者と同様に専門家に相談することを促し，適切な治療を開始することが早期回復へとつながります．

　また，支援者特有の反応として，支援活動に没頭する中で「自分にしかできない」という思い込みから，休みなく働き続けることで心身ともに疲弊した結果，いわゆる「**燃え尽き症**

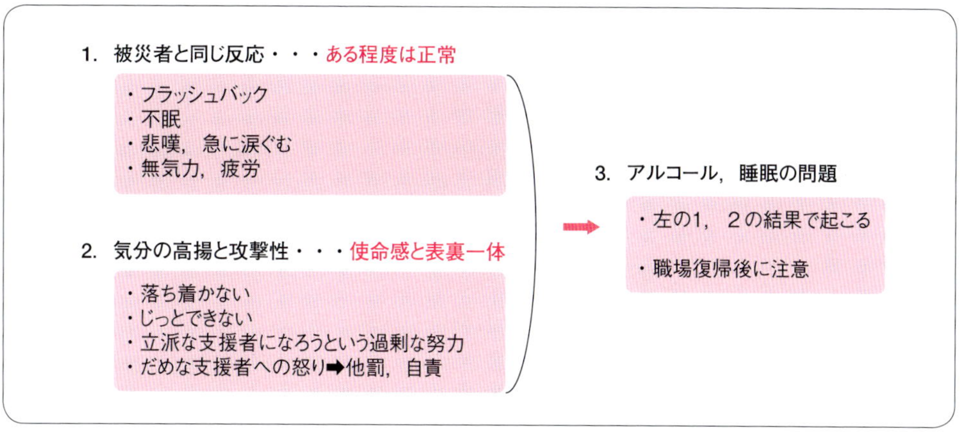

図6-E-2　支援者のストレス反応

候群（burn out）」に陥る可能性があります．燃え尽き症候群では，今までは親身になって一生懸命相談に乗っていたような人が，急によそよそしく，機械的な態度になったりすることがあります．さらに，被災地から戻ったときに，被災地の業務（＝支援活動）と日常業務との違い，および周囲の人々の反応の違いに馴染めず，疎外感を感じたり，自分の貴重な支援活動が周囲から評価されないことに対する失望，イライラや怒りなどが生じることがあります．

そして，遺体関連業務については，嫌悪感，遺体・遺留品への感情移入，におい刺激への反応，吐き気，嘔吐，食欲低下，遺体を連想させる食べ物が食べられない，などの特有の反応が生じることが知られています．

3　支援者のストレスマネジメント

支援者のストレス反応を予防・軽減するためのストレスマネジメントとしては，個人レベルで行うセルフケア[2]と，組織レベルで行う組織的な対策から講じることができます．

セルフケアとしては，① 支援活動中における健康的な仕事と生活習慣を維持すること，そして ② 活動後に行う休息と活動のふり返りが役に立ちます．具体的には，① 支援活動中では，過去に役立ったストレス対処法の活用，食事・休息やリラックスのための時間の確保，仕事の分担や交代制・定期的な休息，アルコール，カフェイン，ニコチンの摂取は最小限にすること，そしてすべての問題を解決することはできないという心構えを持っておくことなどです．一方，② 活動後としては，支援体験をリーダー，仲間，そして信頼できる人に話す，小さなことでも役に立てたことを確認する，活動の限界についてふり返り，受け入れる，元の仕事や生活を再開する前に休息する時間をとることなどがあげられます．しかしながら，セルフケアだけでは限界があるため，活動をともにする仲間や組織からの支援が重要です．具体的には支援チーム単位で行う業務ミーティングを通じて，① 業務ローテーションと役割分担の明確化，② 外部（できれば住民）からの適切な評価を伝えることによって業務の価値付けを行うこと，平時の研修受講や学習の機会を通じて，③ 支援者のス

トレスについて知ること，④住民の災害時における一般的な心理的反応について知ること，訓練や研修（被災場面を設定してのロールプレイを含む）を通じて，⑤被災現場のシミュレーションを行うことなどがあげられます[3]．

業務ミーティングの内容は，支援活動時期ごとに以下のようになります．いわゆる「心理的デブリーフィング」とは異なることに留意しましょう．

- 活動前（ブリーフィング）：被災地の状況や活動方針などの情報を共有する．支援を開始するための心構えなどの準備を行う．
- 活動中（ディフュージング）：活動中の体験と感情を共有する．話をする際には互いに批判しないというルールを守る．ストレスへの気づきと対処を促すために互いの疲労や健康状態をチェックし合う．食事や休憩を定期的にとる．
- 活動完了時（デブリーフィング）：活動後の被災地の情報や自身の体験や感情を共有し，整理を行う．ただし，話したくないことは無理に話そうとしなくともよい．

支援者に対する支援は，支援者自身の心理的負担の軽減が目的となりますが，支援者個人が上司・同僚からサポートを受けているという実感を持てるよう組織として取り組むことが大切です．一方，支援者自身も，自分の周りの人々からのサポートを得るためには，支援活動で不在にしていた時間を取り戻すつもりで同僚や家族の話を聞くなど，自ら良好な人間関係を維持するよう努めることが助けになります．

次頁のコラムに，地域の支援者として大きな位置を占める行政職員に対する支援について紹介しました．支援者の中でも，地域の行政職員は復旧や復興の要となる方々となります．わが国の現状では，支援者に対する支援体制は，各組織や支援者の所属する機関によってばらつきがあります．2016（平成28）年4月に起きた熊本地震災害では，行政職員や病院職員などの地域の支援者の疲弊が懸念されました．実際には，ストレスへの気づきを促すことが有用であるという考え方から，さまざまな支援組織がストレスチェックを独自に行いましたが，その後のフォローアップについて，誰が担うのかが明確になっていないという課題が明らかになりました．また，外部からの支援者については，支援から通常業務に戻るまでの間に，休暇を取ることが定められている職場もあれば，特別な休暇を取ることなく通常勤務に従事することを余儀なくされる職場もあるなど，組織の支援体制や対応策には，かなりばらつきがある状況です．これらの課題については，今後の組織的な体制整備が望まれます．

支援者支援：地域の行政職員へのこころのケア

　地域の支援者の中でも，行政職員の方は地域の回復・復興の要となる方々です．自らも被災しながら，休まずに支援活動を続けることも多く，一方で支援の窓口であることから，地域住民から怒りの感情をぶつけられたり，厳しい意見が寄せられるなどの非難を受けやすい立場にあります．回復や復興の過程で，通常業務に加えて災害関連業務が加わることで膨大な業務量の増加が起こります．

　こうした行政職員の方への「こころのケア」としては，まず，行政機関の上長に職員のケアが必要であることを理解してもらった上で，以下のようなポイントがあげられます．

　①傾聴する (active listening)：相手に共感しながら，相づちを打つ，うなずくなど非言語的表現も用いる．相手をねぎらい，必要に応じてニーズを明確にするための質問を行う．
　②リラクセーションを体験してもらう：足湯，マッサージ，呼吸法，筋弛緩法，アロマなど．
　③休憩室を設け，交代で休憩やリラクセーションを行える環境を整える：設置場所，開室時間（勤務時間外でも利用できる時間帯も設定するなど）など工夫が必要．
　④必要な場合には，専門的な支援サービスを活用してもらう：組織内外で利用できる支援サービスのリストを準備しておく．
　⑤ストレスの対処法について理解してもらう：災害派遣精神医療チーム (DPAT)，地域の精神保健の専門家からの講義・研修．

　また，上記以外にストレス状態への気づきを促す「ストレスチェック」を行う場合もあります．高ストレス状態である，あるいは緊急的な支援ニーズがあると判断された場合，④の連携先を含めたその後のフォローアップ体制を整えておくこと，すなわち，ストレスチェックは，その後の対応・介入とセットで実施することが重要です．

　住民の目が気になり適切な休息がとれない場合も多々ありますので，②リラクセーションの体験，③休憩室の設置については，行政サービスを利用する住民の目につかないような場所や開室時間［勤務時間外や曜日（休日）］など，利用しやすくするための工夫も必要です．また，時間を決めて体を動かす（「リラックス体操」など）機会を職場としてつくることも有用です．

232　第6章　被災者と支援者に対する「こころのケア」

引用・参考文献　（番号が付いてるものは引用文献や本文対応の参考文献. その他は項目全体の参考文献）

A. 被災者の心理過程

1) Selye H：History and Present Status of the Stress Concept. Handbook of Stress.（Ed. Goldberger I, & Brezenitz S）The Free Press, p.7-17, 1986.

2) Beverley R：When Disaster Strikes：How Individuals and Communities Cope with Catastrophe. Basic Books, 1986（石丸 正 訳：災害の襲うとき；カタストロフィーの精神医学. みすず書房, 1989）.

B. こころのトリアージとこころのケア活動

1) 世界保健機関, 戦争トラウマ財団, ワールド・ビジョン・インターナショナル：心理的応急処置（サイコロジカル・ファーストエイド：PFA）フィールド・ガイド（2011）. 世界保健機関（監訳：国立精神・神経医療研究センター）, 2012.

2) 槙島敏治, 前田 潤 編著：災害時のこころのケア. 日本赤十字社, 2013.

C. こころの専門家との連携

1) Norris F, Wind L：The Experience of disaster：Trauma, loss, adversities, and community effects. In Neria Y, et al（Eds.）Mental health and disasters. Cambridge University Press, p.29-44, 2009.

2) Inter-Agency Standing Committee（IASC）：IASC Guidelines on Mental Health and Psychosocial Support in Emergency Settings. IASC, 2007.

3) 厚生労働省：災害派遣精神医療チーム（DPAT）活動要領（http://www.mhlw.go.jp/stf/seisakunitsuite/bunya/0000204723.html）.【2019年2月20日閲覧】

D. 遺族ケア

1) 日本赤十字社：こころのケア研修マニュアル. p.35, 日本赤十字社, 2012（改訂）.

・ 村上典子：災害における喪失・悲嘆への全人的ケア. 心身医学, 52（5）：373-380, 2012.

・ 村上典子：災害で大切な人を亡くした人へのケア. グリーフケア ─ 死別による悲嘆の援助 ─, 高橋聡美 編, p.94-109, メヂカルフレンド社, 2012.

・ 村上典子：災害時の遺族への対応 グリーフケア. 災害時のヘルスプロモーション2, 奥寺 敬, 山﨑達枝 監修, p.259-267, 荘道社, 2010.

D-column：喪失体験のある被災者へのかかわり

1) 心理的応急処置（サイコロジカル・ファーストエイド：PFA）フィールド・ガイド. 金 吉晴, 鈴木友理子 監訳, p.3, 13, WHO, 2011.

・ アメリカ国立子どもトラウマティックストレス・ネットワーク アメリカ国立PTSDセンター：災害時のこころのケア サイコロジカル・ファーストエイド 実施の手引き 原書第2版. 兵庫県こころのケアセンター 訳, 医学書院, 2011.

E. 支援者のストレスとストレスマネジメント

1) 日本赤十字社：災害時のこころのケア. 2004.

2) 重村 淳 監修：災害救援者・支援者のためのメンタルヘルス・マニュアル〜惨事ストレスへの気づきとセルフケア法〜. 東京法規出版, 2011.

3) 災害時地域精神保健医療活動ガイドライン. 平成13年度厚生科学研究費補助金（厚生科学特別研究事業）主任研究者 金 吉晴（https://www.ncnp.go.jp/nimh/pdf/saigai_guideline.pdf）.【2019年2月20日閲覧】

第 7 章

災害看護の発展に向けて（教育，理論，研究）

　災害看護の発展に向けて重要なことは，社会や暮らしと関連させて災害看護を探求する姿勢を持ち続けることです．そのためには，看護基礎教育における災害看護教育の充実や災害看護分野の大学院教育の充実は重要です．

　この章では，看護基礎教育における災害看護教育の現状と課題，災害看護教育方法のあり方，授業プログラムを学びます．今後も，災害看護の教育方法の開発や評価が発展していくことが望まれます．また，災害看護の専門性を追求するためには，現場の知を探求し，知見を蓄積していかなくてはなりません．このため，災害看護の専門看護師（CNS）や災害看護グローバルリーダー養成プログラム（DNGL）などの大学院教育プログラムについても紹介しています．

　次に，根拠を持った災害看護実践に有用な看護理論について説明しています．特に時間論は，被災者や支援者のこころの変化を捉えるために有用です．これからは，災害看護における理論開発が進み，学問としての災害看護の発展が期待されます．

A. 災害看護分野の人材育成

1 看護基礎教育における災害看護教育の現状と課題

a 看護基礎教育における災害看護教育の現状

　2011年3月11日の東日本大震災に引き続き，2016年4月14日〜16日の熊本地震，2017年7月九州北部豪雨による土砂災害，2015年ネパールで発生した地震など，日本国内外で多発する災害を目の当たりにして，人々の災害に対する危機意識，防災認識が大変高まっています．また，医療専門職者にとっては，災害医療体制や避難所における要配慮者のケア体制の充実が課題とされ，災害時に医療者が果たす役割の重要性がさらに広く認識されてきています．

　災害看護教育分野も近年の注目度を反映し，2009年度には保健師助産師看護師学校養成所指定規則が改正され，カリキュラムの中の統合分野に災害看護が導入されました．この指定規則では，災害看護の教育の目的を「災害直後から支援できる看護の基礎的知識を理解すること」と定義しています．具体的には，看護基礎教育の卒業時までに実践に結びつく基礎的な知識を理解し，卒業した後に災害看護活動を行う際に必要な技術を習得し，支援時に求められる態度や行動力を育成することが求められています．

　看護基礎教育においては，まずは平常時の看護とは異なる災害看護の特徴に関心を持つことが必要です．そして災害看護を学ぶ必要性や意義を理解し，災害看護に関する基本的な知識・技術，態度，行動力が習得できるような学習内容や教育方法が必要です．ただし現在，看護基礎教育機関が行っている教育内容は統一されたものではなく，教育機関によってさまざまです．各看護基礎教育機関はカリキュラムに導入された災害看護を，限られた人員や環境のもと，どのような教育内容を選択し，それを体系化して効果的な災害看護教育を行っていくかを示していく必要があります．

b 社会や暮らしの変化と関連させて学ぶ災害看護の課題

　近年の災害による被害現象は，少子高齢化，医療の高度専門化や在宅医療の浸透，人口の不均衡（過密化や過疎化）や経済の偏り，事件や事故の多発などからみえる「社会や人々の暮らしの変化」を反映した現れ方をしています．人々の生活上のニーズも複雑で多層化しており，それとともに災害時の問題にも質的な変化がみられていることに注目する必要があります．たとえば，2004年に新潟県中越地方や福島県会津地方で記録的な大雨被害がありましたが，その死亡者の85％が65歳以上の高齢者でした[1]．このように高齢者や身体に障害のある人，または病気のために避難が難しい人は避難に時間を要するため，災害時の要配慮者への対応，また，その課題が大きく取り上げられました．その他にも独居高齢者の増加や個人のプライバシーを尊重する生活のスタイルが避難所や応急仮設住宅でも求められ，

A. 災害看護分野の人材育成　235

高齢者の孤独死・孤立死や，災害関連死が増加したことも指摘されています．このような
社会の変化や地域住民の暮らしの変化を見据えながら災害看護を学ぶことが重要です．

c 災害看護教育方法のあり方

　現在，2年次あるいは3年次に，「災害看護学」「災害看護論」「災害看護活動論」などの科
目名で，1単位15時間，あるいは演習科目として1単位30時間を設定し独立して災害看護
を学ぶ教育機関は増えてきています．しかし，災害看護を専門に教える教員数が少なかっ
たり，授業時間を確保するのが難しかったりすることから，教科目として独自に導入はせず，
オムニバス形式を採用して学ぶ教育機関もあり，いまだ科目としてはすべての教育機関が災
害看護を導入しているわけではありません．災害看護の導入に関しては，現在は各教育機
関の状況に影響され制約を受けることもありますが，各教育機関の理念や目標，人員確保
などの諸条件に合わせて，適宜，取り入れていく必要があります．

　災害看護では，物理的な災害による被災は一度だけであっても，被害現象は時間が経つ
につれさまざまな形で現れ，あらゆる生活上の問題や健康問題とも連続していくと捉えます．
また平時の看護と違い，災害看護活動は病院などの医療機関や保健施設だけで行われるも
のではなく，そして対象者である被災者は地域の生活者であるという視点を理解することが
必要です．それにはシミュレーションなどの演習を用い，被害現象や被災者への理解を深
める学習方法が非常に有効です．

d 授業プログラムの具体例

1) 30時間の授業プログラム例 (表7-A-1)

　まず，災害および災害看護に関する基礎的知識として，災害の歴史，定義，法律，災害
サイクル，災害の種類や健康障害を学び，災害看護の全体像について知っておきます．そ
の際，災害サイクルに応じて，地域の生活者としての被災者に対してどのような看護が必要
か，被災者の健康や生活上のニーズは何かを具体的に考えながら看護の役割を理解する必
要があります．また，災害発生時における社会の対応や仕組みとして，災害関連の法律や
制度などを，実際の災害看護活動と関連づけて理解します．そして，災害が人々の健康や
生活に及ぼす影響を理解する上では地域のアセスメント能力が重要であり，こころのケアや
トリアージについても学びます．

2 災害看護専門看護師制度の発足と今後の課題

　災害看護では，災害の時期や場や対象の特徴を捉えつつ，人々や生活に深くかかわりを
持ちながら人々の生き方や価値観に沿って，その人の健康生活と自立を支えることが重要に
なると考えられ，災害看護の専門看護師 (Certified Nurse Specialist：CNS) の誕生が望ま
れてきました．

　1995年に発生した阪神・淡路大震災を機に，1998年に発足した日本災害看護学会は，
① 災害看護に関する知識体系の確立，② 災害看護に関する活動体制および方法の開発，
③ 災害看護学としての教育プログラム体系の確立などを目的として，災害看護の研究，教

236　第7章　災害看護の発展に向けて（教育，理論，研究）

表7-A-1　30時間の授業プログラム（例）

科目名	単位数	開講時期
災害看護（必修科目）	1単位（30時間）演習科目	3年次

概　要
災害が社会の変化や地域の人々の暮らしと密接に関係しながら，人々の健康や生活に影響を及ぼすことを理解し，さらに災害サイクルに応じた被災者の健康や生活のニーズに応じた看護の果たす役割について学ぶ．

学習目標
1. 災害および災害看護に関する基礎的知識を理解する．
2. 災害発生時の社会の対応や仕組み，個人の備えや地域防災を理解する．
3. 災害が人々の健康や生活に及ぼす影響を理解する．
4. 災害サイクルおよび活動の場における看護の役割を理解する．
5. こころのケア，トリアージなどについては体験的に理解する．

授業構成		
項　目	**内　容**	**学習方法・時間**
1. 災害および災害看護に関する基礎的知識	・災害，災害看護の歴史 ・災害，災害看護の定義 ・災害サイクル（静穏期・急性期・中長期） ・災害の種類と災害種類別の健康障害の特徴 ・災害看護サイクルと活動現場，被災者特性に応じた看護の役割	講義・4時間（映像を取り入れる）
2. 災害発生時における社会の対応や仕組み，個人の備え	・災害に関連する制度（災害対策基本法・災害救助法・地域防災計画），情報伝達体制 ・国際的支援の仕組み ・災害関係各機関の支援体制と役割 ・個人の備え，地域防災，災害ボランティア活動	講義・2時間（映像を取り入れる）
3. 災害が人々の健康や生活に及ぼす影響	・災害時の地域アセスメント ・災害時における被災者の心理的反応の変化 ・被災者のこころのケア［被災者特性に応じたこころのケアのロールプレイ（演習①）］ ・救援者のこころのケア（演習①）	講義・2時間（映像を取り入れる） ＋ 演習①・4時間（ロールプレイ）
4. 災害時に看護が果たす役割，災害サイクルにおける看護支援活動	・災害看護の基本的考え方と看護の役割 ・災害関係諸機関との連携 ・災害サイクル別の看護活動の特徴（静穏期・急性期・中長期） ・避難所・応急仮設住宅・災害公営住宅での看護活動の特徴 ・災害急性期に必要な技術［被災者の観察を学び，その上でトリアージ（演習②）］ ・被災地の病院における初動態勢の構築（演習③） ・パブリックヘルスの視点から構築する避難所の立ち上げと運営，要配慮者（高齢者）の災害関連死予防対策（演習④）	講義・6時間（映像を取り入れる） ＋ 演習②・4時間 ＋ 演習③・4時間（机上シミュレーション） ＋ 演習④・4時間

（小原真理子 監修：演習で学ぶ災害看護．南山堂，2010）

育，実践の発展に貢献してきました．災害看護の役割の重要性が強く認識されることにより，先に述べたように2009年度の看護基礎教育指定規則の改正カリキュラムに「災害看護」が導入され，今まで以上に災害看護教育者育成の必要性が高まりました．

2011年の東日本大震災では，多くの看護職が災害発生直後から医療現場だけにとどまらず避難所，福祉避難所などにおいても活動を開始しました．当震災は，かつてない規模であり，復旧・復興には持続的な中長期的支援が必要とされ，看護職は被災者の健康と生活を守り復興に向かう持続的な支援活動において，災害サイクルや活動現場などの状況，高齢者や要介護者などの被災者特性に応じて種々の役割を果たすことが求められてきました．

このような看護への期待に応え，その役割を適切に果たしていくには，災害現場でリーダー的役割を果たす看護師が不可欠と考えられ，高度な災害看護の実践能力を備え，被災地の行政や市民指導者など，あるいは他組織の医療救援チームとの連携調整や，現場での看護師や住民のコンサルテーションに応じることができ，さらに教育や研究能力を持つ災害看護の専門看護師の養成が急務と考えられました．東日本大震災を機に3大学が2011年，日本看護系大学協議会に災害看護の専門看護師制度に申請，2012年に分野認定されました．その後，5年の月日を経て，2016年に日本看護協会で分野認定され，そして2017年に第1回目の認定試験が行われ専門看護師が誕生しました．また，国際的な視野を持つリーダー養成のため，災害看護グローバルリーダー養成プログラム（Disaster Nursing Global Leader Degree Program：DNGL）が2014（平成26）年4月に始まりました．DNGLは5年一貫の博士課程で，高知県立大学・兵庫県立大学・千葉大学・東京医科歯科大学・日本赤十字看護大学の5つの大学が共同して運営する大学院教育課程です（学際・国際・産官学の連携したプログラムを提供）．世界の舞台でも災害看護に関する課題に対して高度な実践能力と研究能力を発揮できるリーダーを育成し，災害時・平時を問わず，健康的な社会の構築と人々の安心・安全・自立した生活に貢献できる人材となることが目標とされています．

今後，災害看護の専門看護師は災害現場だけでなく，防災・減災の視点から病院防災，地域防災の現場においても看護の立場からリーダー的存在となり，併せてリーダーとしての能力開発が求められています．

B. 災害看護の理論と研究

災害看護における看護理論

　看護理論は看護ケアの実践と結び付いていなければなりません．看護理論は，特別な考えを説明したものではなく，看護を実践する上での基本的な知識と考えられます．災害看護の実践について議論する上においても，災害看護に関する用語をどのような意味で使用しているのか，その用語の意味を捉えておく必要があります．災害看護はこれから発展していく学問です．学問分野として成長・発展していくためには，災害時の事実の分析や理解は重要です．災害時の事実，データ間の規則性や秩序を検討していくことでデータの法則化が起こります．その法則をさらに理論系へと帰納的に組み上げていきます．理論系や法則は，個別的な事象を演繹します．このような**帰納と演繹のサイクル**を繰り返しながら，より確かなもの，より普遍的なものを見いだしていきます．災害看護領域では，災害の種類別や対象者別，災害の場の特徴を広い視点で捉え直し，一般原則を抜き出していき，災害看護とは何かを探りながら，理論的な背景を明確にするように研究的に取り組まなければなりません．災害および災害看護活動に関連する理論としては，活動理論，危機理論，ストレス・コーピング理論，ネットワーク理論，時間論などが考えられます（図7-B-1）．

　本項では，看護理論をどのように読み取り，どのように理解するかを考えていくために，災害看護の理論としてきわめて重要な**時間論**について述べていきます．ただ，ここで最初に述べておきたいことは，この時間論の展開は，初歩的な看護理論の展開です．看護理論が成熟していくためには，このような段階が必要なのではないかという事例です．

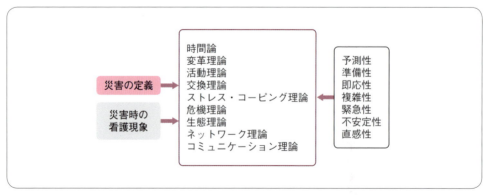

図7-B-1　災害看護との関連理論
(酒井明子：災害看護に関連する理論．新版 災害看護 — 人間の生命と生活を守る，黒田裕子，酒井明子 監修，p.21，メディカ出版，2008)

B. 災害看護の理論と研究 **239**

2 時間論との出会い

　われわれの日常生活は，ある意味では，時計に支配されています．6時だから起きようと思ったり，12時だから昼食を食べようと思うわけです．このように社会の秩序を守ったり，人間の活動を効率よくするためにいろいろな規則ができていますが，時間はその中で重要な役割を果たしているといえます．今，述べてきた時間は物理学的な時間のことです．時間には，物理学的な時間だけではなく，生物学的時間，哲学的時間，心理学的時間などがあります．これらも含めて，まず時間論の原型を見ていくと，時間には大きく2つの原型「存在の時間」と「意識の時間」があると考えられます（**表7-B-1**）．

　アリストテレスの考え方は，われわれがまず何らかの変化を知覚し，識別したときに時間があるというものです．運動や変化なしには時間はない．変化というのは，量が多くなったり，少なくなったり，色が薄くなったり，濃くなったり，位置が移動したなど，実態の変化や消滅などが含まれています．その中で一番明確なのは，位置の変化だと考えられています．つまり，位置の変化などの運動がなければ時間は存在しないという考えです．したがって，運動を認知し，運動の前後で運動の数を考えるときに時間が認識されると考えられます．これが「存在の時間」です．たとえば，災害の場合，急に目の前の光景が想像もできないほど変化する場合があります．災害時の現象は，存在の時間の急激な変化だと考えられます．ここで重要なことは，この急激な変化を捉えるのは，こころだということです．災害直後は，信じられない光景が目の前に迫り，急激な変化をこころが識別できなくなるため，時間が認

表7-B-1　2つの時間論の原型

	存在の時間	意識の時間
起 源	アリストテレス（紀元前3世紀）	アウグスティヌス（紀元後4世紀）
概 念	存在の変化に基づく時間	意識の流れに基づく時間
論 旨	われわれが何らかの変化を知覚し識別したときに時間がある．運動とか変化なしには時間はない 運動の前と後を知って時間を認知 「前と後に関する運動の数」 （数えるのは心）　　客観化 ↓ 自然科学の時間	時間はまさしく心のうちにある 過去・現在・未来の3つの時間 過去のものの現在＝記憶 現在のものの現在＝直覚 未来のものの現在＝期待 過去や未来は存在しない 時間の主観性
図 式	｜｜｜｜｜ 時間の流れ→	● ----------------------- 過去　　現在　　未来
主な論者	ケプラー，ガリレオ，ニュートン	ベルクソン，フッサール，ハイデッガー

（酒井明子：災害看護に関連する理論．新版 災害看護 — 人間の生命と生活を守る．黒田裕子，酒井明子 監修，p.22，メディカ出版，2008）

識できない状態となり，時間が止まっているように感じたり，記憶が途切れたりするのではないかと考えました．

　次に，「意識の時間」についてですが，アウグスティヌスは，時間はまさしくこころの内にあると述べています．過去は過ぎ去ってしまった．未来はまだ体験していない．現在は延長のない瞬間です．われわれは，現在において過去を回想しています．現在において未来を回想しています．過去の現在は記憶，現在の現在は直覚，未来の現在は期待であると考えられます．災害が発生し，現在の状況を識別できない場合，こころは過去や未来を捉えることができません．言い換えると，現在の辛さから過去を眺めたり，あるいは，未来を回想すると考えられるため，災害時には，災害による急激な変化により，こころが変化を識別できていないために，過去という記憶が途切れ，未来という期待が持てず，心身に影響を及ぼしていくと考えました．

　このように述べてくると，意識の流れに時間の根源を求める考え方と，ものの存在の変化に時間の根源を求める考え方が対立しているように思えますが，実は，両者はこころの存在において関連していることがわかります．したがって，意識の時間と存在の時間という両者の視点から，現象をまるごと見ることが大切なのだと考えます．時間の経過というのは，時計によって測られていますが，それは，もともと人間の感覚とは一致しません．災害時には，その変化は想像を絶するものです．その時間を被災者がどのように認識しているかを理解していくことが大切なのではないかと考えます．

　ところで，時間については，ニュートンやカントなども含めて，歴史的に多くの学者が研究してきました．フランスの哲学者であるベルクソンは，実存とはメロディのようなものだといい，メロディのリアルさを表現しているのが時間であると述べました．メロディの1つひとつの音を分割してバラバラに捉えるのは，メロディの誤った捉え方であり，われわれが見るもの聴くもの，実在するものすべてメロディのようなものであるといいます．メロディとは何か，それは分割できない何か，分割すると別のものになってしまう何かです．したがって，流れをそのまま取り出すこと，流れながら過ぎ去っていく時間をそのままつかむように記述することが重要だと述べています．

　たとえば，災害が発生した場合，全壊・半壊数や死者・負傷者数だけで，被害の程度を推測するのではなく，刻々と変化する災害現象を地域全体で起きている現象として，ありのまま捉えようとすることが大切だと考えられます．また，われわれが感じている現実とは，はるか彼方の昔から途絶えることなくつながってきたものです．途方もなく無限の彼方から流れてきているものです．災害の歴史や地域の歴史や，人々の考え方の変化などが，何らかの形で現在に結び付いていることを理解する必要があります．ベルクソン的な言葉でいえば，それが時間の持続です．過去の記憶が，現在の自分の思いにつながっているように，災害の歴史や地域の歴史が今の社会につながっています．現在は，こういった過去からの流れの中にあります．このような過去の実在をベルクソンは純粋記憶と呼んでいます．人は，空間で物事を考えます．その1つひとつの空間に，多くの物語があります．人の生にこれほどまでの重みが感じられるのは，こころが発達しているからです．風土・社会・文化・歴史の影響は人々のこころの奥にしみこんでいて，力強く形づくられています．したがって，

B. 災害看護の理論と研究　241

自分の故郷で発生した災害は，特に強いインパクトをもって，自分自身の内面を襲ってくることになります．そのことによって，心身に変化が起きると考えられます．

3 災害看護学の研究

看護研究は，看護の実践・教育・研究の場に，看護の理解を深める有用な知見を提供することに意義があります．したがって，看護研究は，看護の専門性を推進する上で大きな力となります．なぜこのような現象が起きているのだろうかと疑問に思い，研究を通して現場の知を探究した結果，得られた知見は現場で役立たせることができます．

災害看護学においても，災害看護について探究することや災害看護教育の教育方法を研究的に開発したり評価することは，災害看護の発展にとって重要となります．

災害看護学の研究は，1998年に日本災害看護学会が設立されてから，研究論文数および研究発表数は増加傾向となりました．しかし，いつ発生するか予測がつかない災害現象に対して，研究を実施することは困難であることも事実であり，災害が発生した年度で研究論文数は大きく変動しています．災害は災害サイクルという考え方でいえば，災害発生直後から慢性期，復旧・復興期，そして，備えの時期も含みますので，あらゆる時期およびあらゆる対象に対する研究が可能であることも特徴といえます．

災害看護研究の実施においては，まず，災害看護の場および対象者の特徴を理解することが重要になります．そして，自分の研究疑問は，災害時の現象の問題解明にどのように影響し，災害看護の教育の在り方にどのようにかかわっていくか，災害時の看護活動にどのように役立っていくかを検討することです．そのためには，実際に何が問題になっているか現象をよく見ることが重要です．それぞれの災害には個性があります．被災者の人たちも，それぞれに抱えている問題は異なっており，個別性があります．したがって，災害看護学は，人間が生きる上での普遍性，あるいはそれぞれの物語の普遍性を大切にしなければなりません．まず，災害看護とは何か，災害看護研究としては，どのようなアプローチが可能か，研究疑問を考え絞り込んでいきます．研究疑問を絞り込むためには，現象がどのようになっているかできるだけ客観的にありのまま記述することが重要です．

看護研究において，文献がとても重要であることはいうまでもありません．したがって，必要な文献は，その都度，文献リスト，文献カードに整理していきます．文献リストの一覧表作成に際しては，年代，著者，文献名，雑誌名などの項目で整理していくことは，誰もが行っていることですが，災害看護研究の特性や次元を明確にするためには，災害の種類，場，対象者，時期，自分の研究のキーワードを項目に追加していくと，研究実施および論文作成過程でスムーズに文献が活用でき役立ちます．つまり，災害の時期別で分類しておくと，災害サイクルごとの援助内容および問題点が明確になります．また，災害看護はすべての領域の対象への看護であるため，対象者別（高齢者，小児，母性，精神など）に文献整理すると，各領域の看護について調べたいときに活用できます．災害活動の場の分類では，被災地の場合は，救護所，避難所，仮設住宅などで分類し，病院であれば，手術室やICUや救急外来，透析室，各病棟別で分類しておくと場の特性がわかります．災害看護研

究は，災害に関連する多くの学問（心理学・社会学などほかの学問領域）から捉えた視点が重要であるため，ほかの学問分野における文献検索も積極的に行う必要があります．

4 災害看護と活動理論

　先に，看護研究の意義は，看護の実践・教育・研究の場に看護を理解するための有意義な知見を提供することにあると述べました．ここでは，**活動理論**を用いて，災害現場で抱いた疑問を看護研究として分析した例について解説します．

　活動理論は，特定の領域の特殊な理論というわけではなく，一般的で学際的な理論と考えられており，教育学や社会学といった人間の活動に関連した学問で多分野にわたり活用されています．この理論は，3つの世代で発展してきており，第1世代はヴィゴツキー，第2世代はレオンチェフに代表されます．レオンチェフは，活動における個人的行為と集団的活動の差異に注目して発展させ，集団活動の概念を示しました．これは，主体を個人から集団へと視野を広げ，人間の活動は道具に媒介されながら，共同の集団活動によって行われるというものです．第3世代の代表は**エンゲストローム**で，エンゲストロームの活動理論はさまざまな活動システムの分析に適用することができます．この活動理論の「活動システムモデル」のコンテクストでは，① 主体，② 対象，③ 道具，④ 共同体，⑤ ルール，⑥ 分業，という6つの構成要素が具体的に析出されています（図7-B-2）．「主体」とは，分析する際にある行為の主体として選んだ個人もしくは集団のことです．「対象」とは，活動が向けられる素材や問題空間を意味します．「道具」には，機械といった物理的道具と，言

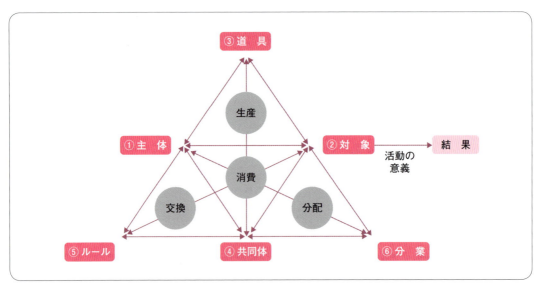

図7-B-2　拡張された活動システムのモデル

ヴィゴツキーやレオンチェフの活動理論は，主体・道具・対象の3つの要素（上の小さな三角形）で構成されていた．エンゲストロームは，さらに，共同体・ルール・分業という構成要素を加えて，活動モデルを創出した．

（Engeström Y：Expansive Learning at Work：Toward an Activity Theoretical Reconseptualization. Journal of Education and Work, 14（1）：133-156 より作成）

語・図式・芸術作品・さまざまな記号，概念，技術，技能，方法などといった心理的道具とがあります．「共同体」とは，同じ対象を共有する活動システムへの多種多様な参加者のことであり，「ルール」とは，活動システムの行為や相互作用を制限する，明示的・暗黙的な規則や規範，慣習，およびそこからの逸脱に対して加えられる制裁を指します．「分業」とは，共同体の構成員の間（例：社長－社員間，社員－社員間など）での，課題・権力・地位・責任などの水平的・垂直的分割を意味します．

筆者が災害看護の現場で抱いた研究疑問は，応援として被災地外から来た看護師（被災地外看護師）の活動と災害を体験した被災地内の看護師（被災地内看護師）の活動では，どのような質の差異があるのだろうかということです．そこで，被災地外からの支援活動で水害には遭遇していない看護師と被災地内で水害に遭いながらも支援活動を行った看護師を調査対象にして，活動理論を用いてこの活動の質の差異を分析することによって，災害を体験し被災地内で活動する看護師に対する支援体制への検討に役立つと考えました[1]．

この研究の目的は，災害を体験していない被災地外看護師と災害を体験した被災地内看護師の水害時の活動の想起内容の差異を分析し，その意味を明らかにすることです．データは半構成的面接法で得られ，エンゲストロームの活動システムモデル（活動理論）を用いて分析しました．結果は，先述した6つの各構成要素において，被災地外看護師の活動と被災地内看護師の活動に質的な違いが認められました（図7-B-3）．

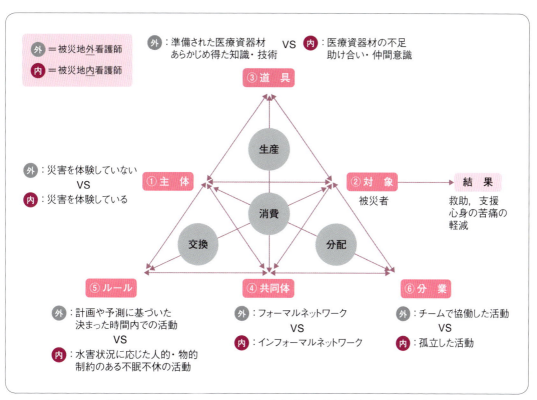

図7-B-3 "拡張された活動システムのモデル"を利用した被災地外・被災地内の看護師の活動システムの比較

まず，① 主体では，災害の体験の有無という差異がありますが，② 対象についてはどちらも被災者です．③ 道具では，被災地外看護師は被災していないため資器材の準備が整っており，また，あらかじめ得た知識・技術がありますが，被災地内看護師は医療資器材が不足する中で，助け合いや仲間意識を「道具」として活動していました．④ 共同体については，被災地外看護師はフォーマルネットワーク（例：DMATなどの平時に組織化された集団），被災地内看護師はインフォーマルネットワーク（例：災害発生時，被災地内での助け合いで集合した集団）の違いがあります．そして ⑤ ルールでは，被災地外看護師は計画や予測に基づき決められた時間内での活動ですが，被災地内看護師は水害状況に臨機応変に対応しなければならず，また人的・物的な制約がある中で不眠不体の活動です．最後に ⑥ 分業では，被災地外看護師はチーム単位で行われる協働した活動ですが，被災地内看護師は避難所などでの孤立した活動です．このように，ほとんどの構成要素が質的に異なることが確認できました．つまり，被災地外看護師と被災地内看護師（被災者でもある）が活動するコンテクストの質的な違いとは，活動内容や活動方法，活動形態，被災者間の関係（共感のしやすさ）であることが示唆されました．この結果は，被災地内看護師への支援体制の構築において役立つことと思われます．

引用・参考文献　（番号が付いてるものは引用文献や本文対応の参考文献．その他は項目全体の参考文献）

A. 災害看護分野の人材育成

1) 国土交通省・水管理・国土保全：「災害の記録」— 水害対策を考える. 3-4-2 高齢者・災害弱者への支援を考える（http://www.mlit.go.jp/river/pamphlet_jirei/bousai/saigai/kiroku/suigai/suigai_3-4-2.html）.【2019年2月20日閲覧】
- 小原真理子 監修：演習で学ぶ災害看護. 南山堂, 2010.
- 日本赤十字社事業局看護部 編：系統看護学講座 災害看護学・国際看護学. p.102-107, 医学書院, 2010.
- 黒田裕子, 酒井明子 監修：新版 災害看護 — 人間の生命と生活を守る. p.242-246, メディカ出版, 2008.

B. 災害看護の理論と研究

1) 酒井明子：被災地内看護職と被災地外看護職の災害体験の比較. 日本災害看護学会誌, 4 (1)：61-73, 2002.
- アンリ ベルクソン：哲学的直観 ほか. 坂田徳男, ほか 訳, 中央公論新社, 2002.
- 黒田裕子, 酒井明子 編：ナーシング・グラフィカEX ⑤ 災害看護. メディカ出版, 2011.
- 黒田裕子, 酒井明子 監修：災害看護 — 人間の生命と生活を守る. メディカ出版, 2004.
- 村上陽一郎：動的世界像としての科学. 新曜社, 1980.
- 中谷宇吉郎：科学の方法. 岩波書店, 1958.
- 酒井明子, 菊池志津子 編：看護学テキスト NiCE 災害看護 — 看護の専門知識を統合して実践につなげる. p.25-34, 198-202, 南江堂, 2008.
- 筒井真優美 編：看護学テキスト NiCE 看護理論 — 看護理論20の理解と実践への応用. 南江堂, 2008.
- 酒井明子：災害をみる視点 — 柳田邦男氏に聞く. 看護教育, 47 (2)：111-120, 2006.

第**8**章

近年の
注目すべき災害

　地震や津波，水害などの自然災害や人為災害は，種類は同じでも，まったく同じ災害は二度と起きません．では，私たちは予期できない災害に対して，なす術がないのでしょうか．そうではありません．過去の災害の教訓から学ぶことが大切です．特に事例を学ぶことで，災害状況や対応をイメージ化し，次の災害発生の「備え」につなげることができます．

　この章では，まず近年の注目すべき災害である東日本大震災，熊本地震，九州北部豪雨について，その発生状況と特徴，死者・行方不明者・外傷・負傷者の状況，避難所の状況，被災地の病院における支援，健康被害や災害関連死について学んでください．

　次に，執筆者が実際に現場で活動し経験知を踏まえて執筆した21事例から構成されるコラムで，さまざまな災害看護の視点を学びましょう．多様なテーマから災害対応や災害看護支援のあり方などについて，現場の実際から今後の課題までが記載されています．具体的な災害時の看護を学ぶことができます．

A. 東日本大震災

1 概　要

a 発生状況と特徴

　東日本大震災をもたらした「東北太平洋沖地震」は，2011年3月11日の午後2時46分に，宮城県牡鹿半島東南東沖130 kmの海底を震源として発生しました．震源域は，岩手県沖から茨城県沖にかけての南北約500 km，東西約200 kmの範囲にまたがっています．この地震による被害は2017年3月の時点で，死者・行方不明が約2万人，負傷者約6,000人，全・半壊建物が約40万棟，火災が約300件と報告されています[1]．建物被害と火災被害は，阪神・淡路大震災をやや上回る程度ですが，人的被害は，その4倍とはるかに大きな数字となっています．また，直接的な経済損失（原発関連を除く）は約20〜25兆円で，阪神・淡路大震災の約2倍と推計されています．

　この東日本大震災の特徴は，「巨大」「広域」「複合」「壊滅」「欠援」という5つのキーワードで説明できます．「巨大」というのは，地震による自然の破壊力が巨大であった，ということです．マグニチュード9.0という，わが国の観測史上最大の地震エネルギーが放出され，それが遡上高さ40 mを超えるような巨大な津波を引き起こしています．

　「広域」というのは，被災の範囲がきわめて広く大きい，ということです．被害が地理的にも領域的にも広範囲に及んでいます．直接被害の面積だけで，阪神・淡路大震災の10倍以上になります．津波による浸水面積は550 km²にも及び，無限に広がる瓦礫の平原をつくり出しました．

　「複合」というのは，さまざまな態様の破壊や被害が複合的に発生した，ということです．地震動だけではなく，津波や原発事故といった破壊事象が次々と起こり，災害の連鎖拡大を招くとともに，その制御をきわめて困難なものとしました．火災や地盤の液状化などの被害も深刻でした．たとえば，火災による焼失面積は約75 ha[2]と，阪神・淡路大震災にほぼ匹敵します．さらに原発事故による風評被害も含め，経済的打撃も深刻でした．阪神・淡路大震災とチェルノブイリ原発事故とインドネシア・スマトラ島の大津波，それに加えてリーマンショックが同時に起きたに等しい状況が生まれました．

　「壊滅」というのは，自治体や地域社会が壊滅的な被害を受けた，ということです．巨大津波の猛威によって根こそぎ押し流され，家族や友人だけでなく家屋や財産，さらには機能や組織をも失うことになりました．それに加えて，ピーク時の失業者が約20万人[3]という数字にも示されるように，仕事まで奪われています．壊滅したのは住民やコミュニティだけではなく，自治体そのものも壊滅しています．沿岸部の多くの自治体の庁舎が破壊され，多数の自治体職員が死傷しました．この結果，災害対応の中心となるべき基礎自治体が機能しなくなったのです．

最後の「欠援」というのは，生死存亡の危機にある被災者に支援が届かなかった，ということです．阪神・淡路大震災と比較して，何倍も被害が大きいのに，支援のスピードは何分の1でしかありませんでした．発災後3日間は水も薬も届かない，3週間はボランティアなどがやって来ない，3か月間は瓦礫の処理などの対策が進まない，といった状況にありました．

b 死者・行方不明者の状況

東日本大震災の被害の特徴を，人的被害に的を絞ってもう少し詳しくみることにします．ここでいう人的被害には，物理的な身体の被害だけでなく，精神的なこころの被害も含めて考えています．筆者は，災害復興は「**人間復興**」でなければならないと，常々主張しています．復興の中心に人間を置き，復興の中心目標として「人間が人間らしく生きること」を掲げなければならないと思うからです．

まず，死者・行方不明者についてみてみます．図8-A-1は，警察庁発表の死者・行方不明者の数字[4]を時間の推移でみたものです[5]．津波に多くの人がさらわれたということもあって，死者や行方不明者の確認にかなりの時間がかかっています．死者数は，遺体の捜索が進むにつれて増加しています．行方不明者数は，行方不明者の生死が確認されるにしたがって，次第に減少しています．津波災害の特徴が，死者数や行方不明者の推移に示されています．

2017年3月の消防庁の報告[1]によると，死者が19,533人，行方不明者が2,585人です．発災から6年経過した時点で，行方不明者がまだ2,000人以上もいます．なお，死者の90％以上が，地震後の津波に巻き込まれて死亡しています．この津波による死者の中には，溺死だけでなく凍死や損壊死も含まれています．海水で体が冷やされて死亡した人や，漂流物に圧迫されて死亡した人も少なくないと考えられます．いずれにしても，津波に巻き込まれるこ

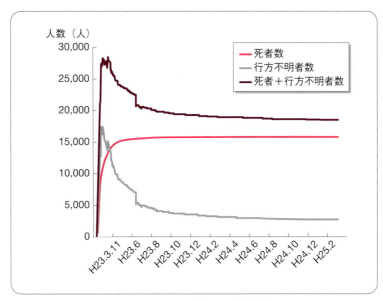

図8-A-1　死者数などの推移

（データは警察庁まとめ／http://www5d.biglobe.ne.jp/~kabataf/higasinihonn_daisinnsai/higasinihon_higai.htm）

とがなければ，救うことができた生命と考えられます．その一方で，阪神・淡路大震災のような家屋倒壊による圧死，関東大震災の火災による焼死は，それぞれ200人前後と少ないです．震災によって，死亡の原因やパターンが大きく違ってくるのです．今回の震災は，津波による死者が多かった災害と位置づけることができます．

　死者および行方不明者を被災地の人口比でみると，被害が大きかった宮城県の女川町で8.8％，岩手県の大槌町で8.4％，陸前高田市で7.8％[1]となっています．阪神・淡路大震災で最も死亡率が高かった神戸市東灘区の0.7％をはるかに上回る数字で，10人に1人が命を失うという厳しい状況がみてとれます．この死亡率に関しては，消防団員や行政職員の死亡率が高いことを指摘しておきます．消防団員は約250人，行政職員は約330人が死亡しています．大槌町，陸前高田市，南三陸町では，4人に1人の割合で行政職員が死亡しています．最後の最後まで，避難誘導などの災害対応に従事していたことが，死亡率の高さにつながっています．

　図8-A-2は，男女別年齢別にみた死者数です[6]．阪神・淡路大震災以上に高齢者の死亡率が高いことがわかり，死者の65％が60歳以上という結果になっています．津波からの避難という一刻を争う状況では，行動能力や体力が低い高齢者でより犠牲が多くなるものと考えられ，次に，男女別にみると，総数では女性の死者が1,000人ほど多く，これも，行動能力あるいは体力の差によるものと考えられます．

　なお，阪神・淡路大震災では，大学生が危険な木造アパートなどに下宿していて多数死亡しており，20歳代の死者数のところに小さな山ができていました．今回の東日本大震災では，小学生が下校中や避難中に津波に巻き込まれたこともあって，9歳以下の死者数のと

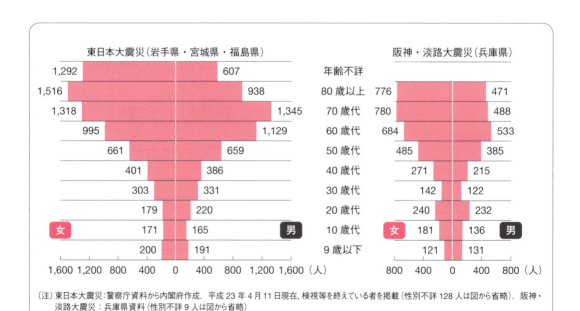

図8-A-2　東日本大震災と阪神・淡路大震災の年齢別に見た男女別死者数
（社会実情データ図録：図録 東日本大震災の男女・年齢別死者数／http://honkawa2.sakura.ne.jp/4363f.html）

ころに小さな山ができています.

ところで, 死者の実態で見逃してはならないのは,「災害関連死」といわれる避難生活での体調悪化や過労などで死亡する間接的な犠牲者が, 3,591人(2017年3月末現在)[7]にも及んでいることです. これは, 阪神・淡路大震災時の約4倍です.

c 外傷・負傷者などの状況

東日本大震災では, 震災直後の負傷者は非常に少なかったです. 負傷者は6,100人程度と, 阪神・淡路大震災の1/8でしかありません. 阪神・淡路大震災のときは, 死者と負傷者の比率は1対6.8でしたが, 東日本大震災では1対0.3となっています. 家屋倒壊型と津波襲来型の違いが負傷者の数に表れているといえます.

津波の被災地域では, 家屋や家具の転倒による負傷者のほか, 津波で流されてきた流木や家財などがぶつかったことによる負傷者が圧倒的に多いです. 瓦礫やヘドロの片づけをしていて釘が刺さるといった負傷者も, 4月以降には増加しています. ところで, 宮城県や岩手県といった津波被災地だけではなく, 東京都や神奈川県あるいは茨城県といった遠隔被災地でも, 多数の負傷者が出ています. 遠隔地の被災地では, 1,300人を超える負傷者が家具の転倒や天井の落下あるいは屋外での転倒などによりもたらされています.

ただ現時点(2018年10月)では, この負傷者のうちでの重症者と軽症者の区別はよくわかっていません. 津波の中で激しい衝撃を受けた負傷者などにおいては, 阪神・淡路大震災でみられた「震災障害者」が発生する恐れがあり, 負傷者に対する十分な見守りと治療が望まれます.

以上の外傷のほか, 震災に関連した発病者も多数出ています. 今回の震災では, 被災者が過酷な環境に長期にわたって置き去りにされたこともあって, 震災関連病(肺炎, 低体温症など)は阪神・淡路大震災の何倍も多く発生しているものと推察されます. 石巻赤十字病院での, 震災後60日間の呼吸器疾患による緊急入院者が, 前年と比べ約3倍にも達したという話[8]から, それをうかがい知ることができます. 震災による負傷者には少なくとも震災に関連した発病者が多く, 医療ニーズは阪神・淡路大震災に比べても大きかったとみることができます. 読売新聞社の震災1か月後の調査では, 疲労感や不眠, 高血圧, 内臓疾患, 下痢・便秘など, 体調不良を訴える被災者が40～50％も存在することが明らかになっています. この多数の発病者あるいは要介護者の発生の背景には, 被災地に対する支援の遅れもありますが, 被災地において高齢化が進行していたことも見逃せません.

ところで, 阪神・淡路大震災と比較して見過ごすことができないのは, こころの傷の深さです. 被災者のこころの傷につながる喪失感, 孤立感, 絶望感などが, 阪神・淡路大震災と比較にならないほど大きいからです. 家族も家財も仕事もすべてを失ったということは, 喪失感や絶望感につながっています. 人口あたりの死亡率は, 阪神・淡路大震災の10倍も高く, それだけ身近な家族や友人を失った痛みは大きいのです. 支援が届かなかったということは, 見捨てられたのではという孤立感につながっています. 失業は, 経済的事情からくる栄養不足という生理的ストレスに加えて, 雇用の見通しがないという心理的ストレスをも生み出しています. さらに, 住宅再建の展望も事業再開の展望もないということが, 深い絶望感を被災者にもたらしています. こうしたことによる深いこころの傷が, 健康破壊

252　第8章　近年の注目すべき災害

や癒えない後遺症につながっていることに留意したいです．

d 避難所などの状況

　東日本大震災では，50万～70万人もの被災者が，最初は学校などの指定避難所あるいはお寺などの私的避難所に避難しています．公的避難所として，指定避難所が約2,500か所設置されています．その他に，私的な避難所が多数設置されています．この私的避難所が多数設置されたのは，今回の震災の大きな特徴です．お寺や神社あるいは大規模な民家が，私的避難所として活用されていました．津波でほぼ全員が要避難者となり避難所が不足したこと，津波で身近な避難所がなくなったことなどが，大量の私的避難所の自然発生につながっています．ただ，この私的避難所のほとんどが，食事供与などを対象とする避難所として公認されなかったこともあり，その実数が行政によって把握されていません．筆者は，私的避難所が少なくとも1,000か所はあったのではと推察しています．

　避難所開設の時間的推移をみると，仮設住宅の建設が遅れたこともあって，避難所の閉鎖までにかなりの時間を要しています．岩手県は震災の年の10月末で避難所を閉鎖，宮城県は12月までその閉鎖がずれ込んでいます[9]．震災直後のピーク時には約45万人の避難者がおり，阪神・淡路大震災の約30万人を上回る避難者がいたことになります．避難者数の推移をみると，被災3県の中で避難生活を送っている人は，震災後2か月の時点で約9万人いたのが，3か月の時点では約7万人，4か月の時点では約4万人と減っています（図8-A-3）[10]．半年後になってようやく，その避難者は約6,000人と，避難所閉鎖の目途がついています．

　なお，今回の避難では，福島原発の警戒区域の設定などに示されるように，被災地外に避難する人が多数発生しています．その被災地外への避難者のために，一時避難所が設置されています．公営住宅や体育館などの公共施設のほか，旅館やホテルなどが一時避難所として活用されていました．この一時避難所を含め，震災の年の6月末の時点では，被災地外で約10万人が避難生活を送っていました．こうした被災地外の避難も含め，学校や公民館などの避難所，旅館やホテルなどの避難所，親戚や知人宅，仮設住宅や公営住宅などが，それぞれ1/4ずつで，多様な避難生活が展開されたことがわかります．

　避難所は，災害救助法などによっても1週間程度の緊急退避の場所と位置づけられ，短期間ということで過酷な環境での不便な生活を我慢してもらうことが前提となっています．それだけに，プライバシーがない，トイレが不足している，空調や暖房がないといった「粗末な環境」に置かれるのが普通です．今回の震災では，避難所の環境が食事などのケアも含めてきわめて過酷でした．そのために，比較的早い段階で，被災地外の知人などを頼って脱出する人，あるいは危険な自宅に無理やり戻る人が多数発生しています．

　避難所から多くの人が出て行ったということは，被災者を「見えなくする」という新たな問題の発生につながっています．避難所であればできたケアが，圏外の人や自宅の人に対してはできないからです．いずれにしろ，過酷な避難所に長期間，被災者を置いてはならず，仮住まいの場所の確保を早急に図るか，避難所の環境改善に努めるなどの対処をしなければなりませんが，いずれもできていません．なお，自宅避難者はもとより，先に述べた私的な避難所については，食事も供与しないという杓子定規な対応がとられ，被災者を苦しめる結果となっています．

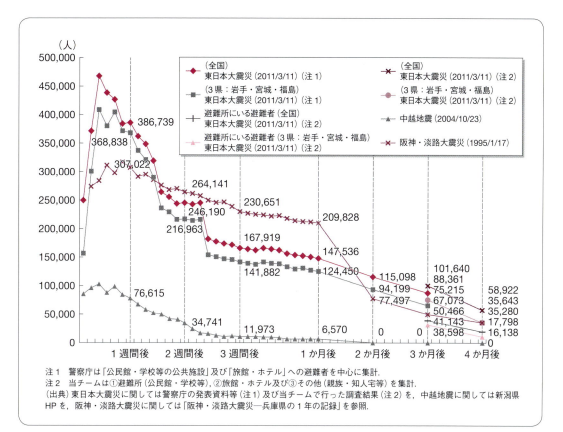

図8-A-3 避難所生活者の推移（東日本大震災，阪神・淡路大震災および中越地震の比較）
（復興庁：[平成23年10月12日] 避難所生活者・避難所の推移（東日本大震災，阪神・淡路大震災及び中越地震の比較）より一部改変）

　なお，避難所の過酷な環境について補足をしておきます．国の生活支援対策本部の調査によると，2011年4月末の時点で，衝立などでプライバシーを確保していない避難所が半数を超え，入浴が週1回しかできない避難所が約30％もあったことが判明しています[11]．3か月を経過した時点でも，食事がおにぎりやパン，あるいはカップラーメンに依存した避難所が少なくなく，栄養不足のまま放置されています．こうした過酷な環境が，災害関連死の多発につながっていると考えられます．この過酷な環境には，その環境改善に大きな役割を果たすべきボランティアが十分に確保できていない，という問題もかかわっています．

2 健康被害

a 津波での疾病構造

　津波が公衆衛生に及ぼす影響は，スフィア・プロジェクトによると，死亡は多数，重傷は少数，感染症の拡大は少ない，食糧不足は普通，避難は状況しだいと報告されています．また，大津波では死亡者が傷病者の数を超え，津波での平均死亡率は約50％との報告もあります[1]．死亡原因のほとんどは溺水による窒息です．都市では建造物や車両・船舶などの

漂流物による受傷の危険も増しています．東日本大震災では死者のうち溺死が92.5％，圧死・損壊死が4.4％を占めていました（警察庁刑事局捜査第一課調べ）．石巻赤十字病院にて発災後48時間に診療した重症患者115人の内訳は，低体温26.1％，溺水4.3％，外傷16.5％，クラッシュシンドローム6.1％でした．災害派遣医療チーム（DMAT）は全国から約380隊，1,800人が参集し，超急性期の外傷患者搬送と津波により隔絶された病院からの患者搬送を行いました．

　津波に関連した疾患を表8-A-1にまとめます．

　津波肺は，津波に巻き込まれ，泥水や重油などさまざまな物質を誤嚥して起きる肺炎です．化学的傷害と，細菌や真菌による感染が同時に起きる状態です．治療は抗菌薬，ステロイド薬の投与と，酸素吸入ですが，難治例も多くみられます．

　低体温症とは体内温が35℃以下に下がった状態です．濡れた衣服のままでいると体温の消失は加速し，錯乱，意識消失を呈し，死亡率は40〜90％です．

　創傷感染では，津波による創傷は複数の細菌感染や水媒介病原体による混合感染の可能性があります．したがって，創は一期的な縫合閉鎖は行わず，洗浄・異物除去後に開放し，感染の消退を待って閉鎖する治療（delayed primary closure：DPC）が原則です．さらにすべての創傷に対して破傷風対策が必要で，予防的に破傷風トキソイド，抗破傷風ヒト免疫グロブリンを注射します．破傷風は発症すると治療に難渋し，人工呼吸器などの集中治療を要するため，予防措置が大切です．

　津波後，多くの遺体に伴う感染症の流行・拡大という風評が流布しますが，これを裏づける科学的根拠はなく，今回の震災でも局所的，一次的なインフルエンザやノロウイルスの感染がみられましたが，拡大はありませんでした．

　津波災害では被災者にとって住まいや町並みまで奪われる特有の喪失感があり，遺族，行方不明者の家族，住居などを失った被災者への継続的な精神的支援が必要です．また，地域医療システムが崩壊している場合には，慢性疾患をもつ被災者に対する医療支援が長期にわたり必要です．

表8-A-1　津波関連疾患

津波による直接傷害	溺水，津波肺，多発外傷，軟部組織損傷 低体温症，脱水症，熱中症，日焼け
津波により巻き上げられた海水，ヘドロ，土壌内細菌感染症	ヘドロ粉塵吸入肺炎 破傷風
瓦礫の片づけなどに伴う疾患	破傷風，塵肺，アスベスト吸入関連，悪性中皮腫，肺癌
衛生状態悪化に伴う疾患	・水系感染症：コレラ，赤痢，腸チフス，A型・E型肝炎など ・過度の人口密度に関連する感染症：麻疹，インフルエンザ，急性呼吸器感染症，結核など ・皮膚感染症：疥癬など ・節足動物媒介感染症：ツツガムシ病，マラリア，デング熱など ・食品媒介感染症
遺体関連疾患	精神的トラウマ，感染症

b 放射能汚染と被ばく

1) 東京電力福島第一原子力発電所事故の概要

前述のとおり，2011年3月11日の東日本大震災の発生に伴い，その津波によって福島県にある東京電力福島第一原子力発電所は電源機能を喪失し，建屋の水素爆発および放射性物質が大気中に拡散するといった重大な事故が発生しました．福島県を中心に，国が定める基準値をはるかに超える放射能濃度が土壌や水，農作物から検出され，その土壌の汚染により震災から7年が経過した現在においても，避難区域が定められています．また，当時の放射性物資の放出量に伴い，国際原子力事象評価尺度（International Nuclear and Radiological Event Scale：INES）でチェルノブイリ原子力発電所事故（以下，チェルノブイリ原発事故）と同クラスのレベル7（深刻な事故）に定められました．

2) 放射線の人体影響

放射線の影響を考える上で，放射線被ばくによる健康影響のメカニズムを知る必要があります．放射線がデオキシリボ核酸（DNA）や細胞膜などの生体分子を直接傷つける場合と，放射線が水分子を分解し，その結果生じた活性酸素が生体分子を傷つける場合があります．身体を構成している細胞にはDNAという物質があり，生命を維持するのに必要なさまざまな物質をつくる鋳型として働いています．放射線があたった細胞ではDNAが切断されてしまいます．正常な細胞ではDNAが切断されてもすぐ修復されるのが一般的ですが，そうでない場合は，細胞変性を起こして死滅するか，もしくは遺伝子の突然変異をもつ細胞として生き残り，長期間を経た後に障害として現れます．これが放射線被ばくによる人体への健康影響のメカニズムです．このメカニズムをがん治療に活用したのが，放射線療法です．

3) チェルノブイリ原発事故からの教訓

福島第一原子力発電所事故を考える上で重要なのが，1986年4月26日に発生したチェルノブイリ原発事故です．この事故では原発内の格納容器が爆発し，ヨウ素-131やセシウム-137をはじめとする放射性物質が大量に大気中に放出されました．その結果，多数の住民の内部被ばくをもたらし，当時の子どもにおける甲状腺がんの激増（約6,000人とされる）を引き起こしたのは周知のとおりです．今回の福島の原発事故でもヨウ素-131やセシウム-137をはじめとする放射性物質が大気中に放出され，内部被ばくを引き起こしているという点で類似しています．しかし，国際原子力事象評価尺度では同じレベル7であっても，チェルノブイリ原発事故で放出された放射性物質の量は，福島の原発事故の約7倍に相当するといわれています．また，チェルノブイリ原発事故では，事故発生当時，食物の流通制限や摂取制限を行わなかったために，住民は汚染された牛乳や野菜，水などを制限なく摂取し，これが内部被ばくの最大の要因になったと考えられています．一方で，今回の福島の原発事故においては，放射性ヨウ素やセシウムに対して厚生労働省が「暫定基準値」を設け，この基準を上回る食品，水に対して出荷制限，摂取制限をかけることにより，汚染した食物が国民の口に入ることを制限する措置がとられています．これが，食物や水の経口摂取から引き起こされる内部被ばくの低減化につながっていると考えてもよいでしょう．それでもなお，チェルノブイリ原発事故と同様に，子どもへの影響を懸念し，事故当時，福島県内に住んでいた0～18歳の小児（1992年4月2日から2012年4月1日までに生まれた福島県民）に対し

て甲状腺検査が実施されています[1]（甲状腺へ影響する放射性ヨウ素は半減期が8日間と比較的短いために，震災から1年後以降に生まれた子どもに関しては影響がないとされています）．また，チェルノブイリ原発事故後には，事故による直接的な放射線被ばくの健康への影響以上に，大きな精神的なダメージを与えたと考えられています．この点に関しても，福島の場合は原発事故直後より住民のメンタルヘルスに特化した調査や支援が行われており，メンタルヘルスの問題への対策が進められています[1]．このように，原発事故の規模にかかわらず，教訓を基にした方策を実施していくことで，福島の原発事故の影響はチェルノブイリとは異なった結果になることが予想されます．

4）放射線防護と安全管理

最後に，放射線業務に従事する者は，放射線の安全性，すなわち放射線防護や安全管理を念頭に置く必要があります．放射線防護を考える上で知っておくべきことは，防護の三原則，つまり，①距離の原則（放射性物質からの距離が離れるほど線量率は減少する），②遮蔽の原則（放射性物質と自分との間に放射線を遮る物を置く（厚くする）と線量率は減少する），③時間の原則（放射性物質の近くにいる時間（被ばく時間）を短くするほど被ばく線量は減少する）です（図8-A-4）．また，わが国においては線量限度が定められ，放射線業務従事者の安全が管理されています．放射線業務従事者（原発内での作業員や医師などの医療者）では5年間で100 mSv，1年間で50 mSv，女性では短期間で管理することとして3か月で5 mSvと定められています[2]．このような，通常業務で活用している防護や管理が，今回の原子力災害における看護についても重要であったことは言うまでもありません．また，

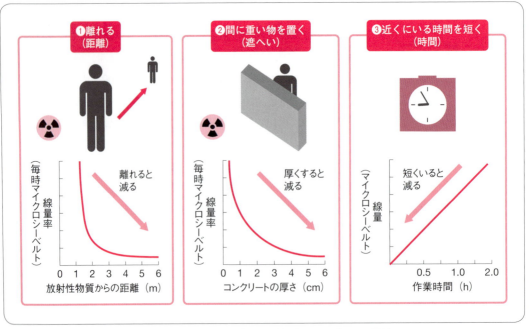

図8-A-4　放射線防護（外部被ばくの低減）の三原則
（環境省：「放射線による健康影響等に関する統一的な基礎資料（平成26年度版）」．第1章 放射線の基礎知識と健康影響）

今回のような緊急作業時の線量限度は100 mSv（今回の事故後は一時的に250 mSvへ引き上げられた），一般公衆では平常時は1 mSvと設定されていることも周知していただきたいことです[3]．

c 放射能汚染・被ばく時の看護

1）放射能汚染と被ばくの違い

原子力発電所の事故により大気中に放射性物質が飛散すると人，土壌および作物などに放射性物質が付着・吸収されます．この付着や吸収のことを「放射能汚染」といいます．汚染について，医療現場でよく耳にする血液汚染で考えてみましょう．たとえば，腕からの静脈血採血の際に，注射針の先端に血液がついても汚染とはいいませんが，その血液が服やシーツに落ちると汚染という言葉を使います．すなわち，あってはいけない場所（つくべきでないところ）についてしまうことを汚染というのです．

一方で，放射能汚染と同様に頻出する言葉に「被ばく」があります．放射性物質からは大小に限らずビームのような放射線（正確には電磁波や粒子）が出ています．この放射線に曝露されることを「被ばく」といいます．また，胸部のエックス線写真など，放射線を利用する医療機器からはスイッチを押すことで放射線が出ていますので，その際にも被ばくを伴います．しかしながら，被ばくしたからといって放射能汚染をしているというわけではありません．すなわち，胸部のエックス線では，被ばくはしても放射能汚染はしていないのです．

2）放射能汚染・被ばく時の看護

(i) 基本的姿勢

放射能汚染または高度の被ばくがある人，もしくはその疑いがある人が発生した場合，その対応が必要となります．特に，事故現場での作業員の放射能汚染や被ばくが心配されますが，避難中の住民への影響も心配されます．その対応をする上で大切なこととして，対象は「人」であり，放射能汚染や被ばくの有無にかかわらずに救命が優先となることです．放射能に汚染されているから，被ばくしているからといって医療を疎かにすることはナンセンスなのです．また，その対応として，専門的で特殊なことをするようにも思えるかもしれませんが，通常の医療の応用です．すなわち，救命を最優先とし，通常の医療を駆使して対応することが求められます．さらに，放射能汚染・被ばく時の看護を実践するためには，まずは放射性物質や放射線について理解することが重要です．われわれがある病気について理解し，医療を実践することと同じように，放射能汚染・被ばくについて理解することが対応への第一歩となります．

(ii) 放射能汚染・被ばく時の看護で知っておきたいこと

放射能汚染・被ばく時の看護で押さえるポイントは以下の3つ（① 患者の生命の維持・安定化を図る，② 自らの汚染・被ばくを避ける，③ 放射能汚染の拡大を防ぐ）です．

① 患者の生命の維持・安定化を図る：前述したとおり，対象は「人」です．放射能汚染や被ばくの有無にかかわらずに生命の維持・安定化（A：気道，B：呼吸，C：循環，D：意識）を図ることを最優先とします．

② 自らの汚染・被ばくを避ける：看護をする上で，患者との接触は必要不可欠ではありますが，接触することで患者の放射能汚染の拡大や患者に付着している放射性物質からの

被ばく（二次被ばく）による看護者自身への影響が考えられます．無用な放射能汚染や被ばくを避けるためには，曝露する経路を把握し，対策をとることが重要です．患者に付着している放射性物質からの被ばくの対策としては，防護の三原則（時間・距離・遮蔽）を駆使することで被ばく量の軽減が図れます．実際に医療を行う上で，距離を置くことや，患者との間に遮蔽するものを置くことは困難かもしれませんので，その場合も含めて，放射線は測定することができるといった特徴を活用し，放射線測定器や個人線量計を用いて，自身の被ばく線量を把握・管理します．患者からの放射能汚染の拡大による被ばくの対策としては，身体や物体の表面に付着した放射性物質を除去する，あるいは付着した放射性物質の量を減少させることが一番の方法です（除染という）．除去する方法としては，衣服の場合は，衣服を脱ぐことや，衣服を濡れタオルで拭くことで対応します．また，健常な皮膚の場合，水洗いや濡れタオルで拭く程度でもよいですが，中性洗剤やオレンジオイルなどを使用すればより除染効果が期待できます．除染の注意点として，放射能汚染が確認された際は，時間がたつと放射性物質が落ちにくくなる恐れがあるため，できる限り早く除染することが重要です．また，除染する過程で，放射性物質をほかの場所に広げたり，放射性物質を吸い

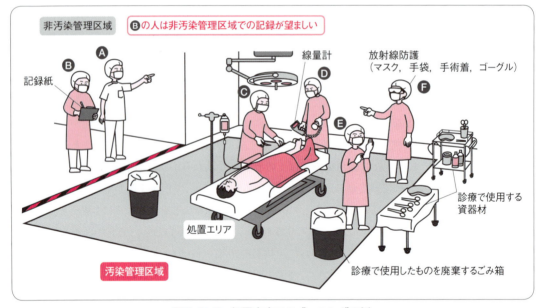

図8-A-5　処置室内でのゾーニングの例

【職種（主な役割）】
Ⓐ：非汚染管理区域の医師（汚染管理区域スタッフへの指示，外部との調整など）
Ⓑ：非汚染管理区域の看護師または診療放射線技師（診療記録，放射線情報の記録など）
Ⓒ：汚染管理区域の医師（診療，非汚染管理区域との調整など）
Ⓓ：汚染管理区域の診療放射線技師（患者の汚染検査など）
Ⓔ・Ⓕ：汚染管理区域の看護師（診療の補助，器械出しなど）
汚染管理区域内で作業するスタッフは放射線防護を行うことが推奨される．
【状況設定】
原子力発電所内の作業員もしくは避難中の住民が，外傷を伴い（左下肢の挫創），その部分に放射能汚染を伴っていたため受け入れ病院（救急外来）へ搬送となった．現場にて一次除染を行っているが，創部（左下肢）の汚染が除去できなかったため放射線防護は必要である．
　（注）図8-A-5の内容は2001（平成13）年の資料を元に作成したが，その内容は2019年時点でも有効である．
　　（財団法人原子力安全研究協会：緊急被ばく医療緊急被ばく医療マニュアル作成のための手引．p.8-9, 2001より一部改変）

A. 東日本大震災　259

込んだりしないこと（内部被ばくという）が大切ですので，放射性物質を除去する際には，マスクなどの着用が推奨されます．

　③ **放射能汚染の拡大を防ぐ**：拡大を防ぐためには，まずはそこに存在しているもの（放射性物質）を認知し，除去することが重要です．放射線は，その特性から放射線測定器により測定が可能ですので，測定により放射能汚染の有無を，またその汚染の程度（範囲や量など）を把握することが可能となります．汚染を除去する方法は上述したとおりですが，放射能汚染が拡大する可能性があるようでしたら，前もって備えることも対策として考えられます．具体的には，医療者への拡大を防ぐためには，手術着やエプロン・手袋をあらかじめ着用しておき，汚染，もしくは汚染の疑いがある箇所を触った際に，手袋を取り換えることで汚染の拡大を防ぐことができます．また，建物（床や壁など）への汚染の拡大を防ぐためには，こちらにもあらかじめカバーを掛けておくこと（養生という）が対策として可能ですし，病院の正面玄関など多くの人が通る場所などは，通路として避けるといった対策も考える必要があります．さらには，処置室内でも主に汚染を取り扱う区域とそうでない区域に分けること（ゾーニング）も汚染拡大の防止として重要です（図8-A-5）．

(iii) 患者へのこころのケア

　放射能汚染・被ばく時の医療的な対応も重要ですが，それと同時に患者のこころのケアにも注意を払う必要があります．放射能汚染・被ばくを伴った患者は，自身の被ばくによる健康影響や放射能汚染からの他者（特に家族）への被ばくの影響を心配しています．医療チームによる処置を優先する一方で，被ばくによる健康影響のリスク評価に加え，患者の気持ちをくみ取った声かけやリスクコミュニケーションを提供していくことが必要となります．

3 災害関連死

ⓐ 特　徴

　広範囲で甚大な津波被害があったことから，津波による低体温や肺炎（津波肺：津波に巻き込まれ，泥水や重油などさまざまな物質を誤嚥して起きる肺炎）が新たな疾患として発生しました．そして，長期間にわたりライフラインが停止してしまったこと，また，ガソリン（石油）が不足したことで交通手段が制限されてしまい，人的・物的支援に遅れが生じ被害が拡大しました．冬期の災害だったため気温が低く低体温症も発生しました．

　発生場所としては，施設および病院でも災害関連死が発生し注目されましたが，自宅での発生数が最も多かったです．また，原発事故の影響で病弱な要介護高齢者が避難のために長距離転院しなければならず，そのことで死者が多数発生しました．

ⓑ 発症時期（図8-A-6）

　災害関連死者数は，復興庁による2018年3月末までの集計では1都9県で3,676人（岩手県466人，宮城県927人，福島県2,227人）という結果となっています[1]．岩手県と宮城県の合計は1,393人ですが，1週間以内に死亡した人は331人（23.8％），1か月以内460人（33.0％），3か月以内339人（24.3％），6か月以内141人（10.1％），1年以内69人（5.0％），1年以上53人（3.8％）でした．発災後1か月以内が56.8％と比較的，短期間の発症が多くを占めました．

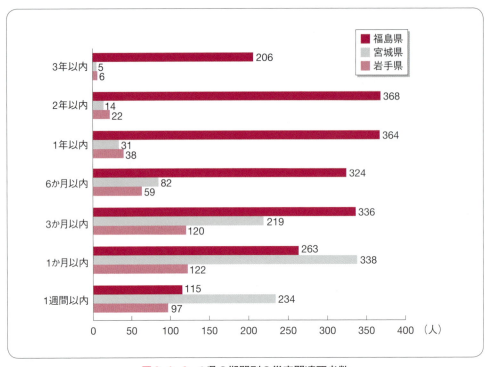

図8-A-6 3県の期間別の災害関連死者数
(復興庁：東日本大震災における震災関連死の死者数(平成30年3月31日現在調査結果)より作成)

一方，福島県では，3か月以上〜2，3年という時期での認定者が多くみうけられました．それは原発事故による避難のため長距離移動(転院)をしなければならず，その移動による肉体的・精神的疲労が結果的に死亡につながったとして因果関係を認められたことに要因があります．また3年以上経ってから認定される人もあることから，避難生活の長期化の影響が深刻であることがわかります．

c 災害関連死を減らす上での留意点[2]

① 災害関連死は発災後1か月(亜急性期)までで約2/3が発生するので，早急に交通機関・ライフライン・居住環境・医療へのアクセスの復旧が必要です．そのため，事前に移動や物資の輸送のための経路・手段を検討し，避難所や病院での備蓄を十分確保しておきます．② 病弱な高齢者にとって移動・転院は負担が大きいことを踏まえ，**移送リスク**を十分に検討します．③ 原子力災害を想定した広域避難の移動方法も避難計画で策定する必要があります．④ 孤立して支援が届きにくい在宅避難者，高齢者施設，病院に早期から支援を振り分けることが重要です．⑤ 長期間のライフライン停止の背景にはガソリン(石油)不足があったことから，今後の大規模災害に備えて地域ごとに石油供給の事前シミュレーション(優先給油を行う方策)が必要と思われます．

4 被災地における看護活動／支援の実際

column

被災病院① ― 石巻赤十字病院の災害対応

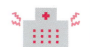

　筆者の施設は宮城県沿岸部の甚大な津波被害を受けた地域にありますが，海岸から4.5km内陸に位置し，建物が免震構造であったため大きな被害は免れ，診療機能を維持することができました．震度6強の大きな揺れは，即座に大変な被害が予測できたため，地震発生から4分後には災害対策本部を設置，通常の診療から災害対応へ切り替える指示が出されました．すぐにトリアージや救護エリアの準備を始め，外来患者の避難，簡易ベッドや医療資器材・薬品の設置が完了したのは約50分後でした．ここまでは毎年行っている災害訓練どおり，スムーズに初動のスタートが切れました．

　しかし，その後は想定を超える出来事の連続でした．最初の患者が来院したのは発災から約40分後，その後は当日99人が受診しました．予想より少ない人数でしたが，それは津波被害で自衛隊による救助活動が困難をきわめたこと，救急隊も大きな被害を受け搬送ができなかったためです．それでも夜中には津波に襲われて逃げ延びた人たちが多数来院してきました．48時間までに赤エリアで治療した患者の内訳は，外傷が少なく，低体温と溺水が約1/3を占めました．これが今回の災害の特徴です．保温のために寝具類や衣類に代用できるもの，飲用のお湯を沸かすためのポットを院内の至るところからかき集めました．津波を想定した備えは不十分だったのです．救助活動が本格化した3日目は最多1,251人が受診しました．入院病床の確保のため，病棟の個室に複数のベッドを設置したほか，通常は外来機能である処置センターや健診センターも加えて50床を増床しました．3〜4日経過すると薬品や濃厚流動食などが不足し，限られた医療資源の分配が課題となりました．災害救護の中では人的・物的制限からすべての生命を守ることができない状況はあり得ることですが，それが現代の日本の，しかも病院の中で起こっているという現実を受け入れることは大変困難でした．濃厚流動食の制限や，清拭のためのタオルやお湯さえ不足する状況で，いつものケアができないジレンマと闘いながら，それでも1人ひとりの看護師が工夫して対応しました．その他にも在宅やケア施設に入所していた要介護者，透析や在宅酸素療法中の患者などが多数来院しました．透析は1日5クール回転し，終了するのは日付が変わってからでした．このような災害時の要配慮者は避難所で生活することが困難なため，化学療法センターやリハビリ室に，入院ではないケアエリアを開設し，後方搬送が比較的スムーズになるまでの3週間ほどこの体制を続けました．黒エリアに安置されたご遺体は1日最多37体，20日間では121体に上りました．傷ましいご遺体と家族の対面場面にかける言葉を失いつつも，できるだけきれいなお顔を見てもらいたいとご遺体のケアを行いました．

　看護師たちも被災者でありながら，いつも以上の仕事の多さと複雑性に極限状態でした．赤十字のこころのケアチームが職員のために院内にリフレッシュルームを開設し，傾聴やマッサージなどを施してくれました．継続的な救護活動を行うためにも職員のこころのケアはとても重要なことですが，見える傷ではないため何が本当によかったのか，今でも答えは見つかりません．

column

被災病院②──国立釜石病院の災害対応とその後の対策

　独立行政法人国立病院機構釜石病院は，神経難病や脳卒中後遺症のある患者さんや重症心身障害児者医療が主体の慢性期病院で，災害医療班はあるものの救急指定病院でも災害拠点病院でもありませんでした．

　しかし，東日本大震災の際には，被災地のまっただ中にあったものの建物の損傷も少なく，自家発電などで病院機能を維持していたことから，津波で半壊した病院や機能停止した病院から重症患者さんを多数引き受け，災害拠点病院への負担を減らしました．さらに，被災された方々の慢性期薬の処方や診察を行ったり，避難所に暮らす乳児に病院内の職員用の風呂を開放したりしました．当時は，国立病院機構から多数の災害医療班が派遣されていたので，滞在場所の提供や地元の情報提供・機械などの支援を行いました．こういった事態に備え，あらかじめ情報や器資材などを準備しておけば，遠路より駆けつけてくれた災害医療班にさらに有効なサポートができたはずでした．そこで現在では，病院として災害医療支援マニュアルを作成したり，いろいろと支援資器材を揃えるなど，準備をしています．

　また，災害時の対応やその記憶を風化させないために，当時の経験について学会や講演会で発表したり，書籍の発行や寄稿を行うことで，より多くの人に災害時の対応を知ってもらえるよう努力しています．熊本地震の際には，発行元のホームページで主要部分を公開し，役立ててもらいました．

　東日本大震災では，慢性期病院といえども全病院が避難しなくてはいけない病院がありました．また，当院は山間部にありますので，土砂災害や山火事などの危険があり，病院全部で避難しなくてはいけない事態も今後はあり得ると考えています．そこで，患者さんを全員移送することを前提とした全病院避難訓練を震災の翌年から行っています．震災から時間が経つにつれ，当時の経験者も記憶が薄れていきますので，常にスタッフの訓練を行うことが重要です．

　訓練をしてみてわかったことは，①移送にはスタッフは必ずしも付き添えない，②移送は主として外部の人に頼むことになる，③移送時には最低限の荷物しか持たせられないということでした．そこで，④一番大切なのは患者さんの氏名と医療情報で，医療情報がわかれば，搬送先でも最低限の対応ができると考え，名前を書いたタグを各患者用に準備し，医療情報もコンパクトに身につけられるようにしました．

　さらに，訓練という意味で，スタッフ向けの災害医療の講義とセットで，HUG (Hinanzyo Unei Game) という避難所運営ゲームを，少人数のグループをつくって体験してみる研修も行っています．状況判断や医療従事者としてどのような対応を取ればよいのかを考えるよい機会になっています．また，地元での災害医療訓練にも積極的に参加してもらっています．

　震災の記憶や経験を伝える目的で，地元の岩手医科大学の災害時地域医療支援教育センターと共同して，日本災害医療ロジスティクス研修や，日本災害医療学生研修などに協力して，病院の会議室を提供したり，講義を行ったりしています．

　次はどこで誰がどんな災害に遭うかわからないわけですから，災害対応の経験から学んだことを活かした訓練を重ね，今後の各種の災害に役立つ具体的な知識を共有していく努力を継続したいと考えています．

column

被災地病院の集中治療室（ICU）における初動対応の困難さ

　被災地内の集中治療室（ICU）における初動体制の困難さは，在室している重症患者の命を守る，災害によって発生した新たな重症患者を受け入れる，手術室から予定外の患者を受け入れるといった役割を，混乱した状況で同時に求められることです．

　災害に関係なく，ICUの在室患者は全身状態が不安定で濃厚な集中治療が必要です．そして集中治療を提供するためには，診断や治療に使用する医療機器や検査機器，ICUや手術部門の設備が整備されていることが必要です．過去の災害において，停電のため呼吸器が使用できなくなり電源が回復するまで用手換気を数時間行ったケース[1]や，薬物血中濃度の測定機器が使用できなくなり血中濃度を測定せずに薬物治療を行ったケースなど，困難な状況の中で看護を提供した出来事が被災地のICUで発生していました．

　災害時には，ICUが災害前と同レベルの医療が提供可能か，在室患者の命を守りつつ，新たな重症患者の受け入れが可能かどうかの評価を行い，病院内の災害対策本部に報告しなければなりません．災害後のICU残存能力を短時間で評価・判断できる項目として，診断に必要な検査機器，治療に必要な薬剤の備蓄量や手術室の稼働状況，ICUで使用する医療機器の使用可能状況，それらを維持するためのライフラインなどを洗い出し，同時にその評価方法を関係職種とともに，災害前から検討し，訓練しておくことが必要です．

　また，医療の質が低下した被災地内で治療を続けることが患者に悪影響を及ぼすことが明らかになっています．そこで被災地内の患者転院は災害派遣医療チーム（DMAT）に支援を要請することができます．DMATに転院を依頼する手順を，転院元の病院の災害対策本部やICUが事前に把握しておかなければなりません．

　平時の集中治療から災害医療へモードを切り替えたときに，ICUではさまざまな倫理的な問題が発生します．避難のために補助循環装置を抜去したが結果的に避難しなかったという事例が，東日本大震災の被災地のICUで起こっていました．倫理的問題をはらんだ事象に直面したときに，判断を下した少数の人が責任を負ったり，ストレスを抱えることは避けなければなりません．そのために，日頃から倫理的な問題に対して多職種でコンセンサスを得るための話し合いを行える職場環境を構築しておくことが重要です．

　平日の日勤帯に発生した東日本大震災では，手術室から予定以上の数，予定外の状態（途中で手術を中断した，術後覚醒を急いで行った）の患者を，予定していなかったタイミングでICUは受け入れていました．そうした予定外の術後入室を少しでもスムーズに行うために，手術室との連携した災害訓練を行う必要があります．

column

日本看護協会の災害支援ナースの活動

　東日本大震災の発災からおよそ1か月後，災害支援ナースとして，宮城県内の避難所で活動の機会を得ました．そこに避難されている方の生活は，地震発生前とは激変し，長期化する避難生活による健康問題が潜在している状況でした．避難所に着いて間もなく，すれ違う年配男性の不自然な歩き方が気になり，声をかけてみると「爪が伸びて歩きにくいんだよ，自分じゃ切れなくてね」とすまなそうにおっしゃいます．聞いてみると，震災後から一度も爪を切っていないとのことでした．その方の居住スペースに腰をおろし，爪切りをしていると「いいね．私も切ってもらえるかしら？」と声がかかります．足爪の伸びた高齢者の多いことに驚き，話をうかがうと「避難所の中は暗くて見えにくい」「床に座ってじゃ切れない」「爪が肥厚して硬いから湯上りに切っていた」などの理由がありました．環境の変化は，爪切りすら不自由にしていることに気付かされました．その中には，糖尿病を患っていて震災後からインスリン注射を中断しているという方もいました．糖質に偏った食事，数日前まで体育館内も土足だったという情報から，足部に傷がないことを確認して胸をなで下ろしたのを覚えています．

　体育館での避難生活を見渡すと，足腰の弱った高齢者には立ち居が負担となり活動を妨げています．また，食事は，炊き出しやおにぎりなどが配られており，洗濯や入浴もできない状況です．このように，日常生活を営むために必要な活動をほとんど行うことはありません．他者への気遣いからトイレの回数を減らすために，水分を控えている方も多く，そのような姿を見ると，過去の災害において，避難所で生活する高齢者の活動低下による健康問題を指摘されていたことが理解できます．

　一方で，過剰に活動をされている方も多くいます．「温かいから」と，仲良く1つの布団で休まれているふたりの年配女性がいました．ふたりとも一人暮らしであり，早朝から暗くなるまで床上浸水した自宅の片付けに励みますが，1人では遅々として進まず「先が見えない」とため息をつかれます．背中をさすりながら話をうかがっていると「胃がつかえて，気分が悪かったんだけど楽になってきたよ」「話を聴いてもらえてうれしい」と涙ぐまれました．収縮期血圧は170 mmHg台．「震災以前に高血圧を指摘されたことはなかった」と言います．震災前の生活では，老いを強く感じることもなく生活されていた様子であり，「非常時だから仕方がない」と無理を重ねていました．体調の変化にも気を留める余裕がなく，自ら訴えてくることはありません．避難所生活者の中には，収縮期血圧が200 mmHgを超えている人も多く，緊張した状態が長期間続いているため，体調の変化に気を配るよう注意喚起が必要です．

　派遣された避難所には，被災者による運営組織ができており，居住スペースのブロックごとにリーダーがいました．毎晩行われていたミーティングで問題提起し，解決策を考えられるようサポートしていきました．また，医療が必要な人には，救護班や巡回診療の受診を促し，実際に受診できるよう情報提供を行いました．さらに，巡回診療チームに居住スペースへ足を運んでもらうようにもしました．継続支援のためには，看護協会の現地対策本部や行政の保健師に状況を報告し，情報共有しながら連携することが重要です．居住スペースに入り，1人ひとりに声をかけ問診することには躊躇しますが，支援側が受け身で待つだけでは支援が必要な方を見逃してしまいます．積極的に現在の状況から予測できる健康問題や課題を抽出し，予防的に看護介入することが重要であり，健康問題を顕在化させない活動が災害支援ナースの役割と考えます．

column

福祉施設（知的障害者支援施設）への支援

　2011年3月11日午後2時46分，東日本大震災発生後，岩手県A町の知的障害者支援施設（B施設）では，地震後の津波により建物が全壊しました．施設長の指示により，43人の全入所者を高台に避難させたことで全員の命を守ることができました．

　特定非営利活動法人 災害看護支援機構（Disaster Nursing Support Organization：DNSO，以下，DNSO）では，B施設に6〜8月の3か月間にわたり会員の看護師20数人を派遣しました．

1．とっさの避難誘導：危機管理の原則に，プロアクティブの原則というものがあり，「危機を感じたときに，即座に意思決定し積極的に対策を講じること，疑わしいときには行動せよ，空振りは許されるが見逃しは許されない」といわれています．

　施設長は今までにない大きな揺れを感じたとき，「もしかしたら津波がくるかもしれない」と思い，自力で避難できない入所者を抱きかかえ車に乗り込ませ，大事な薬だけを持って高台へ避難したそうです．施設長のとっさの判断，迅速な避難誘導により多数の命を守ったのです．

2．4次避難場所となったホテル（仮設施設）への支援活動：DNSOでは被災地支援を考え，A町役場に向かい，B施設に支援に入ることにしました．避難生活は想像以上に厳しい中，職員は24時間・不眠不休で一丸となって入所者を守りぬいたそうです．筆者もDNSOの一員として，B施設を訪問し，今後の支援について話し合いました．

　DNSO会員の皆さんに支援協力の呼びかけを行い，シフト体制を組みました．筆者らの最初の活動は，津波で流された重要な資料，入所者全員のリストを一から作成することから始まりました．また，入所者の急変時の緊急対応，入所者の見守りと，職員の方が行う食事介助・入浴介助の支援，職員の方へのこころのケア（マッサージをしながらの傾聴など）を行いました．

　町の8割が津波の被害を受け宿泊できる施設もなくなり，あるホテルの1室が支援者の宿泊室となりました．B施設の入所者もこのホテルに避難していたため，24時間体制でかかわることができ，時には夜間に入所者の状態について相談を受けたりしていました．職員の方からは「看護師さんが同じ建物にいることがとても心強かったです」と感謝されました．また，支援の期間中には感染対策や救急時の応急処置などの講義・演習も行いました．

3．要配慮者への支援：「突然環境が変わったことで，入所者は新しい環境になじめず（混乱，徘徊，奇声をあげる，暴れる，便・尿失禁など），ほかの避難者の皆さんの迷惑になると避難所を転々と変えなければならなかった」「無事に避難したがどこまで命を守ることができるのだろうかと思った」など，当時のつらい気持ちを施設長は語ってくださいました．この災害支援で，要配慮者である方々の支援を普段から考えていかなければならない，弱い立場の方々が災害時にさらに弱くなるようなことがあってはならない，と痛感しました．

　別の災害支援のときにも，障害のある子を持つ母親から「障害者には，避難所はありません」との言葉を聞き，胸が熱くなったことを覚えています．2013（平成25）年6月，災害対策基本法の一部改正があり，障害者は防災施策において特に配慮を要する要配慮者と規定されました．弱い立場の方々のことを真剣に考えなければなりません．

　東日本大震災時の死亡率では，障害のある人は全体の2.5倍となっており，この数値は逃げ遅れたことが原因ではないかと発表（日本経済新聞：2012年7月30日付）されていることもあり，災害発生時の避難誘導から避難所生活まで，さまざまな困難を抱える障害者の災害支援については今後も考えていかねばなりません．

column

津波被害にあった孤立地域での在宅支援

　2011年3月11日の東日本大震災発生時，被害の映像がテレビに映し出されたときは，誰もが言葉を失ったと思います．筆者もその1人でした．これは，映画か，事実かと目を疑いました．この衝撃的な事実を重く受け止め，筆者は，災害発生直後，主に岩手県陸前高田市広田町に入り，支援活動を実施しました．

　陸前高田市は，人口約2万4千人，8,000世帯の市でした．震度6弱の地震，17.6mの津波により，死者・行方不明者約1,800人，約4,000世帯が全半壊となる大惨事となりました．市の職員の1/4から1/3にあたる111人の職員が亡くなったのです．保健師も9人のうち6人が亡くなりました．信じられない数値ですが，これが現実でした．

　筆者ら（チーム福井）は，まず，安否確認のため，地元の方に車の助手席に同乗していただき，沿岸部の家を1軒1軒回りました．建物がすべて倒壊しており，目印になる建物もなく，道は寸断されており，車のナビも使用できなかったからです．訪問した家では，数人の要配慮者の人々が自宅から動けない状態でした．下肢の浮腫が強く状態の悪い人もいました．内服薬もなく，このまま自宅でしばらく様子をみて大丈夫かどうか，症状と今後の予測を瞬時に判断しなければなりませんでした．在宅支援を行っていたとき，支援調整を行っていたのは，自らの自宅を2軒も失い避難所生活をしていた主任ケアマネジャーでもある保健師でした．地元の人々は，夜間は支援物資の調整もあり，日中は外部支援者の調整に追われ，まさしく，不眠不休での活動でした．

　われわれの活動は，在宅支援を中心としました．お薬手帳が流された慢性疾患の人たちが，飲む薬がないということでしたが，市内7か所の薬局もすべて流出してしまい，手配が大変でした．また，避難所では暮らせない人たちは緊急入所していただくように，何とか施設入所へとつなげないかと考えましたが，施設も被害にあっており困難でした．われわれは，看護介護ボランティアとして在宅訪問をして，そこで排泄や清潔のケア，支援物資の配布，寒い時期でライフラインが途絶していたので，避難所からお湯をペットボトルに入れて持っていき，清拭を行いました．ポットなど不足する物品は，福井から持参しました．訪問するための車も流されてしまったため，効率よく在宅支援に回る方法として，マップ上に支援の必要な人を記入していき，支援者の1日の動きの計画は綿密に立てました．

　訪問後の記録にも苦労しました．なぜなら，メモをしてもコピー機が作動しないため，メモの紙切れを束ねて整理してまとめて書き写す作業が続いたからです．パソコンで情報整理できるようになったのは，1週間後でした．このため，情報共有のための会議は定期的に開催し，引き継ぎ支援を行いました．在宅支援を毎日繰り返すことで，徐々に地元の人々からの信頼も得て，支援を任されることになりました．地元の支援者は，人手不足で，次々と役割を果たしていかなければならなかったので，できることは提案していきました．

　その後は，福祉避難所支援に移行していきました．水道も電気もお風呂も身体障害者用のトイレも整っていた「炭の家」を宅老所的に運営することが決まったからです．支援者がいない状態でしたので，デイサービスからの帰宅困難な高齢者も含めて福祉避難所「炭の家」で，他県他職種が連携して活動しました．在宅支援が必要な人々には，災害時から継続した支援が必要です．

column

支援者の支援のための避難所における視察調査

　2011年の東日本大震災発災1か月半後に，A学会メンバーに避難所における住民の健康や生活状態，支援者の活動などの実際を伝えるために，A学会災害看護活動委員会の派遣により，宮城県気仙沼市立面瀬中学校体育館の避難所を訪問し，調査活動を行いました．

　避難所に居住している避難世帯数・避難者数は100数世帯，280人．避難者の半数は津波で家が全壊し流された人たちで，家は残っているがライフラインが途絶え住めない状況の人，独居や障害などがあり，不安で避難所に来た人でした．筆者らが支援に行ったときは，日中は仕事や自宅の片付けに戻っている人がいるために，昼間は人が少なく，夜は人が増えるという状況でした．

　避難所の生活環境は，ライフラインが復旧しつつありました．居住環境は，体育館の床に世帯ごとに支援物資のマットを敷き，50 cmほどの高さのダンボールの間仕切りがされていました．各世帯の1人あたりの面積は，マット1枚（1畳）の広さでした．水道は復旧し，トイレ・洗面所は使用できるようになっていました．トイレは水洗式でも紙類は流さないように汚物用のゴミ袋を設置して詰まり防止や掃除当番制による清潔の保持対策が行われていました．さらに随所に速乾式手指消毒液が設置され，手洗いの励行を促すポスターが貼られていました．食事は，最初はおにぎり1個だけでしたが，自衛隊の炊き出し支援により1日3食になっていました．物資も体育館の舞台に整理され，必要な日常生活用品は，近隣地域の人たちにも配給できるように揃っていました．避難所生活でのルールの掲示による情報共有や丁目単位のコミュニティが形成され，秩序的な避難所生活が送られていました．避難所生活の基盤づくりにはNPOの看護師が尽力し，24時間体制での支援活動が展開されていました．

　避難所では，行政の事務局（市の保健師・事務員）に加え，他県からの支援事務員，厚生労働省から派遣された他県の保健師，NPOの看護師，近県からの介護ボランティアスタッフが常駐し，各自が専門とする分野での役割分担の基で，支援活動が行われていました．支援者はローテーションを組み，支援活動が継続されていました．避難所運営は，自治会長・地区代表者・各支援代表者による毎朝夕のミーティングで情報共有し，調整や連携・協働が行われていました．

　避難所での健康生活支援としては，①看護師の24時間常駐による避難所生活の見守り，②トイレなどの環境整備，③健康相談（食生活含む），④インフルエンザやノロウイルスなどの予防と感染対策，⑤暖房による乾燥対策（濡れタオルを館内の手すりにかけ，床に水バケツを置き加湿），⑥要介護者の入浴介助などによる清潔保持，⑦乳幼児への配慮，⑧精神疾患で通院している人への配慮，⑨こころのケア，⑩学童期の自習場所の確保，⑪女性更衣場所の確保などが行われていました．

　行政による応急仮設住宅移動への調査が始まった時期のためか，住民からは，どの応急仮設住宅を選べばよいのか，その生活環境はどうなのか，近隣の人々はどんな人になるのかなど，不安や迷いの声が聞かれました．

　調査を通して，避難所における看護の役割として重要な点は，避難所全体の健康や生活に関するアセスメントを行う集団の視点と，被災者1人ひとりの健康や生活を支える個の視点の双方を持ち，支援活動を行うことであることを学びました．そして，この学びを学会のホームページやニュースレターに報告しました．看護職によるこのような調査活動は被災者でもある支援者への支援の礎になると考えます．

column

地域で生活する精神障害者の被災体験

　東日本大震災後，被災地にある精神科の外来デイケアに看護師のボランティアとして訪問し，ともにプログラムに参加している方からさまざまな話をうかがいました．利用者も津波で家族を亡くされたり，家を流されたり，浸水などの被害を受けています．避難所に避難した人の中には，障害を抱えているように見えないことから避難所のリーダーとなるなど過度の負担を強いられたり，「男なのになぜ働きにいかないのか」「動きが悪い」「怠けている」などときつい言葉を浴びせられた経験をした人もいます．また，精神障害者への無理解やスティグマから，自尊感情を低下させられているケースもあり，精神障害者であるがゆえにさらにつらい思いをされていました．

　利用者のAさん（40歳代，男性）と初めて会ったのは，震災から4か月が過ぎた頃でした．「話を聴いてもらっていいですか？」と声をかけてこられたAさんは，ともに暮らす両親を家ごと津波に流され亡くされていました．デイケア中の発災で津波の被害を免れたAさんは，まちが浸水し孤島となった病院で両親の安否を心配していました．2日後，水の中をかくようにして必死で帰宅すると家はなく，1週間後に瓦礫の下で亡くなっている両親をAさんが発見しました．そのときの姿が目に焼きついて離れず「自分だけ死に損なった」と悔やみ，自分だけ生き残ったことに対する罪責感をもっていました．

　「両親が生きていたときは，いいおじちゃんだったんです．人ってこんなに変わるもんなんですかね．まるで厄介者みたいに……」．頼りにしていた伯父夫婦に，だまされたように遠くの病院へ連れて行かれ，2か月近く不本意な入院をしたとのことでした．「私のことなのに，私はいないもののように話し合っているんです」とAさんは話されました．Aさんの今後について，父方と母方の親戚が話し合いをしたといいます．両親の葬儀も，合同葬儀ででも「早くあの世へ行かせてあげたい」と思う彼の意向と異なり，火葬にこだわる親戚は半年後の9月に葬儀を行うと決めてしまいました．

　Aさんは，一流といわれる大学を卒業し，発病する前は社会でも活躍していました．病気を理解しサポートしてくれる人がいれば，おおかたのことはできる自信があります．しかし，両親を失った彼を理解しサポートする家族はいませんでした．無力な厄介者となった悔しさは，すべてをなくした悲しみをより深くしました．段階を踏みながら葬儀・法要を行うことは，悲しみを乗り越えていくための有効なグリーフワークだといわれます．しかし，それすら思うようにできません．入院によりデイケアに参加できなかった2か月は，同じような体験をしている仲間と気持ちを共有するタイミングを逃し，孤独感を強くしました．

　精神に障害のある人は，気持ちを表現する機会を得にくく，周囲の無理解な対応に深く傷つくことを理解し，孤独を深め絶望を感じることのないよう寄り添い，傾聴していく必要性を強く感じます．その上で個々に必要とする具体的な援助ができればと思います．

　そのためにも，早めにデイケアに復帰・参加できるシステムを作り，災害急性期から安心して過ごせる場所を提供することや，生活サポートを受けることができる仕組み作りが，今後，求められていると思います．

column

被ばくにおける心理とこころのケア
― 子どもへの影響を中心に ―

　福島の原子力発電所の事故では，人々は，いつ収束するのか先の見通しが立たず，不安な日々を過ごしていました．不安なこととしては，妊娠中の妊婦からは胎児への影響，遺伝的影響，不妊に関すること，また，子どもたちのがん発生への不安も強くありました．本来安全とされていたものでも，報道が広がると，風評被害が拡大し生産物の購入者が減り，経済的な被害が発生しました．原子力災害では，専門家が理論的に説明しても，その説明は理解できたとしても怖いものは怖いと感じてしまうようです．目に見えない物は，安全であるという基準が住民にはわかりにくいものです．人々には自分たちのリスクを把握するために線量計で客観的数値を見て判断できるように指導がなされ，除染活動も進みました．しかし，知識が豊富になると新たな不安もわき起こってくることを念頭に置かねばなりません．人々の不安をすべて解消することは難しいですが，放射線障害に対する正しい知識を持ち，どのようなことが不安なのかを傾聴することが大切です．

　災害後の長期的な問題としては，福島県における放射線事故による子どもたちへの影響があります．福島の危険区域の子どもたちは何度も避難を繰り返し，半数近い子どもたちは3～4回もの引っ越しを強いられました．この引っ越しによって子どもたちの環境は大きく変化し，心身に影響を及ぼすことになりました．つまり，家庭環境，学校環境，地域環境の変化が子どもたちに大きな影響を与えたのです．家庭環境の変化としては，母子による県外避難による家族の分断があります．母子避難によって，家庭内での人間関係が変化し離婚などにつながるケースもありました．仮設住宅の部屋の狭さは，子どもたちの居場所の喪失，学習の場の喪失，生活にかかわるルールの変化，遊びの変化に影響しました．

　学校環境の変化としては，学習内容の変化があげられます．学習指導要領に沿って授業は進められていますが，各学校によって学習進度が異なっているため，学習内容の空白や重複が生じ，内容理解が困難となるケースもありました．転校によって交友関係が変化し，学校にすぐに馴染めない子どもたちは時にいじめにあい孤立しました．担任の先生や学友との関係性も希薄となり，誰にも相談ができないなど介入のタイミングも困難となりました．これらのことから学習への意欲の低下，不登校や閉じこもりも発生しています．この他，問題行動（登校しぶり・不登校・反社会的行動），心的外傷後ストレス障害（PTSD），体力・運動能力の低下，学力の低下，生活体験知の低下，社会性の低下なども起こっています．

　以上のように，被ばくにかかわる複雑な問題が今なお継続しています．災害が及ぼす影響について，子どもにかかわる親や教師，スクールカウンセラー，保育士など，地域の人たちが関心をもち，子どもたちに気遣っていることを伝えながら，長期的に継続できる専門家によるサポート体制を講じることがこころのケアにつながります（親が安定すれば子どもも安心して落ち着いてくるともいわれます）．災害発生直後の早い段階から保育士との連携，教育委員会・教員・PTAとの連携を図り，環境を整えていくソーシャルなかかわりが必要となります．そして，時間の経過とともに変化していく子どもの成長・発達を見守る姿勢が重要になります．このように災害看護では，その人を取り巻いている環境から暮らしとこころへの影響を捉えていくことが大切です．

column

原発災害と母子へのこころのケア

　東日本大震災において福島県では，原子力発電所が被害を受け，周辺市町村住民は避難を余儀なくされました．被災町村であるＡ町では多くの住民がＢ市に避難し，大半が借上げ住宅に居住していました．このため，Ａ町ではＢ市内に散らばり生活する住民への健康支援が困難な状況にありました．そこで2012年10月より，日本赤十字看護大学は日本赤十字社と共同でＡ町と協定を結び，Ｂ市内に避難しているＡ町民への「家庭訪問や交流会開催などの健康支援事業」を開始しました．ここでは，この事業で行った母子支援について述べます．

　本事業の開始前，筆者は，Ｂ市で応急仮設住宅への家庭訪問を行っていました．このとき，災害前は3世帯で8～9人の大家族で生活していたが避難で家族や夫と離れ離れになり，子どもと自分だけの生活となっている状況を知りました．そして，生活の寂しさを語る母親や，放射線の健康への影響を心配し，見知らぬ土地で子どもを連れて出かけられる場所がなく家に閉じこもっていると話す母親に出会いました．また，友人や知人がいないため，育児について誰に聞いていいかわからないと1人で悩んでいる母親もいました．

　もし災害がなければ，母親たちは家族とともに助け合いながら生活し，友人と語り，子どもの成長を感じ，希望を持って暮らしていたであろうと想像することができ，災害の与える影響の大きさを実感しました．一方で，震災前には母親は自分らしく楽しく生きる力を持っていたのだから，母親のこのパワーを再び引き出すような支援ができないかと考えました．

　そこで，発災後2年目（2013年）から2年半ほどの間，母親たちの元気を取り戻すことを目的とした「母子サロン」を月に2回，2時間ほど定期的に開催しました．この母子サロンは，通常，地域の母子支援として行われている母子交流会を参考に企画しました．母親たちに日常行われる母子交流会に参加する中で，自然に自分の気力・元気を取り戻してほしいと考えたからです．まずは筆者が会の運営を進める役割としてファシリテーターとなりました．2時間の交流会は，前半の1時間を子どもと母親の遊びの時間，後半の1時間は母親だけでのお茶会を行いました．

　参加者は交流会1回平均母親6人，子ども7人でした．第一回目は静まりかえり，筆者の声だけが部屋に響きわたっていました．しかし，母親たちは自分のつらい気持ちを自分から語りはじめ，回を重ねるごとに自立してサロンを運営し，友人をつくり，このサロン以外でも交流を広げ，現状や自分自身を認め，地域に溶け込みはじめました．母子サロンの中で，母親たちはファシリテーターの支援を利用してこころを癒し，自分の持っていた力を取り戻していきました．加えて，母親たちが元気を取り戻し安定していくことにより，子どもへの態度も変わり自然に子どものストレスが落ち着く様子も見受けられました．母子サロンを基盤として母も子も元気を取り戻していきました．

　このサロンは4年半継続しました．このように被災者としてのつらさを声に出せずにいる母親たちがいることに目を向け，子どもを含めた母親への支援が必要です．

column

津波での喪失体験に対するこころのケアについて

　東日本大震災の津波は，尊い命，大切にしていたもの，住み慣れた家，仕事，町…多くのものを奪い去りました．その喪失体験が後に及ぼす影響を，あの日誰が想像できたでしょうか．発災から数日後，筆者は「こころのケア班」として被災地で活動していました．あまりにも大きな犠牲，自然の脅威を目のあたりにして，受け入れ難いほどの怒りや悲しみ，なすすべもなくただその場にいる無念さ，さまざまな感情が同時に押し寄せたことを鮮明に覚えています．

　震災後，被災者と援助者の体験を分かち合う講演会がありました．筆者も当時の救援活動についてありのままを話しましたが，その会場で出会ったAさんの話によって，喪失体験に対するケアを改めて考えさせられました．そのことは，今も深く心に刻まれています．

　Aさんは，津波に自宅を流され，大切な人を亡くした体験をされていました．水が引き，自宅の場所に行ってみると影形もなく，そこにあるのは見覚えのない山のような「がれき」だったそうです．そして目の前の「がれき」を見て，自分にとっては「がれき」かもしれないが，これが誰かの大切なものだと思うと撤去する気持ちになれず，「がれき」の存在がいかにAさんを苦しめたかということを話されました．そして，「『がれき』の撤去をしたことがありますか．一度でもしてみてください」と声を震わせて話され，その瞳には怒りがあるのを感じました．その言葉を聴いたとき，喪失体験がもたらす痛みの大きさと深さに胸が詰まり，しばらくの間，Aさんを正視することができませんでした．たとえ筆者が「がれき」の撤去を手伝ったとしても，Aさんの体験と同じにはならないからです．Aさんの言葉に胸を突き刺されたような強い痛みを覚えたと同時に，自身の喪失体験が蘇りました．

　筆者もかけがえのない人を亡くした体験をしました．その悲しみはあまりにも大きく，何年経っても亡くした当時の記憶や感情が消えることはありません．「何のために生きているのか」と思う日々が続きました．そんな自身の体験を重ねながら，Aさんは，あの震災の日から壮絶な喪失体験とともに歩まれ，日々を過ごす中で，いつか誰かに，あるいは何かに，どうしようもない思いをぶつけたかったのではないかと思いました．そしてどうか，あの津波の中で命があったことを生きる糧としてほしい…そう願いながらAさんを見つめていました．穏やかなAさんが感情を露わにされたのはほんの一瞬でしたが，筆者はその一瞬を「絶対に忘れない」と思いました．そして，自身の喪失体験と向き合うことの意味を理解しました．Aさんの強い思いは，筆者の活動の支えになっています．

　津波のように一瞬ですべてが奪われる体験は，耐え難いものです．失われたものがかけがえのないものだからこそ，その体験に向き合うには支えが必要です．援助者にも痛みが伴うことの覚悟が必要だと思います．失われたものが形として存在しなくても，体験者の記憶とともにあることに思いを寄せ，喪失体験がもたらす痛みを受け止める相手が必要だと信じ，体験者の手の届くところにいることが「こころのケア」の援助者に求められているのではないでしょうか．

column

被災看護師の心理的葛藤

　被災地に住居がある看護師，そして被災地の医療機関で働く看護師は，自ずと発災直後から被災者としての立場より，看護師としての立場で役割を果たすことが期待され，目の前の患者や近隣の住民に対する支援活動に参加することとなるでしょう．

　勤務中に被災した看護師は，傷病者の受け入れや入院患者のケアのために医療機関に滞在しなければならず，その期間はおよそ1週間に及ぶとされます．携帯電話が使用できず家族の安否がわからない状況で，冷静に目の前の患者への対応を行うことは難しいでしょう．もし，自分の家族に幼い子どもや高齢者などの避難行動要支援者がいたとしたら，なおさらでしょう．家族への思いを抱きながらも，看護師である以上，目の前の患者を置いていくわけにはいかないという使命感から心理的な葛藤を抱えるのですが，「自分だけではない，辛いのはみんな一緒」と自分に言い聞かせ，奮い立たせることで数日間を過ごすことが考えられます．

　一方，勤務外で被災した看護師においては，職場に駆けつけようとしますが，行く手を阻むように職場までの道路が寸断され，交通手段がない状況に置かれることがあります．なかには自分の置かれた環境でできることを見つけて役割を果たそうと，懸命に被災者の応急処置や避難所での救護活動に参加する看護師もいます．しかし，職場へ駆けつけたときにはすでに災害急性期の混乱した状況から脱していると，誰に責められるわけでもないのですが，職場が大変な時期に役に立つことができなかったと責任を感じてしまう看護師も少なくありません．

　このように，看護師は自らの命の危機も感じるなか，食事や休息を十分にとることができず，ライフラインが途絶された環境下で，それぞれの葛藤を内に抱えながらも，発災直後から急速に高まるニーズに対応すべく活動を行っています．

　このような環境下では，ストレスにうまく対処していかなければなりません．そのためには，まず日頃の備えとして，職場の災害時の対応について把握し，災害が発生した場合に自分がどのような状況に置かれるのかをイメージしておくことが必要です．また，家族と災害時の連絡手段を確認することや，看護師の仕事に対して理解が得られるよう話し合っておくことなど，心理的サポートを得ることが重要です．

　また，実際にこのような状況に置かれた場合には，ストレス自己チェックによりストレス状況を知り，辛い思いを共有できる人を見つけて自分の感情を表出することもストレスの軽減につながります．職場では，看護師ができるだけ安心して勤務できる環境を整えること，スタッフの家族も含めた安否確認や食糧などの備蓄を十分に検討しておくこと，いざというときに柔軟に勤務変更の対応ができるよう日頃からスタッフ同士の信頼関係を構築し，災害に備えておくことが重要です．

　看護師として，家族の一員として，そして被災者の1人として，さまざまなストレス状況を理解し，対処方法を学んでおく必要があります．

column

復興期における訪問看護ステーションの看護師の思いを聴いて

　東日本大震災から5年後に，初めて筆者は津波被害を受けた地域を訪れました．被災された人々は，応急仮設住宅から災害公営住宅や住宅再建など生活の場の移転を待っている時期でした．筆者は訪問看護ステーションに勤務する看護師から，発災当時から現在までの状況と活動を聴きました．そのときにヒアリングして印象に残ったエピソード2つを以下に紹介します．

　●エピソード①：震災直後は，訪問看護ステーションが全壊したため訪問看護師は，各避難所で活動していた．風邪薬や湿布などの医薬品を持って避難所を回り，道なき道を進んでようやくたどり着いた避難所で「何しに来たの，あんたたち随分遅いこと」といきなり非難を浴びたことがあった．「今朝，○○ちゃんが亡くなったんだよ」と電話もライフラインも途絶えていたため，医療と連絡がつかず，朝亡くなったのにお昼頃にしか運べなかったという話だった．

〈筆者の思い〉訪問看護師は利用者および家族からの，時には重く切なく，どこへもぶつけることのできないやるせない感情や言葉を受け止めながら活動されていたことがわかった．被災地で活動する訪問看護師へもこころのケアが必要になると思った．

　●エピソード②：応急仮設住宅で生活する利用者の状態が悪くなって，訪問看護師が救急車を要請したときのこと．被災前に住んでいた家は一軒家なので救急車を要請しても隣の住民ぐらいしか見に来なかったようだが，何百世帯の応急仮設住宅では，今まで見たことのないすごい数のやじ馬が集まった．その利用者はがん末期で，具合が悪くなる度に救急車を呼ばなければいけない状態だったが，救急車を呼ぶとそこに人だかりができる．すると「あの人，がんでもう長くないんだってよ」と口伝えで広まり静養ができなくなった．家族から「ここ（応急仮設住宅）ではかわいそうだ」という相談を受け主治医に掛け合って，急遽40 km離れた病院へ入院できるように調整したケースがあった．しかし，震災は悪いことばかりではないと訪問看護師は語ってくれた．応急仮設住宅は壁が薄いため，苦しいときにノックすると隣の人が助けに来てくれたこともあった．応急仮設住宅はプライバシーを守りにくい反面，隣近所が近いので助け合うという共助が見える場面だった．

〈筆者の思い〉わが国では在宅医療を推進しているが，終末期の場合，応急仮設住宅で療養するのは，建築の構造により難しいことがある．筆者は避難中でも利用者が家族と安心して療養できる生活環境がほしいと願う気持ちでいっぱいになった．

　震災により生活環境が変わった利用者の在宅医療を支えている訪問看護師は，被災者でもある支援者です．訪問看護師がこれらの体験や教訓を活かして，利用者および家族の健康被害が少なくなるように看護ケアを実践しています．上記のエピソードのような思いを聴いて，生活に密着して支援している訪問看護師が頑張りすぎているのではないかと心配になります．「つらいときは，つらい」と本音で話せる仲間が必要だと思いました．そして，この災害を風化させずに訪問看護師の活動を語り継ぐことや後継者の育成をすることが，筆者たちの重要な役割であると考えます．

B. 熊本地震

1 概　要

a 地震と被害の概要

1) 地震の概要

　2016年4月14日21時26分，熊本県で発生した地震は益城町で震度7を観測，その2日後の16日午前1時25分に再び震度7の地震が発生しました．気象庁はこの特異な地震を「平成28年（2016年）熊本地震」と命名しました．

　地震は活断層の活動によるもので，いわゆる内陸直下型でした．地震の特徴としては，14日の地震が本震と思われていたのが，28時間後にさらに大きな地震が発生したことがあげられます．14日の地震の大きさはマグニチュード6.5，これに対し16日の地震のマグニチュードは7.3でした．つまりこの震災は最初に2004年の新潟県中越地震と同じクラスの地震が発生，その2日後に1995年の阪神・淡路大震災クラスの地震が発生したことになります．同じ場所で震度7が2度も観測されたのは，気象庁の観測史上初めてのことでした．

　次の特徴は余震の回数です．余震が多かった新潟県中越地震と比較してみます．熊本地震では，14日の前震から約2か月間に発生した震度5弱以上の地震は20回でした．一方の新潟県中越地震は18回で，両者とも大差ありませんでした．しかし，地震発生から200日間の余震の回数をマグニチュード3.5以上で比較すると，新潟県中越地震の約250回に対し熊本地震は330回を数え，余震がいかに多かったかがわかります．

2) 建物やライフラインなどの被害

　住宅の被害は，全壊が8,668棟，半壊が34,720棟，一部破損が162,562棟，火災は15件でした[1]．新潟県中越地震の被害は，全壊が3,175棟，半壊が13,810棟で，熊本地震の被害は新潟県中越地震の約2倍でした．倒壊した住宅の多くは，建築基準法が改正された1981年以前の旧耐震基準で，なかには最初の震度7で半壊状態になったものが2日後の震度7で完全に倒壊してしまったものもありました．また，地盤の液状化現象が発生した地域での被害は，ひときわ大きくなりました．いずれにしても現在の建物の構造は，短時間で数回の大地震に見舞われることを想定しておらず，2度の震度7が被害を拡大したことは確実といえます．

　建物関係の被害で問題になったのは，災害対応の中枢機能を担う自治体の庁舎などに大きな被害が出たことです．八代市，宇土市，益城町など6市町の庁舎が被災，建物が使用できないため災害対応活動は支所や公民館などに場所を移して実施されました．また約10の病院の建物が損壊，ライフラインも途絶して入院中の患者を搬送しなければならない事態となりました．これらの重要施設が被災したため，初動期の対応は大きく混乱しました．

電気は一時的に約48万戸が停電し，復旧は発災から2週間後の4月20日でした．ガスは約10万戸が供給停止に，復旧は5月3日でした．水道は約45万戸が断水，ほとんどの地域は5月半ばに復旧しましたが，遅い地域は7月末になりました[2]．

高速道路は4月21日に交通規制が解除，新幹線は回送中の列車が脱線しましたが4月27日に全線で運転が再開されました．土砂災害も190件発生しました．

3) 人的被害

この地震による人的被害は，死者が272人，重傷者が1,202人，軽傷者が1,606人です[1]．人的被害の特徴は，災害関連死が多いことです．地震による直接死は50人でしたが災害関連死は215人[*1]と約4.3倍に達しました[3]．直接死が最も多かったのは震度7を2度も記録し多くの建物が倒壊した益城町で20人，次が南阿蘇村の16人でした．

b 震災の特徴

1) 余震と救援活動

熊本地震では余震が頻発したため道路や家屋の被害の拡大だけでなく，住民の避難行動や医療・看護の支援活動をはじめとして各種の支援活動に大きな影響が出ました．

被災地外からの支援は発災直後から始まりましたが被災地に通じる幹線道路が被災し，通行可能な道路に救援車両が集中したことから，至るところで大渋滞が発生しました．

また，余震に対する恐怖から，ほとんどの住民が自宅を離れて避難生活を始めました．このため被災地の地域活動は完全に麻痺状態に陥りました．被災地外からの救援物資や人的支援が潤沢にあっても，発災から1週間程度は被災地内の混乱でそれらを受け入れることができなかったといえます．これは新潟県中越地震，東日本大震災でも課題となった被災地の「災害受援計画」の問題です．余震が続く中での被災地支援のあり方については，今後も必ず問題になることからさらなる検討が必要です．

2) 避難者の動態

(i) 多かった屋外避難者

熊本地方では，4月14日21時26分の震度7から16日午前9時48分の震度6弱の地震まで，約36時間の間に震度7が2回，震度6弱と震度6強の地震が計5回ありました．ちなみに16日午前9時48分以降は震度6弱以上の地震は発生していません．この7回の大地震のうち6回は夜間に発生しました．このためほとんどの住民が夜間の地震発生を恐れ，自宅を離れて屋外で避難生活を開始しました．

屋外避難の居住形態としては，自動車，キャンプ用のテント（図8-B-1），ブルーシートでつくったテント，ビニールハウス，建物の軒下などさまざまですが，その中でも最も多いと思われるのは車中泊です．

地震後に実施されたアンケート調査によると16日の本震の際に自宅にいた人が約2割，車中泊など屋外避難者が約3割，自治体指定の屋内避難所にいた人は約3割でした[4]．この結果から，屋外避難者と屋内避難者はほぼ同数だったことがわかります．熊本県が発表し

---

*1：熊本県での災害関連死数．大分県では3人（大分県発表／平成29年3月27日）．

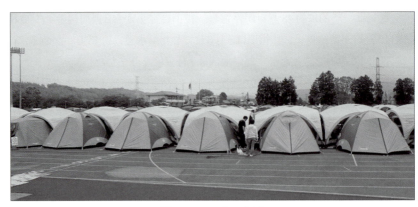

図8-B-1　テント村

(2016年5月7日，筆者撮影)

たピーク時の避難者数は約18万人で，この人数は屋内避難者数です．車中泊の実態は把握されていませんが，アンケート調査の結果を参考にすると，ほぼ同数の避難者が屋外で避難生活を過ごしていたことになります．新潟県中越地震では屋外避難者数は屋内の半分程度と思われることから，熊本地震は新潟県中越地震よりもきわめて高い比率だったと考えられます．いずれにしても，今後も大地震が短期間に頻発するケースでは，発災直後は屋外避難者，特に車中泊が多くなると想定しておくべきです．

(ii) 避難所生活

熊本県で開設された避難所はピーク時で855か所，避難者は183,882人です（図8-B-2，3）．ピークとなったのは2度目の震度7を記録した4月16日の翌日の17日でした．避難所の開設期間は7か月間で，この期間は阪神・淡路大震災，東日本大震災とほぼ同じです．避難所に入所した人の年齢に関する調査記録はありませんが，いずれの避難所も高齢者が多いように思われます．その理由は，耐震性の低い老朽化した家屋で生活している高齢者が多くなっているためです．住み慣れた地域を離れたくない高齢者は自宅が倒壊すると行き場がなく，ほとんどの人が避難所に入所します．この傾向は，少子高齢化の進展に伴い今後いっそう増えることが考えられます．

(iii) 福祉避難所

熊本地震では，高齢者などを一時的に収容する福祉避難所がどの程度機能したかははっきりしていません．その理由としては，避難者の中で福祉避難所が必要な人が何人くらいいたのかが不明だからです．一方で，指定していた福祉避難所も施設が被災したり，スペースがない，人手が足りない，一般の避難者が入所してしまった，などの理由で，新規の受け入れは困難な状態でした．熊本市の場合，2016年4月20日時点で開設できた福祉避難所は事前の計画のわずか2割程度で，避難者数5万人に対し福祉避難所の受け入れ者は36人だけでした[5]．福祉避難所については，市民への周知の方法，対象者の選考と搬送，専門的人材の確保など，さまざまな課題を残しました．

3) 災害関連死

熊本地震の大きな特徴の1つに災害関連死が多いことがあげられます．この地震による直

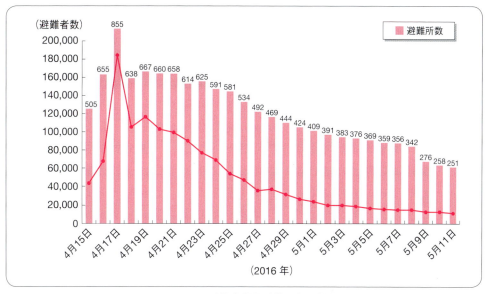

図8-B-2 避難者数と避難所数の推移
（熊本県：平成28年熊本地震に関する災害対策本部会議資料 第11回〜第30回より作成）

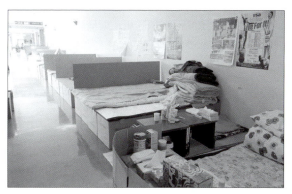

図8-B-3 段ボールベッド（熊本地震での避難所生活）
（2016年5月4日，筆者撮影）

接死は50人でした．一方，災害関連死は215人（熊本県に限る）で，直接死の約4.3倍です[3]．自治体が発表する災害関連死は，遺族が自治体に申請し「災害弔慰金法」で認定された人たちで，現在も審査中の人がいることから今後さらに犠牲者数が増えることが予想されます．

災害関連死を被災市町村でみると，最も犠牲者が多かったのは熊本市で81人と関連死全体の約4割を占めました[6]．同市の直接死が4人だったので災害関連死は約20倍でした．また毎日新聞社の調べによると，この関連死の約2割は車中泊が原因であることがわかりました[7]．また，注目したいのは阿蘇市では直接死はなかったのですが，災害関連死として20人が認定されたことです．

この地震では，発災直後から屋外避難者が多かったことからエコノミークラス症候群（肺塞栓症）の発症が危惧されました．4月18日にはエコノミークラス症候群に対し注意を促す

内容の記事が熊本日日新聞に掲載されましたが，最初の災害関連死はこの18日に起きてしまいました．大地震が連続して発生するときは，屋外避難者のうち，特に車中泊している人へのエコノミークラス症候群についての注意喚起が重要です．

　熊本地震の最も大きな特徴は，震度7の地震が連続して発生したことです．一方，被害の特徴は歴史のある集落で古い家屋が数多く倒壊したこと，余震が多かったためほとんどの住民が屋外に避難したこと，そのために災害関連死が激増したことなどがあげられます．このような被害は，熊本地震よりも小規模だった新潟県中越地震でも起きており，今回の震災が特異な災害というわけではありません．国内の至るところに活断層があることから，どの地域でも起こり得るきわめて典型的な震災だったといえます．それだけにこの震災の被害，支援活動を十分に分析して，その教訓を次の震災に活かす必要があります．

2 健康被害

a 車中泊によるエコノミークラス症候群

　車中泊による健康被害として，深部静脈血栓症（deep vein thrombosis：DVT）があげられます．深部静脈血栓症は，長時間の同一体位により下肢の深部静脈の血流が低下し，血栓が生じる疾患です．突然の下肢の腫脹，緊満痛，発赤などが主な症状であり，血栓が血液の流れに乗って肺動脈まで運ばれると肺塞栓症につながり，場合によっては死に至ることもあります（図8-B-4）．肺塞栓症はエコノミークラス症候群とも呼ばれます．

　熊本地震では，本震発生から3日目に車中泊をしていた方がエコノミークラス症候群によって亡くなりました．入院を必要としたエコノミークラス症候群の患者の，男女比を見て

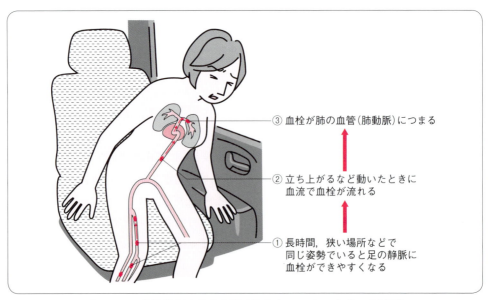

図8-B-4　深部静脈血栓症と肺塞栓症（エコノミークラス症候群）

B. 熊本地震　279

みると男性が12人，女性が39人でした．女性の割合が多かった理由として，避難先のトイレ環境が整っておらず，排泄を我慢するために水分をとらなかったことが一因として考えられます．そのため，車中泊する周辺にトイレはあるのか，トイレはきれいに保たれているかなど，排泄環境にも目を向けることが大切です．そして，エコノミークラス症候群を防ぐためには，予防活動が重要となります．

　熊本地震では，医師や看護師，臨床検査技師，行政，ボランティア，マスメディアなどが連携し，熊本地震血栓塞栓症予防プロジェクト［Kumamoto Earthquakes thrombosis and Embolism Protection（KEEP）Project］が立ち上がりました．朝の体操や食事を配布するときに，下肢の運動や適度な飲水を呼びかけたり，パンフレットや掲示物を作成したり，またエコーによる検診が行われました．その結果，エコノミークラス症候群の発症数が減少してきており，発災直後からの啓発活動が重要であることがわかります．また，KEEPプロジェクトでは，4月19日から5月5日まで計2,023人に行ったDVT検診の結果から，『年齢（70歳以上），眠剤使用，下腿腫脹が独立して有意なDVTの危険因子として確認され，3項目を有する避難者のDVT陽性率は38％の高値であった』と報告しています[1]．したがって，車中泊避難者に対して看護活動を行う際に，この3項目に該当する人がいれば特に注意して観察していく必要があります．

　運動や飲水の啓発活動のほかにも，「弾性ストッキング」が配布されました．弾性ストッキングは，サイズが違ったり，正しく着用できていなかったりすると，かえって足の調子を悪くする場合があります．配布の際には，正しい着用の仕方を伝えながら，① 足の太さに適したサイズであるか，② しわや折り曲げがなくきちんと履けているか，の確認を行う必要があります．また，蒸れやすく汚れやすいため，1日1回以上は脱いで皮膚に異常がないか確認すること，数に余裕があれば洗濯用に2足配布し，余裕がなければ抗菌作用のある消臭スプレーを使用することなども説明していきます．

　今回の熊本地震では，車中泊による避難を行った方が多く，避難者の実態を把握することが難しい現状がありました．次の災害に備えて車中泊の避難者をどのように把握していくか検討する必要があります．

b 熱中症

　熊本地震では，4月下旬から5月にかけて連日25℃以上の夏日を記録しました．熱中症予防に向けて被災者に「経口補水液 OS-1®」が配布され，ボランティアに対してもこまめに水分や塩分を補給することが呼びかけられました．

　熱中症とは，体内の熱の産出と放散のバランスが崩れ，体温が著しく上昇した状態です．めまいや失神，けいれん，頭痛，倦怠感などの症状を呈します．熱中症の発生要因として，高温や高湿の環境のほかに，年齢や持病などもあげられます．日本生気象学会では，『日常生活における熱中症予防指針』を公表しており，気温が28℃以上31℃未満の環境下で中等度以上の生活活動を行うと熱中症を発症する危険があり，運動や激しい作業をする際は定期的に十分な休息を取り入れることと述べています[2]．たとえ気温が28℃未満であっても，雨の日や梅雨の季節など高湿となるときには熱中症への警戒が必要です．さらに，屋内にいても熱中症の危険性はあり，『熱中症ガイドライン 2015』によると，屋内で発症する熱中症は，

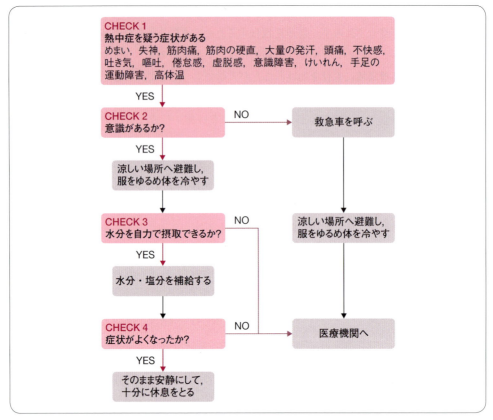

図8-B-5　熱中症の応急処置について
(「環境省 熱中症環境保健マニュアル2018 — Ⅱ-3. 熱中症を疑ったときには何をするべきか」を参考に作成)

　高齢の女性，独居に多く，精神疾患，高血圧，糖尿病，認知症などの基礎疾患を有する症例は重症化しやすい，と述べられています[3]．熱中症が疑われた際は，図8-B-5に示したように速やかに対応することが必要です．

　熱中症を予防するために，体育館などの避難所で支援を行う際には，温湿度計を設置して，窓の開閉やカーテンを使用し，電気が使用できればエアコンや大きな扇風機を使用して温湿度を整えていくことが大切です．また，熱中症の危険性が高い人には，飲水量やトイレの状況を観察していくことが必要です．しかし，毎日飲水量やトイレの回数を尋ねると被災者に負担がかかってしまいます．そこで，生活環境の観察から避難者の健康状態を把握できた1つの事例を紹介します．熊本地震のある避難所で，ボランティアの看護師がトイレ掃除を行った際に，便器に濃い色の尿が付着していることに気づきました．脱水による濃縮尿が疑われるため，避難所の担当保健師と協働して避難所の住人に飲水の促進と熱中症予防について呼びかけを行いました．このように，生活状況から熱中症の危険について把握することは可能です．車中泊の項でも述べましたが，被災者の観察だけではなく，生活環境にも注意して観察を行っていくことが必要です．災害サイクルの時期にもよりますが，看護師は被災者の方々の生活環境を整え，さりげなく寄り添うように観察を行っていくことが大切です．

災害関連死

[a] **特　徴**

　これまでに認定された災害関連死は215人です（熊本県災害対策本部2018年10月22日現在までの集計．公表された災害弔慰金等支給審査委員会審議結果より／熊本県以外に，大分県生活環境部防災局防災対策室2017年3月27日現在までの集計によると，大分県では3人が災害関連死に認定）．

　大きな特徴の1つに肺塞栓症による死亡者が減少したことが上げられます．災害拠点病院の大半は機能が維持され，早期治療が可能でした．発生場所としては，車中泊での死亡が多かったです．東日本大震災では車は津波で流され，避難場所としてあまり選択されませんでしたが，熊本地震では多数の人が車中泊を選択しました．また，近距離転院での死亡例が出ました．東日本大震災では長距離転院に伴う死亡が注目されましたが，熊本地震では近距離転院でも発生しました．

[b] **発生場所**[1]

　主な生活場所（災害関連死の発生場所）が判明している138人の内訳は，自宅25人＋親類宅2人で自宅等計27人（約20％），車中32人（約23％），避難所31人（約23％），病院31人（約22％），施設14人（約10％），その他3人（約2％）でした．施設と病院を合わせると45人（約32％）と約1/3を占めました．また施設と病院で転院を要した人は22人（約49％）でした．これまでの震災と比較して車中と病院・施設の比率が高くなっています．

[c] **肺塞栓症（エコノミークラス症候群）**

　発災直後の2016年4月19日から開始された熊本地震血栓塞栓症予防（KEEP）プロジェクトによると，6月13日までに熊本県内で静脈血栓塞栓症（VTE）[*2]を発症し入院した患者は51人で，その中で車中泊は42人（82.4％）でした（図8-B-6）．平均年齢は67歳，女性の割合は全体で74.5％と報告され，VTE患者の特徴として「比較的若年」「女性」「車中泊」が指摘されています[2]．

　また，新潟県中越地震を調査した榛沢和彦医師らによる早期からの注意・啓発活動，そして報道機関（マスコミ）を巻き込んだ肺塞栓予防のための宣伝活動が功を奏し，被災者への疾患への認知が広まりました．そのことは，円滑な深部静脈血栓症（DVT）検診につながり，また，救急搬送される肺血栓塞栓症患者が劇的に減ったことが報告されています[3]．

　その他に，熊本県では侵襲的治療が可能な病院が機能を保っていたことと，ドクターヘリによって県外へ中重症患者の広域搬送がスムーズに進められたこと[3]も特筆すべきことです．

[*2]：静脈血栓塞栓症（VTE）は，深部静脈血栓症（DVT）と肺塞栓症（PE）をあわせた疾患概念．DVTは腸骨静脈，大腿静脈，鎖骨下静脈などの深部静脈に血栓ができることである．深部静脈の血栓が遊離し，血流に流され，右心房・右心室を通り，肺動脈に塞栓となりPEになる．DVTが原因でPEとなるため，それを1つの疾患概念として静脈血栓塞栓症（VTE）という（日本血栓止血学会用語集より作成）．

第 8 章　近年の注目すべき災害

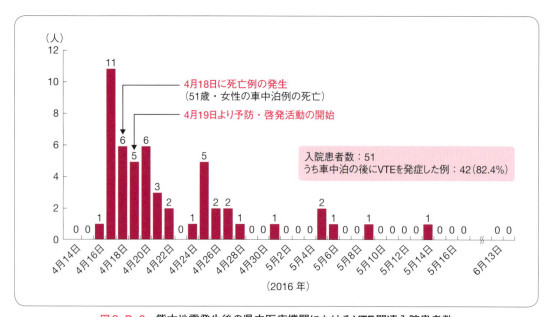

図 8-B-6　熊本地震発生後の県内医療機関におけるVTE関連入院患者数
（エコノミークラス症候群におけるKEEP受援マニュアル.2018年4月 熊本地震血栓塞栓症予防（KEEP）プロジェクト. p.20）

4 被災地における看護活動／支援の実際

> **column**
>
> ### 被災地病院の災害対応(初動対応・支援活動)
>
> 　2016(平成28)年4月14日21時26分，熊本地方は震度7の激しい揺れに襲われました．熊本赤十字病院では災害対応マニュアルに則り，直ちに災害対策本部と傷病者受け入れエリアを立ち上げ，翌15日まで一般外来や予定手術を中止して傷病者の治療にあたりました．並行して，当院の災害派遣医療チーム(DMAT)，救護班2個班を益城町に派遣し，被災地アセスメントおよび救護活動を行いました．夕方には通常モードに戻りましたが，16日1時25分に再び激しい揺れに襲われました．これが本震で，当院は震源地から3.5kmしか離れていませんでした．2度にわたる震度7の地震と救急棟の停電という予想外の事態に直面しましたが，これまでに培ってきた災害対応力と多くの支援で，この難局を乗り切ることができました．
>
> 　当院は自らも被災しながら救護班を派遣し，傷病者を受け入れるという最も困難な状況を体験することになりましたが，県外からのDMATや日赤救護班のいち早い活動開始のおかげで，基幹災害拠点病院としての役割を果たすことができました．また，4月21日から6月5日まで，全国の赤十字病院から病院支援の医師や看護師など304人が派遣されたおかげで，職員たちが自宅の片づけや罹災証明書の発行手続きを行い，当院の診療圏である被災地で職員による救護活動も展開することができました．
>
> 　本震発生直後の17日に，日本赤十字社本社より病院支援要員派遣の連絡がありました．これは東日本大震災時に石巻赤十字病院に対しても行われており，病院支援コーディネーターの同行が必須であるという経験知を得ていました．今回は本社の迅速な調整のもと，20日夕方には医師15人，看護師25人が熊本に到着し，翌日からほぼすべての看護単位で支援活動が始まりました．その後，コーディネーターとともに派遣人数や病棟配置人数，活動時間の調整，派遣要員の生活支援などを行い，被災者の気持ちに寄り添った看護を提供することができました．この経験から，病院支援は災害救護活動の重要な一形態であると実感しています．
>
> 　地震発生後には余震が続き，恐怖から多くの住民が車中泊を余儀なくされていました．そのため，深部静脈血栓症予防が重要となり，医療機関や行政，学会などが集まって「熊本地震血栓塞栓症予防プロジェクト」が結成されました．当院も医師，看護師が避難所を訪問して運動や弾性ストッキング装着方法の指導を行いました．この活動は現在も継続して行われています．また，集団生活をしている避難所に当院の感染対策チーム(infection control team：ICT)を派遣し，感染管理認定看護師が避難所運営に助言したり，ノロウイルスの集団発生に備えて院内の会議室に隔離室を準備したりという活動も行っています．
>
> 　外部からの医療支援は，被災地の医療機能が回復していくにつれて撤収していきます．地域によって撤収の時期は異なりますが，益城町および西原村において，当院の救護班が地元の医療機関に引き継ぐ役割を担うことができました．さらに西原村では，避難所の高齢者に対する健康生活支援や母子保健活動も実施することができました．これらはすべて，全国からのさまざまな支援なしでは行うことができなかった活動です．

column

DMAT から引き継いだ救護班での活動

　2016（平成28）年，熊本地震でのDMATの活動は，4月14日21時26分の前震後の23時18分，熊本DMATの要請に始まりました．さらに4月16日1時25分の本震後には，DMATが全国から要請され，約2,000人のDMAT隊員が熊本に参集しました．活動内容には，広域災害救急医療情報システム（emergency medical information system：EMIS）情報に基づき，1,500人を超える病院避難搬送が行われました．また，東日本大震災の教訓を活かし，DMATロジスティックチーム，日本集団災害医学会（現 日本災害医学会）コーディネートサポートチームが派遣され，急性期から亜急性期につながる指揮系統が立ち上がり，亜急性期でのさまざまな保健医療福祉にかかわる支援チームの調整体制が県，二次医療圏，市町村のレベルで確立しました[1]．保健・福祉ニーズにもおよぶ幅広い活動も行われ，災害時診療概況報告システム（J-SPEED）に基づく患者情報収集や避難所の生活環境の改善にも寄与されたと報告されています[1]（厚生労働省HP）．

　その中で，急性期から阿蘇地区の保健・医療・福祉ニーズを一括に把握・支援調整の体制を構築した阿蘇地区保健医療復興連絡会議（Aso Disaster Recovery Organization：ADRO）の活動がありました．ADROは ① すべては被災者のために，② 保健師を支える活動，をポリシーとして活動されました．筆者は発災から1か月後に，福井県の救護班として所属病院のDMATのメンバーとともにADROの組織下で活動しました．筆者は主に病院支援を中心に活動し，手術室や中央材料室での業務補佐をしながら被災地支援者である病院職員の声を聞いたり，病棟の夜勤では主に認知症患者の見守りを行いました．

　今回の支援活動を通して，「病院の受援力を備える」ことの必要性を改めて感じました．病院では，外部支援者が活動しやすいように，① 電子カルテに外部支援者が入力できるIDを発行，② 日勤や夜勤の看護業務の流れが記されたマニュアルを整備，③ 休憩室の確保などが整い，受援体制が整備されていました．被災地の病院職員とともに受援体制を構築した先発隊の活動があったからこそ，筆者らは活動しやすかったと思います．

　発災後迅速にこのような受援体制を構築するためには，平時から院内の他職種連携機能を発揮する体制を構築しておくことが必要と言えます．部署外の人が行う応援内容をピックアップしてマニュアルの整備や更新を行い，応援をもらうことに慣れておくことです．看護部のみならず，薬剤，検査，放射線，リハビリ，医療事務などの部署間を越えた他職種連携・応援体制を構築しておくことが重要です．災害時には混乱し職員が参集できず人材確保ができないため，応援し合わなければ対応できません．さらに災害の被害状況によって求められる病院機能が変わることが予想されます（阿蘇地区においても道路が寸断され，平時よりも重篤な急性期医療が求められていました）．そのため，病院全体で受援体制の構築と訓練を行い，きたる災害時に対応できるよう受援力を備える必要があります．

　外部支援者はさまざまな使命感や経験知を持って被災地に入りますが，被災地の文化や価値観に沿わない場合もあります．それは被災地支援者を疲弊させ，受援しにくい状況につながります．そのため，外部支援者として支援活動を行う際には，被災地の支援者と目的を共有し，その場の状況と対象のニーズに合わせられる柔軟性と，地域や組織の文化に沿った倫理観が必要と感じました．

column

被災地における地元保健師との連携

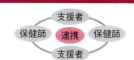

　熊本地震において日本赤十字社（以下，日赤）は，2016年4月下旬から7月まで，避難所で生活する被災者を対象とした物資・人的両面での健康支援事業を行いました．対象は被害が大きかったＡ村を中心とした被災6市町村でした．

　Ａ村での活動項目は開始順に，①乳幼児健診の再開，②育児広場の開催，③福祉避難所への全国の日赤病院からの看護師派遣による看護活動などでした．筆者は本事業における災害看護の専門家として参加し，企画および運営を行いました．ここでは事業コーディネートを被災地の保健師と行う中での地元保健師（県庁の保健医療行政関連部署勤務の看護職者，保健所勤務の保健師，Ａ村の保健師）との連携について述べます．

　4月下旬に事業の専従班が結成され，避難所での保健医療活動の企画を練りました．5月上旬に被災地の行政で企画案を説明し，Ａ村を管轄する保健所，災害担当部署責任者，保健師と会合を持ちました．しかし，すでに避難所ではさまざまな支援が入っており，ニーズはないと言われました．筆者は企画案を実施するという考えをひとまず止めて，Ａ村の保健師に避難所に限らず広く保健医療ニーズを聞くことにしました．なぜなら，支援者は被災者ニーズに沿うことが重要であり，支援の押し付けは保健師に混乱と不快感を与え，新たな苦しみを与えると判断したからです．その後，Ａ村の保健師を定期的に訪ね，保健医療での困りごとを話し合い，その中で乳幼児健診の再開依頼を受けました．健診準備を行う過程で，保健師と気軽に話せるようになり，信頼関係ができていきました．

　5月下旬に，福祉避難所で昼夜の看護活動を行っているある団体の支援が終了するため困っている，という話が出ました．このことは保健所保健師，県庁の看護職者とも共有され，被災地域全体の課題とされていました．加えて，Ａ村の保健師はこの看護活動について，夜間は被災者生活の様子から必要性は低く，地元救急病院体制が復旧し対応可能であり，日中だけにしたいと考えていました．筆者も同じ考えであり，何とかしなくてはならないと思いました．しかし，福祉避難所の運営責任者の考えは保健師と違い，被災者には夜間看護がまだ必要というものでした．そこで筆者は県庁の看護職者と話し合いました．そして保健所保健師とＡ村の保健師から依頼を受けて，Ａ村の福祉避難所の看護活動を引き受けることにしました．その後，運営責任者，保健所とＡ村の保健師，支援者の筆者と3者で話し合うことにしました．筆者は，過去の災害での避難所生活における健康維持について見識がある者として助言をする役割でした．会議ではそれぞれの意見は平行線をたどりましたが，被災者のセルフケア能力を引き出すこと，被災者同士の助け合いによる健康維持が重要であることで一致し，6月中旬に夜間看護を終了することで合意しました．

　日赤が福祉避難所での看護活動を行うようになってからも，筆者はＡ村の保健師との定期的な話し合いを続けました．筆者はこの活動から，平時の医療保健サービス提供の責任者は災害時においても責任者となりますが，多くの場合，災害時対応を熟知していないため，支援者が状況を概観しながら調整，助言を行うことが重要だと考えます．

column

避難所における生活支援

　熊本地震は，立て続けに起きた震度7の地震で家屋が数多く倒壊した地震でした．

　筆者は，災害看護支援機構（Disaster Nursing Support Organization：DNSO）から派遣された看護師として4月末〜5月の大型連休の間，Ａ中学校の避難所に入りました．体育館には多くの避難者が生活するかたわら，校庭には余震が不安で建物に入れず車中で生活をする方も見受けられました．すでに医療支援，行政支援，自衛隊が協働し懸命に支援を行っていました．

　筆者は，まず避難所の現状を把握し，刻々と状況が変化して行く中，今，どのような支援が必要なのかを看護の視点を持ちながら全体を見渡しました．5月の連休を利用し，全国からさまざまなボランティアの方々が次々と訪れ，座る間もなく対応に追われている避難所運営の責任者（以下，責任者）の方の疲れた表情が気になりました．

　避難所は，一時的に被災者の家となり生活の場となります．さまざまな制限が多い中でも，安全で安心できることが重要です．また，避難所を支援する側は，多職種がそれぞれの役割を尊重し，被災者の方にとって効果のある支援を提供することが大切です．加えて，被災地を思い遠方から来てくださるボランティアの方々が有効な支援を提供されることも，被災者の励みや心の支えになります．

　まずは被災者が避難所生活を少しでも安心して送れるように，責任者に支援の意向を確認しました．責任者は行政の職員で被災者でしたが，発災から避難所で寝泊まりし，常にその地域性を大切にされていました．近隣の人間関係などを配慮しながら，非日常的な中でも普段の生活のサイクルを取り戻したいという考えを持たれていました．

　筆者は責任者の意向をくみながら他職種と連携をとりながら生活環境支援を行いました．支援が重複しないように，時間や内容調整を責任者と行いました．その時間軸の中で，ボランティアの方に力添えしていただけるように調整を行いました．まず，ボランティアセンターとの連絡を密に行い，直接，避難所に来るボランティアの方には必ずボランティアセンターで登録をしていただきました．さらに他の避難所のニーズを確認し，できるだけ偏りがなく支援が分散できるよう関係者に協力を依頼しました．そしてボランティア期間中の安全も重視し，チームリーダーと即時連絡が取れるようにし，自己完結で実施していただきました．徐々に混沌とした状態がおさまり，日常の時間サイクルに落ち着きができ，被災者の方々も穏やかな様子が見られるようになりました．

　また，Ａ中学校の避難所は，復興に向けて自分たちが自立していくことに重点を置かれ，物資1つに対しても有効かつ無駄のないように使われていました．特に責任者の方は，避難所生活が長期化し，支援を受け続けることが当たり前にならないようにと，自身も含め被災者の感覚を大切にされていました．それを踏まえ，筆者はできるだけ工夫し，物干し，ごみ箱，引き出しなどを作り，生活がしやすいように環境を整えました．

　避難所の生活支援は，災害看護の知識や技術を踏まえた上で，形にとらわれない幅広い対応力，他職種を尊重し協働できる柔軟性，被災した現地の責任者や被災者の意向をくむことが重要です．そして自立や復興に向けて責任者と時間や支援内容を調整しながら寄り添う姿勢で生活をともにし，信頼を構築した上で支援することが大切だと考えます．

column

避難所での地元行政（役場職員）への支援

　熊本地震発災後，3か月が経った頃，ある避難所へボランティアとして支援に入りました．その地域の避難所運営は村役場が行っており，3か月経った時点でも日直と当直を5人ほどの職員の方で回していました．職員の方は，避難所と役場を行ったり来たりで両方の業務にあたっておられ，日々の仕事が進まないと話されていました．そのため，役場職員の方が日常業務を少しでもできればと，避難所内の仕事の1つである避難所の受付をすることになりました．

　その活動中に，日直担当の役場職員Aさんとお話する時間がありました．Aさんは，「明日から，地震が起きてから初めての2連休だ」と教えてくれました．

　Aさんは発災当日に中学校の体育館へ入り，そこから休みなしで支援されていたとのことでした．着の身着のままで体育館へ行き，家には帰れず，12日間もの間着替えもなく，避難してきた住民から靴下をもらったこともあったそうです．小さな地域の避難所であったためか物資が3日間届かず，目の前を物資が積まれたトラックが通り過ぎていき，夜は毛布1枚で床に横になっていたと話されました．そして，その当時で300人前後の住民が避難していたため，毎日60kgほどのお米を周辺地域に調達しに行き，ご飯を炊いておにぎりを握っていたそうです．それを役場職員3人で行っていたと聞きました．Aさんは，「一生分の根性を使い果たした」と淡々と話されていました．

　支援期間中のある日，住民が避難所内の居住スペースについて，Aさんに不満をぶつけていました．Aさんは，その住民に対してとても冷静に対応していました．

　それからさらに月日が経った12月に，筆者の知人がその地域へ行く機会がありました．後日，そこでの様子を聞くと「Aさん，仕事を休んでいるみたい」と教えてくれました．仕事を休んでしまうほど心も体も疲れていたのだと思い，とてもショックでした．2連休の過ごし方を話してくれたり，質問に対して丁寧に答えてくれたAさんが，心身の疲労で仕事を休んでしまう状態になるとは考えてもいませんでした．今，思い返すと，あの時のAさんの顔には表情が見られなかったことを思い出します．Aさんは冷静だったのではなく，感情を表すことができないくらい疲れきっていたのではないか，と思われます．あの時，なぜもっとAさんの発している信号を感じられなかったのかと悔やまれます．

　被災者でありながら支援者となる地元の行政職員や医療関係者などの忙しさは想像を絶するほどのものであり，こころのケアはとても大切なことだと思います．しかし，実際の問題としては，彼らの仕事を少しでも減らせるような支援が必要なのではないかと考えます．医療関係者などは，災害派遣医療チーム（DMAT）や医療救護班が派遣されることなどにより支援がされています．また，大きな都市や地域には，被災経験のある行政の方が支援に入るなどのニュースを耳にすることがあります．被災経験のある行政の方は，災害救助法や被災者生活再建支援法などの法に基づいた手続きの処理や，避難所を効率よく運営する方法など，災害時には必ず必要となる支援ができるのではないかと考えます．そこで，被災経験のある行政職員が区町村に派遣されるシステムをつくったり，国内の区町村で姉妹都市提携をするなどして，災害時にはその支援が区町村レベルの小さな地域まで届くような，確実に支援が実行される体制づくりが必要なのではないかと思います．

column
在宅における生活支援

　熊本地震発生から約4か月後，NPO法人 災害看護支援機構（Disaster Nursing Support Organization：DNSO）の一員として阿蘇郡A村に派遣されました．この村では，中長期活動の一環として住民の実態調査をするため，仮設住宅の訪問を行いました．住民が仮設住宅に移り住んですでに1か月以上が経過していましたが，役場では，住民1人ひとりの現状が十分に把握できていない状況でした．

　地域包括支援センターからの依頼で，全国から集まった社会福祉士のボランティアの方々と一緒に，一件一件，住民の実態調査に伺わせていただきました．私たち看護職に求められていることは，渡された仮設住宅調査書をただ埋めることではなく，人を人としてみることではないかと，活動前後の市の職員の方とのミーティングの中からも感じ取ることができました．

　訪問時は，住民の健康状態，精神状態，生活状況もできる限り確認することが重要だと思います．筆者は，先人の経験知・示唆を活かして観察を行いました．

　たとえば，表情や視線の方向，訪問時に出てくるまでの時間や戸の開け方，家の片付け具合でも健康状態・精神状態を把握することができます．居留守を使われる方も多いですが，不在と思われる場合でも家の周囲の状況からも生活状況を把握できます．電気やガスのメーターは動いているか，新聞や郵便物は溜まってはいないか，玄関先は散らかってはいないかなどの家の周囲の風景を観察することが大事だと思います．特にストレスでアルコール依存症になるケースも多いので，アルコール類の空き缶や空き瓶だけが散乱している状況を発見したら要注意です．仮設住宅は高齢者のひとり暮らしも多いので，こうしたきめ細やかな目配りや気配りが必要となってきます．

　また，A村はもともと，地域住民の絆が強く，コミュニティが確立されていた地域でした．外部からの支援において，この暮らしを尊重する視点が大切であり，地域文化に沿った介入が現地で受け入れられる要素の1つと考えます．しかし，仮設住宅に入ると，もともとの知り合いと離れて会えなくなってしまいます．外出が億劫になり相談もできずに孤独死が発生してしまう現状があります．仮設住宅において，震災関連による孤独死を防ぐためにはコミュニティづくりが最も重要と考えます．

　仮設住宅内のサロン（お茶の場）では，外部から集まったボランティアの方たちが次々に踊りや歌を披露していましたが，その中で，住民の方から「私たちは見たり聞いたりしたいのではない．私たちの話を聞いてほしいんだ」との要望がありました．そこで筆者は準備していた健康講話や簡単な体操は行わず，住民の方の話を傾聴することに努めました．支援はこちらの押し付けになってはいけません．常に相手の目線にたち，その人の声やこころの訴えに耳を傾ける姿勢を忘れてはいけないと思います．そして，被災者を集団としてみるのではなく，1人ひとりを大切にして寄り添うことだと強く感じます．

　最後に，地域包括支援センターの方から，「暮らしの視点で見てくれてありがとう」という言葉をいただいたことを励みとし，今後も見守り続けていきたいと思います．

column

避難所での高齢者（認知症）の服薬支援 ― 救護所薬剤師との連携 ―

　熊本地震の発生から約1か月後，日本看護協会の災害支援ナースとしてA町の高齢の避難者が多い避難所に派遣されました．日中の活動として看護支援ブースで避難者の健康相談をしていましたが，Bさん（80歳代，女性）は2日続けて血圧測定に来て，「便秘なので薬が欲しい」と話されました．便秘薬については，前日にも「ここには医師がいないから薬は渡せないので，同じ避難所内に開設されている日本赤十字社の救護所で相談するように」と伝えていましたが，Bさんは昨日のことはすっかり忘れており，一緒に救護所に行くことにしました．

　救護所の医療支援者はBさんを見るなり「また来たの？」と笑顔で迎えており，Bさんは救護所の常連であることがわかりました．薬剤師は便秘薬はすでに渡しておりまだ残っていると思うが，気がかりな点があるので一度Bさんの生活場所まで同行したいと話しました．そこでBさんの了承を得て，薬剤師とともにBさんの生活場所に行って確認したところ，便秘薬の薬袋のほかに，甲状腺機能低下症治療薬の錠剤が入った薬袋が見つかりました．Bさんに尋ねると，薬は息子家族（別居）が持ってきてくれると話し，薬剤師が処方日と残薬を確認すると，服薬していない日があるようでした．甲状腺機能低下症治療薬については毎日服用することが必要であり，Bさんは1人で避難生活を送っているため，何らかの見守りが必要だと考えられました．

　Bさんの状況については，避難所内で毎朝行われる医療支援者（救護所：看護師，薬剤師，派遣保健師，災害支援ナース）のミーティングで共有し，救護所で配布している「お薬手帳」を活用して見守っていくことになりました．具体的には，Bさんの健康チェックを災害支援ナースが継続的に行うこととし，その際に服薬の状況を確認してお薬手帳に記録することにしました．また，避難所内の避難者マップを作成しているところだったので，Bさんの情報をプロットして健康チェックが漏れないようにしました．Bさんの件については，今後も救護所医療支援者，派遣保健師，災害支援ナース間で共有し，次クールの支援者に確実に申し送ることを申し合わせました．

　救護所と避難所は別々に運営され，役割分担していることが多いです．そのため救護所の薬剤師は，Bさんが認知症かもしれないと思いつつ，自ら避難所内に立ち入って確認するということはなかなかできなかったと話してくれました．Bさんのように一見して認知症とはわからない高齢者には，支援の目と手が届かないこともしばしばあります．今回は薬剤師がBさんの状況が気になったことを発端に支援に結びつきました．Bさんのような支援を必要とする高齢者を見過ごさないためにも，組織や役割を越えて，支援者間の気づきや情報をタイムリーに共有し，支援につなげていくことが重要です．

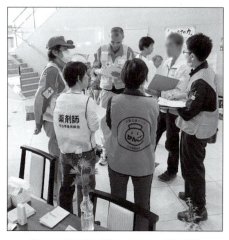

朝の医療支援者ミーティングの実際

column

被災地域の看護系大学の対応

　新学期になって間もない4月の夜中に，震度7の揺れが1日おいて2回発生しました（熊本地震）．災害直後に最も優先されるのは学生や教職員の安否確認です．地震直後は電話やインターネットは使用できなかったのですが，LINEはつながりました．本学看護学専攻では連絡網をLINEで作成していたので，翌朝には全員の無事を確認でき，地震後の安全確保（近くの安全な避難場所）や授業開始時期などの指示を迅速に学生に届けることができました．地震後には，大学全体でもメールによる安否確認システムが構築され，学生や教職員に対する周知とシステムのトライアルが行われるようになりました．

　すべての講義室や研究室で地震による転倒防止対策を施していましたが，震度7の地震は固定具周辺の壁を壊し，壁ごと本棚などを倒して壊してしまいました．同じ建物でも地盤などによって揺れ方が異なったのか，被害の大きさはさまざまでした．いずれにしても，ドアを塞がないような物の配置や耐震・転倒防止対策の重要性をひしひしと感じました．

　揺れによって屋上の貯水タンクが倒れたり，天井の配管がずれ，大量の漏水により水浸しになった研究室や学生アパート・マンションもありましたが，学生ならびに教職員一同，擦りキズ程度で大きな人的被害は免れました．大学の体育館が市の避難所になり，近くの地域住民が避難して来られました．その中には身体障害者の方もおられたので，教員のつてで入所できる施設を紹介したり，ボランティアとして教員と学生で避難者の健康チェックなどを行いました．

　授業再開は5月の大型連休明けでした．講義室では，プロジェクターやDVDなどの視聴覚器材が揺れによって作動しなくなったものもありました．授業中も大きな余震が続き，ハラハラする中での講義・演習が続きました．一部，不安を抱えた学生もいましたが，外見だけではわからないため，学生全員を対象にアンケート調査と担任による個別面接を行いました．そして，不安の強い学生は担任によるフォローを行い，必要に応じて専門家への紹介なども行いました．また，不足していた避難所の毛布や紙オムツなどについては演習用に備蓄していた物品を提供したため，授業再開直後は演習物品が不足し，大慌てで新たに購入しなければなりませんでした．

　一番大変だったのは，臨地実習の調整でした．病院の倒壊に伴い周辺病院の入院患者数が増え，看護実習生の受け入れが困難になった病院もありました．病院実習が前期に開講されていた大学では，新たな実習施設の開拓や，1つのグループの学生人数を減らして対応がなされました．小児看護学実習や母性看護学実習では実習可能な病院が少ないため，調整が大変でした．筆者らの大学の公衆衛生看護学実習は，被害の最も大きかった地域を管轄する御船保健所で行う予定になっていました．熊本県内でも地震により被害を受けた地域は限られていたため，被害の少なかった地域を管轄する保健所に変更していただき，実習を終えることができました．遠くの実習施設に行ったり，授業時間を確保するために夏休みはほとんどない状態でしたが，どの教育機関も教育の質を落とさないよう関係機関と連携しながらどうにか乗り越えることができました．

　災害はいつ起こるかわかりません．大学内にいる場合，大学外にいる場合を想定して，どのように行動すべきかのシミュレーションを平常時にしておくことが大切です．

C. 九州北部豪雨

1 概　要

a 豪雨災害の発生状況

　2017年7月5日から6日にかけて降り続いた大雨により，九州北部の熊本県と大分県を中心に大きな被害がもたらされました．その被害は，① 過去に経験したことのない大量の雨が降ったこと，② その降雨により河川の氾濫と山地の崩壊が各所で発生したこと，③ それに伴って大量の流木と流出土砂が発生したこと，が原因でした．

1) 降雨の状況

　同年6月30日から停滞していた梅雨前線に湿った空気が流れ込み，積乱雲が次々と形成される状況が生まれ，過去の記録にない大量の雨が短時間に集中して降っています．福岡県朝倉市の被災地では，1時間雨量で100 mm，24時間雨量で800 mmを超える雨が観測されています（図8-C-1）．

2) 流木と流出土砂の状況

　今回の豪雨では，300か所以上で起きた土石流やがけ崩れなどにより，膨大な量の土砂と樹木が流出しています．国土交通省によると，土砂量は約1,000万m³，流木量は約21万m³で，いずれも最大級の流出です．土砂量は，2014年の広島豪雨災害の20倍にあたります．

　この大量の土砂や流木は，河川を埋め尽くし，水をダムのようにせき止めて水位上昇をもたらすダムアップを引き起こして，河川の氾濫を招きました．また，家屋や農地の中に大量に流れ込んで，甚大な家屋被害や農業被害を招いており，救助や復興の妨げにもなっています．

　この土砂や樹木の大量流出の原因としては，第一に大量の雨が降ったことが指摘できます．それに加えて，火山灰が積もった崩れやすい軟弱な地質であったこと，植林の根が浅く倒れやすくなっていたことが指摘できます．なお，樹木の根が浅くなっていたことについては，林業の衰退により間伐が十分に行われなくなったことが影響しています．

b 人的被害の発生状況

　消防庁の報告（2018年1月）によると，死者が40人（うち1人は災害関連死），行方不明者2人，負傷者34人の人的被害が発生しています．原因別でみると，土石が流れ込んで犠牲になった人が20人強，洪水で流されて犠牲になった人が20人弱となっています．

　山間部や支流域で死者が発生しており，とりわけ流木が大量に流れ込んだ福岡県朝倉市の赤谷川流域における犠牲者が多いです．

　また，30人以上の人が家の中にいて犠牲になっています．土石流や洪水が一瞬のうちに押し寄せ，逃げる余裕のなかったことを物語っています．こうした土砂災害については，

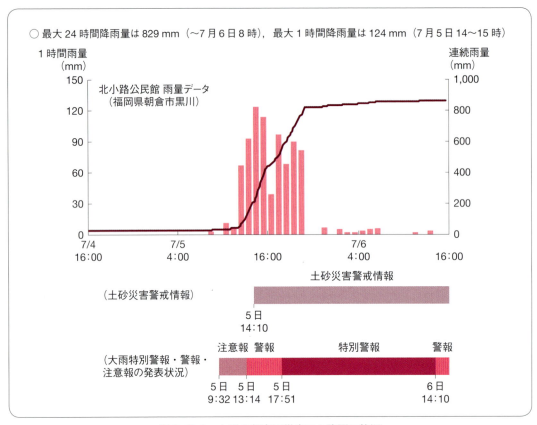

図8-C-1　九州北部豪雨災害での降雨の状況
(国土交通省水管理・国土保全局砂防部：平成29年7月九州北部豪雨による土砂災害の概要〈速報版〉Vol.6, 2017)

　早めの避難を心がけることが命を守る術なのですが，雨足が急速に強まったこともあり，避難の勧告や指示の発令・伝達が遅れたことが，逃げ遅れの原因として指摘できます．
　今回の被災地は，2009年と2012年にも豪雨災害の被害にあっています．その過去の豪雨時の経験をプラスに活かしたところと，マイナスに作用させてしまったところがあります．前者は，経験を活かして集落ぐるみの早めの避難を心がけて犠牲を防いでいます．後者は，以前も大丈夫だったから今回も大丈夫と思い込んで避難せず，犠牲を生んでいます．災害時においては「空振り覚悟の早めの自主避難」の大切さを再確認しておきましょう．
　なお，死者の年齢をみると，70歳代が10人，80歳代が13人，90歳代が2人と，その半数以上が70歳以上です．高齢者が孤立して暮らしている中山間地の実態が，高齢者の犠牲につながっています[1]．

c 家屋，その他の被害の状況

　大量の土砂が家屋のみならず農地や果樹園に流入したことにより，深刻な家屋被害と農業被害が生まれています．それに加えて，道路寸断で孤立した集落も多く，全体として復旧や復興が遅れており，その遅れに伴う生活への支障などの間接被害も生まれています．

1) 家屋被害の状況

濁流や土砂，さらに流木が浸入したことにより，家屋被害が福岡県の朝倉市と東峰村，大分県の日田市などで発生しています．消防庁（2018年1月）によると，朝倉市や東峰村などがある福岡県では全半壊が1,104棟と多く，日田市などがある大分県では，浸水家屋が1,041棟と多くなっています．朝倉市や東峰村では，山間地での土砂災害による家屋被害が倒壊の多さにつながり，日田市では，市街地での河川氾濫による家屋被害が浸水の多さにつながっています．

2) 農業被害の状況

今回の豪雨災害の特徴の1つとして，農林業の被害が大きかったことが指摘できます．農業では，福岡県だけで農地と農業施設を合わせて，約389億円の被害があったとされています（2017年8月現在）[2]．被災地では，ネギやニラなどの野菜栽培，梨，柿やイチゴなどの果樹栽培が盛んで，農地や果樹園，ビニールハウスに土砂や流木が流れ込んで，大きな被害を生んでいます．

3) 生活被害の状況

今回の災害では，応急仮設住宅（102戸）の建設や公的な住宅の提供などが迅速になされたことにより，避難所での厳しい生活の長期化は避けられています．大分県では2017年8月末，福岡県では実質的に同年10月末に避難所の解消がはかられています．その一方で，土砂の撤去などのために復興が大幅に遅れ，発表から7か月が経過した段階でも，住宅を失った500世帯のほとんどが，みなし仮設住宅などでの避難生活を強いられる状況です．住宅再建の遅れによる生活苦が被災者を悩ませています．

住宅再建の遅れということでは，第一に被災家屋からの泥出しや被害の認定調査に時間がかかりすぎて修理や再建にすぐには手を出せなかったことと，第二に住宅再建コストの高騰もあって再建費用の捻出ができなかったことを，遅れの原因として指摘しておきます．ところで，被災者生活再建支援法では，被災家屋が全壊と認定された場合には，300万円の支援金を受けられますが，土砂が家の中に入りこんで取り壊すしかない場合では，被害認定基準の欠陥ゆえに全壊の扱いを受けることができず，再建に苦しむ結果を招いています．

引用・参考文献 （番号が付いてるものは引用文献や本文対応の参考文献. その他は項目全体の参考文献）

A-1. 概要（東日本大震災）

1) 総務省消防庁：平成23年(2011年)東北地方太平洋沖地震（東日本大震災）について（第155報）(https://www.fdma.go.jp/bn/higaihou/pdf/jishin/155.pdf).【2019年2月20日閲覧】
2) 日本火災学会 編：2011年東日本大震災火災等調査報告書. 日本火災学会事務局, 2015.
3) NHKスペシャル：シリーズ東日本大震災"震災失業"12万人の危機(www6.nhk.or.jp/special/detail/index.html?aid=20120107).【2019年2月20日閲覧】
4) 警察庁：東日本大震災と警察(https://www.npa.go.jp/archive/keibi/syouten/syouten281/pdf/ALL.pdf).【2019年2月20日閲覧】
5) グラフで見る被災状況(http://www5d.biglobe.ne.jp/~kabataf/higasinihonn_daisinnsai/higasinihon_higai.htm).【2019年2月20日閲覧】
6) 社会実情データ図録：図録 東日本大震災の男女・年齢別死者数(http://honkawa2.sakura.ne.jp/4363f.html).【2019年2月20日閲覧】
7) 復興庁：東日本大震災における震災関連死の死者数（平成29年3月31日現在）(http://www.reconstruction.go.jp/topics/main-cat2/sub-cat2-6/20170630_kanrenshi.pdf).【2019年2月20日閲覧】
8) 石巻赤十字病院：石巻赤十字病院の100日間. 小学館, 2011.
9) 内閣府防災担当：東日本大震災の避難所生活者数の推移について(http://www.bousai.go.jp/taisaku/hinanjo/h24_kentoukai/1/pdf/8.pdf).【2019年2月20日閲覧】
10) 復興庁：避難所生活者・避難所の推移（東日本大震災, 阪神・淡路大震災及び中越地震の比較）（平成23年10月12日）(http://www.reconstruction.go.jp/topics/hikaku2.pdf).【2019年2月20日閲覧】
11) 内閣府被災者生活支援特別対策本部：3県全避難所に対する実態把握結果について, 2011. 4.
- 内閣府：平成24年度防災白書(http://www.bousai.go.jp/kaigirep/hakusho/h24/index.htm).【2019年2月20日閲覧】
- 消防庁：平成24年版消防白書(http://www.fdam.go.jp/html/hakusho/h24/h24/index.html).【2019年2月20日閲覧】
- 復興庁：東日本大震災からの復興の状況に関する報告（国会報告）. 平成24年(http://www.reconstruction.go.jp/topics/241120_3.html).【2019年2月20日閲覧】
- 総務省消防庁：東日本大震災記録集(http://www.fdma.go.jp/concern/publication/higashinihondaishinsai-kirokushu/index.html).【2019年2月20日閲覧】

A-2-a. 津波での疾病構造

1) Crawford DA, et al：Modeling the asteroid impact and tsunami. Sci Tsunami Haz. 16 (1)：21-30, 1998.

A-2-b. 放射能汚染と被ばく

1) 県民健康調査課 — 福島県ホームページ：県民健康調査について(https://www.pref.fukushima.lg.jp/site/portal/ps-kenkocyosa-gaiyo.html).【2019年2月20日閲覧】
2) 財団法人原子力安全研究協会：緊急被ばく医療ポケットブック. 平成17年3月.
3) 環境省：「放射線による健康影響等に関する統一的な基礎資料（平成26年度版）」第1章 放射線の基礎知識と健康影響.

A-3. 災害関連死（東日本大震災）

1) 復興庁：東日本大震災における震災関連死の死者数（平成30年3月31日現在調査結果）平成30年6月29日(http://www.reconstruction.go.jp/topics/main-cat2/sub-cat2-6/20180629_kanrenshi.pdf).【2019年2月20日閲覧】
2) 復興庁（震災関連死に関する検討会）：東日本大震災における震災関連死に関する報告. 平成24年8月21日(http://www.reconstruction.go.jp/topics/240821_higashinihondaishinsainiokerushinsaikanrenshinikansuruhoukoku.pdf).【2019年2月20日閲覧】

A-4-column：被災地病院の集中治療室（ICU）における初動対応の困難さ

1) Norcross ED, et al：Impact of a major hurricane on surgical service in a university hospital. AmSurg, 59 (1)：28-33, 1993.
- 小井土雄一：厚生労働科学研究費平成25年度総括研究報告書「東日本大震災における疾病構造と死因に関する研究」.
- 厚生労働省医政局地域医療計画課長：日本DMAT活動要領の一部改正について（医政地発0331第1号）. 平成28年3月31日.

B-1. 概要（熊本地震）

1) 消防庁 応急対策室：熊本県熊本地方を震源とする地震（第120報）. 平成30年10月15日.
2) 中央防災会議防災対策実行会議：「熊本地震を踏まえた応急対策・生活支援策の在り方について」（報告書）. p.16-21, 平成28年12月.
3) 平成28年熊本地震に関する災害対策本部会議 資料：平成28（2016）年熊本地震等に係る被害状況について（第283報）. 平成30年10月22日.
4) 株式会社サーベイリサーチセンター：熊本地震被災地における避難状況およびニーズ調査, 2016年5月17日.
5) 平成28年熊本地震に関する災害対策本部会議 資料：平成28（2016）年熊本地震等に係る被害状況について（第210報）. 平成29年1月19日.
6) 毎日新聞：「熊本地震 — 福祉避難所機能せず 利用わずか104人」. 毎日新聞社, 2016年4月25日.
7) 毎日新聞：「熊本地震 — 震災関連死, 11人が被災後に車中泊」. 毎日新聞社, 2016年11月15日.

B-2. 健康被害（熊本地震）

1) 熊本地震血栓塞栓症予防プロジェクト：エコノミークラス症候群に関するDVT検診結果及びフォローアップ一斉検診（https://www.pref.kumamoto.jp/common/UploadFileOutput.ashx?c_id＝3&id＝16134&sub_id＝2&flid＝71739）.【2019年2月20日閲覧】

2) 日本生気象学会：日常生活における熱中症予防指針 ver.3. p.2, 2016.

3) 日本救急医学会 熱中症に関する委員会：熱中症診療ガイドライン2015. 日本救急医学会, 2015.

・ 内閣府ホームページ：平成28年（2016年）熊本県熊本地方を震源とする地震に係る被害状況等について（平成28年12月14日18時00分現在）（http://www.bousai.go.jp/updates/h280414jishin/pdf/h280414jishin_37.pdf）.【2019年2月20日閲覧】

・ 熊本県：平成28年熊本地震に関する県民アンケート調査 結果報告書, 51-73, 熊本県知事公室 危機管理防災課, 2017.

・ 熊本県ホームページ：入院を必要とした「エコノミークラス症候群」患者数（平成28年5月16日〜20日公表分）（http://www.pref.kumamoto.jp/common/UploadFileOutput.ashx?c_id＝3&id＝15568&sub_id＝28&flid＝69911）.【2019年2月20日閲覧】

B-3. 災害関連死（熊本地震）

1) 熊本県災害対策本部：平成28（2016）年熊本地震等に係る被害状況について（第225報）, 平成29年3月21日発表によるデータより.

2) エコノミークラス症候群におけるKEEP受援マニュアル. 2018年4月 熊本地震血栓塞栓症予防（KEEP）プロジェクト（http://keep2017.umin.jp/img/juen/manual.pdf）.【2019年2月20日閲覧】

3) 前原潤一：2016年熊本地震後の肺血栓塞栓症例について. 日本血栓止血学会誌, 28（6）：675-682, 2017.

B-4-column：DMATから引き継いだ救護班での活動

1) 厚生労働省：第4回医療計画の見直し等に関する検討会 資料2「熊本地震報告」（平成28年9月9日）.

C. 九州北部豪雨

1) 総務省消防庁：平成29年6月30日からの梅雨前線に伴う大雨及び台風第3号の被害状況及び消防機関等の対応状況について（第77報）. 平成30年10月31日.

2) 福岡県：平成29年7月九州北部豪雨における災害対応に関する検証結果報告書. 平成30年3月.

・ 京都大学防災研究所 編：2017年九州北部豪雨災害調査報告書. 2018年3月30日.

おわりに

「国内外で災害が頻発しています」という言葉は，数十年も前から，あらゆる災害関連書籍の冒頭に書かれています．そのくらい平成の時代も多くの災害に見舞われました．平成という元号は，平成31（2019）年4月30日で終わりになりますが，この平成最後の年も，大阪北部地震，平成30年7月豪雨，北海道胆振東部地震など甚大な災害が発生しました．そのような災害が多発する中で，重要視されてきているのが災害看護であろうと思います．災害は生命の喪失だけでなく，人間の尊厳や生きる意欲までも奪ってしまいます．また，直接死だけでなく，災害関連死・孤立死・衰弱死なども増え続けています．このように，せっかく助かった命が失われていく現状は見過ごすことができません．防ぎ得る死や復興災害をいかになくすか．今，まさしく，災害の時代を迎え，どうすればかけがえのない1人1人の命が救えるかを考えなければならないと思います．

ここで，前提として理解しておかなければならないことがあります．それは，昨今の災害の巨大化・広域化・甚大化・複雑化です．また，その傾向は今後もさらに続いていくであろうということです．10〜20年以内に大災害の発生が予測されていることは周知のとおりです．この災害の巨大化・広域化などは，被災者の生活に長期的なダメージを与え続けます．

たとえば，東日本大震災において，避難所は，8か月間設置された箇所もあり，避難所における過酷な生活ストレス状態は長期間継続されました．応急仮設住宅では，大切な家族や住み慣れた家を失い生きる意欲を失った人々，自力で生活展望を考えることが困難な高齢者の孤立死や閉じこもりなどが発生しました．孤立死・自殺の原因は，コミュニティの喪失または希薄化，被災者が孤立しやすい環境，震災によるストレス障害や生活環境の変化などによる被災者のメンタルヘルスの悪化が主であろうと考えられます．

阪神・淡路大震災においても震災後2〜3年後から自殺者が急増しましたが，このような孤立死や自殺者の急増は，今日の大規模な災害による被害の甚大さ，避難所環境の劣悪さ，避難所・応急仮設住宅の設置期間の長期化に作因するとも考えられます．事実，東日本大震災から7年が経過した今もなお，7万3千人の人々が避難生活を余儀なくされ，故郷に戻ることができずにいますし，新しい住まいに引っ越した高齢者の孤立死は増加の傾向にあります．

そこで，地域全体で暮らしを長期的にどう支えるかが重要になります．基本的欲求としての食事・排泄・睡眠などの環境をどう整えるか，被災者が主体となったコミュニティ形成をどう考えるか，避難所−応急仮設住宅−災害公営住宅などの環境変化への対応や地域とのつながりをどう保つか，生きがいづくりをどのように支えていくかなど，災害看護における課題は山積みです．

本書では，災害看護の基礎的知識や災害看護の実際，そして災害看護活動とともに学んできた筆者たちが，災害時に何を考え，どのような理念や希望を共有してきたのかも学ぶことができます．本書を読まれた方々からご意見やご批判をいただき，ご指導いただければ幸いです．

2019年2月

酒井明子

索 引

＊太字の頁数は重要頁を示す.

日本語

あ

赤エリア	57, 121
亜急性期	73
——の看護	74
アクションカード	152
アセスメント	205
阿蘇地区保健医療復興連絡	
会議	198, 284
圧挫症候群	6, 36
安全確認	116
安全確保	149
安全な避難行動	161
安全の管理	128
安定化処置（治療）	54, 121
安否確認	161, 180
アンリ・デュナン	16

い

いじめの問題，被災児の	176
伊勢湾台風	6
遺族ケア	223
遺族支援	224
一次トリアージ	56, 58
一時避難所	125, 252
一般基準	99
一般法	98
異文化理解	200, 203
医療依存度	143
医療機関（病院）	58
医療資源	116
医療施設の業務能力	149
医療需要	51
医療ニーズ	116
医療の継続	116, 149
インタープロフェッショナル・	
ワーク	84
インフルエンザ	43, 127

う

有珠山爆発	28
雲仙普賢岳噴火	28

え

衛生管理	44
エコノミークラス症候群	40, 126,
	278, 281

お

応急仮設住宅	143, 288
——における健康問題	144
——の供与	99
応急借上げ住宅	111
応急処置	103, 137
大型交通事故	29
御巣鷹山日航機墜落事故	6
オストメイト	183
汚染管理区域	258
汚染創傷	35
オールハザードアプローチ	153
御嶽山噴火	28

か

外国人	177
——への看護	177
介護保険	104
外傷，災害時の	35
外傷後ストレス障害	6
外傷の手当て	137
開発途上国	11, 200
外部支援者	227
——の連携	197
解剖学的評価	60
隔離スペース，感染症の	43
がけ崩れ	291
火災対応	155
火砕流	28
火山噴火	28
仮設トイレ	127, 133
学校防災	157
活動理論	242
瓦礫の下の医療	36
看護基礎教育	234
看護研究	241
看護師によるトリアージ	56
看護者の倫理綱領	79, 122
看護専門職	18
看護ボランティア	90
看護理論	238
看護倫理	76
感染管理認定看護師	283
感染症	43, 133
——の集団発生	27
感染対策チーム	283
感染予防	46
感染リスク	43

感染

感染流行の早期発見	46
関東大震災	5
干ばつ	12

き

黄エリア	57, 121
飢餓	12, 200
機関間常設委員会	13, 220
危機的ストレス	212, 228
基礎的ストレス	228
救急医療	51
救急看護	69
救急指定病院	51
救護区分	117
救護所	58, 135
——の開設	136
救護団体	16
救護班	99, 135
——の派遣	100
九州北部豪雨	291
救助	99
急性期	73
——の看護	72, 116
——の国際救援活動	200
急性腎不全	36
急性ストレス反応	215
急性肺血栓塞栓症	25
救命救急医療	70
共感，こころのケアの	218, 225
共助	9, 89, **147**
行政職員へのこころのケア	231
業務継続計画	116, **151**
業務ミーティング	229
局地型災害	55
緊急災害対策本部	98
緊急時区域	34
緊急防護措置を準備する区域	34

く

熊本地震	7, 39, **274**
熊本地震血栓塞栓症予防	
プロジェクト	279
クラスターアプローチ	200
クラッシュシンドローム	6, **36**
グリーフケア	224
黒エリア	57, 121
黒タグ傷病者	65
黒タグの記載	66

グローバル化　177, 206

け

ケアマネジャー　106, 198
ケアリング　64, 202
傾聴，こころのケアの　218, 225, 231
結核　43
血糖コントロール　181
健康・生活調査　111
健康教育　46
減災　71, 107, **146**
原子力発電所　34
原発災害　270

こ

広域医療搬送　54
広域災害救急医療情報システム　49
広域避難　34
豪雨　26
豪雨災害　291
高エネルギー外傷　30
航空機事故　30
高次脳機能障害　172
公衆衛生　107
公助　9, 147
甲状腺がん　34, 255
洪水　27
行動規範　14, 17
行動特性　70
高リスクの被災者　39
高齢化　11
高齢者　127, 128, 142
　——の活動低下　264
　——の服薬支援　289
　——への看護　169
高齢者うつ病　187
高齢者保護　104
呼吸器感染症　43
呼吸・循環の維持　117
国際援助活動　200
国際看護師協会　70
国際救援活動　13, 200, 203
国際協力機構　201
国際緊急援助隊　201
　——の派遣に関する法律　14
国際原子力機関　34
国際原子力事象評価尺度　255
国際交流協会　178
国際災害対応法　15
国際赤十字　14
国際赤十字・赤新月運動および
　災害救援を行う非政府組織
　（NGO）のための行動規範　17

国際赤十字・赤新月社連盟　13, 17
国際防災の10年　13
国際連合平和維持活動等に
　対する協力に関する法律　14
国内型緊急対応ユニット　7
国連災害評価調整チーム　13
国連人道問題調整事務所　13
国連難民高等弁務官事務所　13
こころのケア　70, **212**
　——，遺族への　223
　——，行政職員への　231
　——，高齢者への　170
　——，支援者への　227
　——，被ばく時の　259, 269
　——，母子への　270
こころのケア活動　217, 221
こころの専門家との連携　220
こころのトリアージ　216
こころの評価　175
互助　9
コソボ難民　15
国境なき医師団　17
孤独死　125, 142
子ども　174, 269, 270
　——への看護　174
個別計画　96
個別避難計画　171
コミュニティ形成の支援　145
コミュニティ構築　142
コンパートメント症候群　36
コンピテンシー　70, 86

さ

災害　22
　——，世界の　10
　——，日本の　8
　——の種類　22
　——の定義　22
　——の歴史　2
災害遺族　225
災害医療　48
災害医療コーディネーター　**50**, 199
災害医療コーディネート制度　50
災害医療支援マニュアル　262
災害医療体制整備　48
災害看護　68
　——の課題　234
　——の専門看護師　4
　——の定義　68
　——の発展　16
　——の役割　70, 72
　——の理論　238
災害看護学の研究　241

災害看護教育　234
災害看護教育方法　235
災害看護グローバルリーダー
　養成プログラム　237
災害看護専門看護師制度　235
災害看護分野の人材育成　234
災害関連死　**38**, 105, 251
　——，熊本地震の　281
　——，東日本大震災の　259
　——の発生場所　38, 281
災害関連法規　97
災害救護　9
災害救助法　3, 98
災害拠点病院　**48**, 149
災害現場　58
災害公営住宅　145
災害サイクル　23, 72
　——からみた災害医療　23
災害支援者のストレス　227
災害支援ナース　3, 18, **90**, 264
災害時健康危機管理支援チーム　189
災害時診療概況報告システム　284
災害時の医療対応　51
災害時の外傷　35
災害時のこころのケア　226
災害時の出産　176
災害時の保健活動　189
災害死亡者家族支援チーム　224
災害時優先電話　161
災害情報　92
災害脆弱性　8
災害対応　153
災害対策　151
　——の歴史　2
災害対策基本法　3, 8, 92, **97**, 146
　——の見直し　9
災害対策本部　98, 122
災害対策マニュアル　151
災害弔慰金　38, 277
災害派遣医療チーム　23, 49, 73, 100, 140, 195
災害派遣精神医療チーム　220
災害発生時のフローチャート　119
災害復興　141
災害ボランティア　89
災害ボランティアセンター　89
災害用伝言サービス　161
サイコロジカル・ファースト
　エイド　216, 226
在宅医療患者　42
在宅酸素療法　179
在宅支援　143
在宅人工呼吸療法　179

在宅避難者の看護	143	傷病者観察	137	誠実の原則	77
在宅療養	143	情報収集	135, 217	正常性バイアス	94, 162
在宅療養者	180	情報処理プロセス	94	精神障害者	**173**, 268
サバイバーズ・ギルド	213	情報通信技術	207	精神保健・心理的支援の支援	
産業事故	30	情報伝達，災害状況下の	93	体制	221
惨事ストレス	227	静脈血栓塞栓症	281	生理学的評価	60
暫定基準値	255	初期救急	202	世界災害看護学会	19
		初期救急医療機関	51	世界の災害	10
し		職員参集	124	世界保健機関	107, 201
支援看護師	199	職種協働	85	赤十字	16
支援金	100	褥瘡患者	185	赤十字国際委員会	16
支援者支援	231, 267	食糧の備蓄	160	赤十字社	17
支援者に対する支援体制	230	女性への配慮，避難所での	128	セルフケア	229
支援者のストレス	227	除染	258	遷延一次閉鎖	35
支援者のストレス反応	229	ショートステイ	104	善行の原則	76
視覚障害	171	自律の原則	76	仙台防災枠組2015-2030	13
自主避難	292	人為災害	22, **29**	前兆期	73
自主防災組織	157	人工肛門・人工膀胱	184	全病院避難訓練	262
自主防災力	146	人工呼吸療法	179	せん妄	169, 187
自助	9, 147	震災いじめ	176	専門看護師	235
地震	24	震災関連病	251	専門職者間の連携・協働	84
地震対策	159	震災障害者	251	専門職ボランティア	89
自然災害	8, 22, **24**	震災ストレス	39		
肢体不自由	171	新生児	177	**そ**	
自宅の備え	159	身体障害者	171	喪失体験	226, 271
自宅避難者	42	心的外傷後ストレス障害	174,	創傷感染	35, 254
市町村地域防災計画	146		213, **215**	ゾーニング	258
シックデイ	181	心肺停止	121		
指定行政機関	146	深部静脈血栓症	25, **278**, 281	**た**	
指定公共機関	3, 146	深部静脈血栓症予防	283	大規模広域災害	55
指定避難所	**125**, 252	心不全	39	耐震診断	159
シーバーン災害	30	心理的応急処置	216	台風	27
シーベルト	32	診療の補助	103, 122	多言語による情報提供	177
地元行政への支援	287			多(他)職種連携	85, 192, **196**
社会福祉協議会	198	**す**		多数傷病者の受け入れ	119
車中泊	40, 278	3T	53, 73	脱水症状	169
車中避難	40	水害	26	竜巻	27
ジャパン・プラットフォーム	15	スティグマ	222	段ボールベッド	277
住宅再建	293	ストーマ保有者	183	弾力的運用，介護保険の	104
集団災害時の感染予防	46	ストレス	212		
集団生活の衛生環境	126	ストレスチェック	231	**ち**	
集団のアセスメント	217	ストレス反応	212, 220	地域特性への理解	203
集中治療室での災害対応	263	ストレスマネジメント	229	地域包括支援センター	192
受援体制の構築（整備）	10, 42	スフィア・ハンドブック	10, 14	地域防災	71, 148, **156**
受援力	284	スフィア・プロジェクト	253	地域防災活動	163
手指消毒	43	スマトラ島沖地震	12	地域防災訓練	171
受傷機転	60			地域防災計画	9, 146
出産，災害時の	176	**せ**		チェルノブイリ原子力発電所	
受容，こころのケアの	225	静穏期	73, 146	事故	32, 255
巡回診療	134	――の看護	75, 146	地下鉄サリン事件	6
障害者	128, 170	生活再建	141	地球温暖化	11
――への看護	170	生活再建ストレス	212	地区防災計画	95
消化器系ストーマ	184	生活支援相談員	144	知的障害者	172, 265
傷病者	128	正義の原則	76	地方型災害	23

チーム医療	84
中央防災会議	8, 146
忠誠の原則	77
中長期の看護	141
中長期の国際救援活動	203
聴覚障害	171
長期フォローアップ	112
超急性期	73
治療	52

つ

津波	25
——での疾病構造	253
——での喪失体験	271
津波肺	254, 259
津波被害の在宅支援	266

て

低血糖	181
低体温症	254, 259
ディフュージング	230
ディモート	224
鉄道事故	29
デブリードマン	35
デブリーフィング	230
テロリズム	30
テント村	276

と

トイレ	25, 133, 279
トイレ使用の注意点	127
トイレ対策，災害時の	45
透析患者	182
透析患者カード	183
透析施設における災害対策	182
同調性バイアス	94
糖尿病患者	180
東北太平洋沖地震	248
特別基準	99
特別法	98
都市化	11
都市型災害	23
都市型水害	27
土砂崩れ	26
土石流	291
鳥取県中部地震	190
都道府県地域防災計画	146
トラウマ反応	213, 228
トリアージ	52, **55**, 101, 120
——，看護師による	56
——にまつわるケアリング	64
——の基準	101
——の権限	102
——の手法	58

トリアージ区分（カテゴリー）	56
トリアージタグ	61
——の記載	63

な

内科疾患の増加	25
内部障害	128, 171
内部被ばく	259
難病	172
難病患者	128
難民	14

に

新潟県中越地震	8, 25, **104**
——の災害関連死	39
二次救急	202
二次災害	43
二次トリアージ	56, 59
日赤DMAT	140
日赤救護班	140
日赤こころのケア班	221
日本DMAT	3
日本DMORT	224
日本医師会災害医療チーム	49
日本看護協会	264
日本災害看護学会	19
日本赤十字社	3, 10
日本透析医会災害時情報ネットワーク	183
日本の災害	8
入院患者	117
乳幼児	128
——への看護	174
尿路系ストーマ	184
人間復興	249
妊産婦	128
——への看護	176
認知症	169, 186

ね

熱傷の手当て	137
熱中症	279
ネパール大地震	203

の

濃尾地震	5
ノロウイルス	**44**, 127, 283

は

バイスタンダー	72
肺塞栓症	40, **278**, 281
バイタルの安定化	53
爆発	31
ハザード	8

破傷風	254
発災直後の行動	149
発達障害者	172
発達障害者支援法	172
パブリックヘルス	107
バリアフリー	129, 133
阪神・淡路大震災	3, 18, 149, 250
——の災害関連死	39
搬送	52, 54
搬送エリア	58
磐梯山噴火	4

ひ

東日本大震災	6, 39, **248**
飛行機事故	30
被災看護師	272
被災した子ども	175
被災者	69
——の健康状態	111
——のこころのケア	70
——の支援ニーズ	221
——の心理過程	212
——の生活再建	141
被災者支援	199
被災者生活再建支援法	100
被災ストレス	213
被災地内(外)看護師	243
被災地病院	116
——の災害対応	261, 283
非常災害対策本部	98
非常食	160
非政府組織	17, 200
悲嘆反応	213, 223
——の長期化	220
避難	117, 162
避難勧告等に関するガイドライン	162
避難区域	255
避難行動	93
避難行動要支援者	**95**, 98, 168
——の支援対策	68
避難行動要支援者名簿	95, 98
避難支援	96
避難者の自立	128
避難所	125, 253
——，熊本地震の	276
——，東日本大震災の	252
——での健康生活支援	267
——における看護	125
——における生活支援	286
——のアセスメント	193, 217
——の運営責任者	217
——の供与	99
——の生活環境	267

──のトイレ 133
避難所開設のポイント 126
避難所迅速評価 193
避難所ラピッドアセスメント 193
避難所ラピッドアセスメント
　シート 194
避難ストレス 212
避難生活 71
避難透析 183
避難誘導 118, 265
被ばく 255, 257
　──における心理 269
　──による子どもへの影響 269
被ばく量の目安 33
病院BCP 152
病院での災害対策 151
病院の受援力 284
病院避難 118
病院防災 71, 148
病院前分娩 176
兵庫行動枠組 2005-2015 13
病棟での対応 117
貧困 12, 200

ふ
風水害 26
複合人道危機 12
福祉施設への支援 265
福祉避難室 171
福祉避難所 128
福島第一原子力発電所事故 255
防ぎ得た（災害）死 40, 140
復興 71, 141
復興期 73
　──の看護 74, 142
フライの看護倫理 76
プライバシー確保 128
プライマリ・ヘルスケア 109
　──での実践力 202
ブリーフィング 230
武力紛争 15
文化の違い 178
紛争 12

へ
部屋割りトリアージ，要配慮者の
　 130
ヘルスクラスター 201

ほ
防災 146
防災意識の向上 157
防災基本計画 9
防災業務計画 9
防災訓練 96, 155
防災計画 146
防災対策 8
放射線 33
放射線事故 32
　──による子どもへの影響 269
　──の特徴 33
放射線障害 269
放射線被ばく 255
　──による障害 33
放射線防護 256
放射能汚染 255, 257
訪問看護ステーション 273
保健・衛生の管理 126
保健医療調整本部 193
保健師との連携 285
保健師の活動 189
保護者のケア 175
母子支援 270
ボランティア 9, 89
　──の連絡調整 198
ボランティア活動の受援 91
ボランティア元年 9

ま
慢性期 73
　──の看護 74
慢性呼吸器疾患 39
慢性疾患 126
慢性閉塞性肺疾患 179

み
水の備蓄 159
緑エリア 57, 121
みなし仮設住宅 111

む
無害の原則 76

め
明治三陸大海嘯 5
メンタルヘルス 227, 256

も
燃え尽き症候群 229

よ
要介護高齢者 106
　──への対応 198
要支援者マップ作成 198
ヨウ素 34, 255
要配慮者 42, 60, 71, 128, **168**
　──の災害関連死 130
　──の把握 95
　──への看護 168
　──への支援 265
要配慮者トリアージ 130
抑うつ状態 220
余震 274
予防接種 47
予防的防護措置を準備する区域
　 34

ら
ライフライン 43, 125
　──の状況把握 126
　──への備え 151
ラピッドアセスメント 193

り
リード・エージェンシー 201
臨時医療施設 54
臨時応急の手当て 103
臨時透析 183
倫理原則 76

る
累積的ストレス 228

れ
レジリエンス 212
列車事故 29
連携 196
連携教育 85

わ
ワクチン接種 47

──の専門家 220

外国語

A〜C

ABCDECr アプローチ　54
ADRO (Aso Disaster Recovery Organization)　198, 284
ASR (acute stress reaction)　215
BCP (business continuity plan)　116, 151
capability　88
CBRNE 災害　6, 30
CHE (complex humanitarian emergencies)　12
CNS (Certified Nurse Specialist)　4, 235
competency　88
COPD (chronic obstructive pulmonary disease)　179
CRED (Centre for Research on the Epidemiology of Disasters)　10
CSCATTT　**53**, 74, 154
CSM (confined space medicine)　36, 73

D〜E

dERU (domestic emergency response unit)　7
DHEAT (Disaster Healh Emergency Assistance Team)　189
DMAT (Disaster Medical Assistance Team)　23, **49**, 73, 100, 140, 195
DMORT (Disaster Mortuary Operational Response Team)　224
DNGL (Disaster Nursing Global Leader Degree Program)　4, 237
DPAT (Disaster Psychiatric Assistance Team)　7, **220**
DPC (delayed primary closure)　35
DPC (diagnosis procedure combination)　49
DPC 対象病院　49
DRD (disaster-related deaths)　38

DVT (deep vein thrombosis)　278, 281
EAL (Emergency Action Level)　35
EMIS (Emergency Medical Information System)　49

H〜J

HOT (home oxygen therapy)　179
IAEA (International Atomic Energy Agency)　34
IASC (Inter-Agency Standing Committee)　13, 220
ICN (International Council of Nurse)　70
ICRC (International Committee of the Red Cross)　16
ICT (infection control team)　283
IDRLs　15
IFRC (International Federation of Red Cross and Red Crescent Societies)　13, 17
INES (International Nuclear and Radiological Event Scale)　255
IPE (interprofessional education)　85
IPW (interprofessional work)　84
JCO 核燃料工場臨界事故　32
JDR (Japan Disaster Relief)　201
JDR 法　14
JICA (Japan International Cooperation Agency)　201
JMAT (Japan Medical Association Team)　7, 49
JR 福知山線列車脱線事故　29, 66, 224
J-SPEED　284
JST (Japan Science and Technology Agency)　203

K〜N

Kumamoto Earthquakes thrombosis and Embolism Protection (KEEP) Project　279
METHANE　92
MIMMS (Major Incident Medical Management and Support)　53

MSF　17
NGO (non governmental organization)　17, 200
normalcy bias　162

O〜S

OCHA (United Nations Office for the Coordination of Humanitarian Affairs)　13
PAT (Physiological and Anatomical Triage)　55, **59**
PAZ (Precautionary Action Zone)　34
PDCA サイクル　152
PDD (preventable disaster death)　40
PE (pulmonary embolism)　281
PFA (psychological first aid)　216, 226
PHC (primary health care)　109
PKO 法　15
PTSD (post traumatic stress disorder)　6, 174, 213, **215**
public health　107
SCU (staging care unit)　54
shelter　125
START (Simple Triage and Rapid Treatment)　55, **58**
Sv　32

T〜W

team medicine　84
Transport　52
Treatment　52
Triage　52
UNDAC (United Nations Disaster Assessment and Coordination)　13
UNHCR (United Nations High Commissioner for Refugees)　13
UPZ (Urgent Protective action planning Zone)　34
VTE (venous thromboembolism)　281
WHO (World Health Organization)　107, 201

監修者・編者 略歴

小原真理子 清泉女学院大学看護学部看護学科 教授
1972年 日本赤十字武蔵野女子短期大学 卒業,1997年 日本赤十字武蔵野短期大学看護学科 助教授,2003年 杏林大学大学院国際協力研究科開発問題専攻 博士課程 修了,2003年 日本赤十字武蔵野短期大学看護学科 教授,2005年 日本赤十字看護大学 教授,2018年 清泉女学院大学教育文化研究所 教授,2019年より現職.

酒井明子 福井大学医学部看護学科 教授
1998年 福井大学大学院教育学研究科 修士課程 修了,福井医科大学医学部看護学科 講師,2003年 福井大学医学部看護学科 講師,2004年 福井大学医学部看護学科 助教授,2007年 福井大学医学部看護学科 准教授,2008年より現職.
2014年 福井大学医学部看護学科 学科長,2017年 福井大学医学部 副部門長を兼任.

齋藤正子 東京家政大学健康科学部看護学科 講師
2011年 日本赤十字看護大学大学院看護学専攻 国際・災害看護学領域 修士課程 修了,2014年より現職.
2018年 東京家政大学大学院人間生活学専攻 博士後期課程 修了.

板垣知佳子 日本赤十字社医療センター国内医療救護部 看護師長
1979年 日本赤十字社中央女子短期大学 卒業,1979年 日本赤十字社医療センター 入職,2015年より現職.

災害看護
心得ておきたい基本的な知識

2007年 5月10日	1版1刷	©2019
2012年 2月20日	2版1刷	
2017年 2月20日	5刷	
2019年 4月 1日	3版1刷	

監修者　　　　　　編　者
小原真理子　　酒井明子　齋藤正子　板垣知佳子
(おはらまりこ)　(さかいあきこ)　(さいとうまさこ)　(いたがきちかこ)

発行者
株式会社 南山堂　代表者 鈴木幹太
〒113-0034　東京都文京区湯島 4-1-11
TEL 代表 03-5689-7850　www.nanzando.com

ISBN 978-4-525-50253-9　定価（本体2,800円＋税）

JCOPY 〈(社)出版者著作権管理機構 委託出版物〉
複製を行う場合はそのつど事前に,(社)出版者著作権管理機構(電話 03-5244-5088,FAX 03-5244-5089,e-mail: info@jcopy.or.jp)の許諾を得るようお願いいたします.

本書の内容を無断で複製することは,著作権法上での例外を除き禁じられています.また,代行業者等の第三者に依頼してスキャニング,デジタルデータ化を行うことは認められておりません.